JN275268

イメージの科学

リハビリテーションへの応用に向けて

［編集］森岡 周・松尾 篤

三輪書店

編　者

森岡　周（畿央大学）

松尾　篤（畿央大学）

著　者（執筆順）

森岡　周（畿央大学）

藤田浩之（畿央大学大学院・白鳳女子短期大学）

河村章史（平成医療専門学院）

信迫悟志（畿央大学ニューロリハビリテーション研究センター・東大阪山路病院）

冷水　誠（畿央大学）

前岡　浩（畿央大学）

藤本昌央（畿央大学大学院・白鳳女子短期大学）

松尾　篤（畿央大学）

佐藤剛介（畿央大学大学院・奈良県総合リハビリテーションセンター）

脇田正徳（関西医科大学附属枚方病院）

序

　普段，われわれが何げなく使っている「イメージ」という言葉．例えば，「あの患者さんは身体イメージが悪い」や，その類として「あのプレイヤーはボディ・バランスがよい」などと，その個人の身体の捉え方を何げに評価したり，「あの人は先が読める」や「あの人の想像力はすごい」などと，行動・運動の予測に関わる個人のイメージ能力を評価することなど，イメージに関連する用語を用いて個人の能力を評価することがしばしばある．

　イメージ能力は決して生まれながらにしてもっている生得的なものではない．われわれが他者や道具といった環境と接することで発達させたものである．さらにイメージは，言語の発達と密接に関わっている．だから，個人の来歴によってその鮮明度は異なるし，経験に基づく能力によって差が生まれるといった，とても個人的なものである．

　個人のイメージは外からはみえない．イメージは非常にプライベートなものであり，むしろ妄想を含めたそのイメージを第三者に観察されるのは，心地よいものではない．ここ最近の脳機能イメージング研究の発展に伴い，簡単な視覚的イメージ（例えば，視覚的に○，△などの図形を頭の中でイメージ）をした際，その被験者がそのうち何の図形をイメージしたかがわかるようになってきた．このテクニックを進化させると，人間の心を読み取る装置が将来開発されるかもしれない．そんなことはあり得るはずがないと今は思っていても，重量のある飛行機を空に飛ばせることを可能にした人類である以上，それも可能であるというほうが，もはや常識的かもしれない．この飛行機を空に飛ばせることを可能にしたことも人間のイメージ能力の産物であると捉えることもできる．その一方で，個人がイメージしたことを読み取れる装置が開発されれば，映画「マトリックス」の世界が現実的になり，さまざまな社会的かつ倫理的な問題も生じてくることも間違いでない．どこかで人間自身が倫理観に基づいてサイエンスやテクノロジーにストップをかける時代がくるかもしれない．

　こうしたいわゆる人間がもつ「イメージの科学」の進歩は，恐ろしい世の中をつくるのではないかといった不安がある一方，この進歩は人間コミュニケーションの新たな方向性を生み出そうとしている．人間は他者の意図を言語だけでなく，表情・意図をもった動きから読み取ることができる．だから，言葉が

通じなくても他者の心を類推することができるが，それはあくまでも類推止まりである．なんらかの病気や障害で他者に自分の意図を言語や運動で伝えることができなくなった場合，その人の頭の中が少しでも読み取ることができれば，さまざまな日常生活上の援助が可能になる．頭の中でイメージすれば，テレビのスイッチが入るとか，車いすが動くとか，義手が動くとか，そのようなデバイスの開発は今まさに現実化してきている．このサイエンステクノロジーの根本が「イメージの科学」の進歩である．昨今の brain machine interface（BMI）の開発やニューロフィードバック介入なども，それに相当する．

　一方，そうしたデバイスの開発だけでなく，リハビリテーションに携わるセラピストが積極的に運動イメージの考え方に基づいたメンタルプラクティスを臨床に用い始め，そのエビデンスが徐々に構築されつつある．このエビデンスが何から構築されるかというと，それは目にみえる運動行動の変化，そして脳活動の変化の両方からである．近年注目されているニューロリハビリテーションの介入効果は，この両方のアウトカムを含んだものであり，それらをつなぎながら検証していくプロセスこそが，ニューロリハビリテーションの実践であるといえるであろう．

　このようなリハビリテーションの流れの中，著者らは運動イメージの考え方を積極的に治療やエクササイズに取り込もうとしているセラピストから共通した質問を受けることがある．例えば，イメージをどのように評価すればよいのかなど，これはイメージそのものが抽象的すぎるあまり，どのように評価したり介入したりすればよいのか，わからないことを背景にした質問である．こうした質問や疑問の背景には，「イメージとは何か」という基本的なことが，まだ理解できていないことが考えられる．

　イメージという用語は，心理学・生理学だけでなく，スポーツや芸術の分野など多岐にわたって用いられている．このような多様なバックグラウンドをもっていることもイメージが難解だと捉えられている原因になっているのかもしれない．だからこそ，学際的にイメージを捉えないといけないのだが，まずはイメージを医学や医療の領域に用いる際に重要な知見をセラピストは知っておく必要がある．そこで本書は身体イメージと運動イメージに絞り，「身体の神経学的過程としての身体イメージ」「身体表象の神経基盤」「行動の神経学的過程としての運動イメージ」「運動イメージの神経基盤」「運動イメージのアウ

トカムと臨床適応」「イメージの障害とそれに対する治療介入」を目次にして，それに関する知見を主に神経科学を用いて解説した．

　表象，イメージ，図式など，まだ完全に定義されていない用語が本書には散見されるが，今回もそれらの定義には至っていない．それはイメージや表象という用語の曖昧さでもあるが，それこそが人間のもつ心の機能であるため，完全には定義化できない問題がある．しかしながら，今回は分けることができるものは分類し，できないものはあえて原著に忠実に表現した．読者がそれを個人的に解釈され，自らのイメージを膨らませながら読んでいただければと思う．また，それぞれの章が完全に独立しているわけでなく，重複した研究成果も多い．それもあえて読み進めていくには，その重複も意味があると判断した結果である．一方，失認症やパーキンソン病に対してイメージ療法や動作観察療法の介入も始まってきたが，今回は研究成果が乏しく根拠が不明であることから含めなかった．今後，いくつかの研究成果が報告された後，追加していきたいと考えている．

　本書は畿央大学に属している（属していた）ニューロリハビリテーショングループのメンバーによって書かれたものであり，いわばチームワークの結晶である．現在は畿央大学大学院を修了し，所属こそ変わっているが，本書のベースとなった研究を修士論文あるいは博士論文として完成させ，この本の執筆に至った者，そして現在も畿央大学に属しているメンバーはニューロリハビリテーションという大きな枠組みの中で運動イメージやミラーニューロンシステムを応用した治療の開発，ならびに臨床応用に関する研究に取り組んでいる．したがって，ある程度の世界的な研究成果のレビューはしてきたつもりであるが，人間のすること，不足分もおおいにあるだろうし，情報収集過程においてある程度のバイアスもかかっている．これも経験に基づく人間のイメージ能力の差であると心得ている．よって，読者の皆さんからは，本書の不足分や解釈の相違に関して，ぜひとも建設的なご批判ならびにご意見を賜りたく，この場を借りてお願いしたい．その一方で，この知見を応用した臨床介入が積極的に導入され，リハビリテーション対象者に機能回復を含んだ幸福感の提供が進められることを切に願う．

　本書の執筆を快諾していただき，われわれ畿央大学ニューロリハビリテーショングループの仕事が世に公表される機会をいただいた三輪書店代表取締役

青山智氏，ならびに編集に関して具体的な助言をいただき出版まで導いていただいた編集部の濱田亮宏氏に深く感謝を申し上げたい．最後になりましたが，われわれが心地よくニューロリハビリテーションの研究を進めるにあたり，その環境を提供してくれている畿央大学の関係各位に心から感謝を申し上げたい．

2012年4月吉日

著者を代表して
森岡　周

イメージの科学
リハビリテーションへの応用に向けて
目　次

序　章
イメージの神経現象 ……………………………… 森岡　周　1

第1章
身体の神経学的過程としての身体イメージ …… 藤田浩之, 他　9
　はじめに　藤田浩之　10
　身体イメージ, 身体図式の定義　藤田浩之　11
　ボディ・マップとボディ・マッピング　藤田浩之　14
　身体図式と空間知覚　藤田浩之　19
　ボディ・マッピングとミラーニューロン　河村章史　22
　身体表象の発達過程　河村章史　27

第2章
身体表象の神経基盤 ……………………………… 信迫悟志　33
　身体表象とは　34
　利用する身体表象　34
　拡張する身体表象　45
　意識化される身体表象　47
　共有する身体表象　68
　自己顔の表象　81
　オンラインの身体表象, 視空間性表象, 意味性表象　82
　意図の表象　87
　身体表象を生み出す脳内ネットワーク　88

第3章
行動の神経学的過程としての運動イメージ ……… 冷水　誠　101
　運動イメージの定義　102
　運動イメージのタイプと運動観察　104
　運動スキル学習手段としての運動イメージへの影響要因　111

第4章
運動イメージの神経基盤　　　　　　　　　　前岡 浩　123
　運動イメージに関する脳イメージング研究　124
　キャノニカルニューロンシステム　138
　ミラーニューロンシステム　146
　運動イメージに関連する運動関連領野の役割　157

第5章
運動イメージのアウトカムと臨床適応　　　　藤本昌央　181
　運動イメージの各種測定法　182
　運動イメージの臨床適応手段　197

第6章
イメージの障害とそれに対する治療介入　　　松尾 篤，他　207
　脳損傷患者に対する運動イメージ治療　松尾 篤　208
　脊髄損傷患者に対する運動イメージ治療　佐藤剛介　220
　運動器疾患患者に対する運動イメージ治療　脇田正徳　230
　難治性疼痛患者に対する運動イメージ治療　松尾 篤　237

終章
イメージの応用に向けて　　　　　　　　　　森岡 周　257

索　引　263

序章

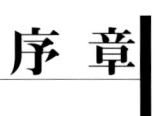

イメージの神経現象

　自らが心の中でイメージをして，そのイメージを自らの手で改変し，更新する能力こそが，人間と他の動物を決定的に分けることになったのかもしれない．
　人間は自己が経験したこと以外のイメージも作り出すことができる．さらには，自己のイメージだけでなく，他者のイメージも作り出し，それを操作することができる．ときにはそれにより，他者に対する歪んだ先入観を形成し，関係性を壊してしまうことも人間社会においてはしばしばみられる．一方で，イメージを使うことにより，他者の心を類推し，円滑なコミュニケーション社会を形成することができる．人間がもつねたみや尊厳など高度な感情は，動物固有の喜怒哀楽の情動にイメージを付与することで生まれるものであり，人間の高次の社会性の形成にとってイメージ能力はかけがえのないものであるといえよう．
　Piagetは発達段階を大きく2期に分けている．1期は感覚運動期であり，自己の身体を通じて環境を探索して学習する段階である．これは現在進行形の学習システムであるが，成長に伴い現在進行形の体験以外のことを徐々にイメージすることができるようになる．この時期を表象的思考期と呼び，イメージ能力が発達によって形成されることで，さまざまな事象に対して前向きにシミュレーションすることが可能になり，自己の行動を制御・操作することができるようになる．
　人間が自己の身体を意のままに操ることが可能なのも，このイメージ能力を有しているからである．さまざまな行為に先立つイメージによって脳が先回りしてシミュレーションすることで運動行動がよりスキル化される．学習するということはイメージをもつようになるということであり，そのイメージが脳内で生成されていくことで，目にみえる運動行動がより洗練されていく．優れたプレーヤーとそうでないものを分けるのも，「どれだけ先を」といった時間性，そして「幾とおり」といった空間性のシミュレーション機能の違いであるともいえよう．
　人間として発達するプロセスにイメージ能力の獲得が重要であることは，コミュニケーションの形成や運動行動の操作だけでなく，自己の身体性の獲得においても重要である．いわゆる身体化された自己の形成である．そもそも生ま

れたての新生児は，自己の身体と他者の身体を明確に区別する術を有していない．幼児期後半に自己の心と他者の心の違いに気づくことができるようになるのも，自己と他者の身体の区別が可能になるからである．さらに自己の身体を詳細にイメージできるのも幼児期後半からである．幼児期前半に描く自画像は頭から手足が生えているような頭足人物画であるが，学童期になるころには体幹を描くことが可能になり，自己の身体全体をバランスよく描くことが可能になる．さらには学童期に入れば，目の前に他者がいなくても心の中で他者の身体像をイメージしてそれを描くことができる．このような事象からも，自分自身を観察することなくイメージで身体を描くことができるのは，運動機能の向上というよりは，自己のイメージ能力の発達によるものであることがわかる．

　実際の感覚刺激は必要ないが，主観的な知覚経験に基づいてイメージは生み出される．例えば，「水」という言語からどのようなことがイメージされるであろうか．水の冷たさをイメージした者，清流の透明性をイメージした者，水道の蛇口から流れる音をイメージした者，硬水と軟水の微妙な味の違いをイメージした者，はたまたきわめて少ないと思うが，汚れたどぶ川の悪臭をイメージした者といったように，感覚モダリティに基づいて脳の中でイメージを生み出すことができる．そして，清流をみただけ，あるいは清流と聞いただけで，その冷たさが惹起されるように，感覚どうしを統合することでイメージを置き換えることもできる．このように人間は主観的な知覚に基づいてさまざまなイメージを引き出すことができるが，この人間がもつ能力こそが，他の霊長類と決定的に違う点であると最近指摘されるようになってきた．まさに人類が石を刃物に見立てるといった知恵も，このイメージ能力に基づいたものであるといえる．創造性や概念形成において，イメージの惹起は欠かせない．こうした人間固有の能力は身体と環境が相互作用することで生まれる脳の発達ということができるが，これに一役買っている脳領域が下頭頂小葉である．

　下頭頂小葉は頭頂葉の下部にあり，角回，縁上回から構成される．ここには五感が最終的に送られ統合される．さらには記憶や言語との統合も行われ，概念形成を行う場所でもある．言語においては隠喩（メタファー；metaphor）を生み出す場所でもある．例えば，日本人にとって「バイバイ」という言語は，人との別れを表すことを意味し，その身体表現は手を左右に振るという認識をもっているが，こうした言語と運動行動を結びつけることができるのも下頭頂

小葉の機能が生後徐々に発達することで可能になる．このように言語は自己の身体による行為に基づいて認識していくプロセスをとる．

　下頭頂小葉は意図と運動を結びつける機能も有している．脳損傷のない成人の人間であれば，誰しも自己の運動は誰かによって生み出されているとは思わないであろう．自己の身体運動は自分自身が意図して生まれるものと認識できるのは下頭頂小葉が正常に機能しているからである．一方，他者の身体運動を観察して，それは自分が意図したものでないと認識できるのも下頭頂小葉の機能のおかげである．すなわち，自己と他者の区別を可能にしてくれる．

　目の前にみえる自己の手が自分自身の身体であると誰しもが思うだろう．こうした身体イメージが「自己とは何か」ということに密接に関わる．自己はnarrative self と minimal self から構成される[1]．前者は永続的に存在する自己のことであり，過去の記憶から未来の展望まで含んだ時空間を超えた自己像である．一方，後者は現在の自己であり行為のアウェアネスに関与するものである．

　脳損傷をきたすと自己の身体を否認し，ときに自分の手を他人の手であると認識するようになる．minimal self は，身体保持感（sense of ownership）と運動主体感（sense of agency）に分けられる[1]．前者は先に示したように自己の身体が自分のものであるという意識であり，後者は自己の運動を実現しているのはまさに自分自身であるという意識である．これらは意図的な行為であるか，非意図的な行為であるかで区別できる．例えば，対象物に到達運動を行い接触した際に，その接触した身体は自分自身のものであるという意識に対して，身体保持感と運動主体感の両方が生まれるが，誰かに右手を触られて，その触られた手が自分自身のものであるといった意識に対しては，身体保持感は関与しても運動主体感は作動しない．

　身体保持感は自己の身体イメージの基盤になるが，この形成の神経メカニズムを明確化した実験にラバーハンド錯覚（rubber hand illusion）がある[2]．詳細は第2章に記述されているが，これは視覚的に確認できる机上にある目の前のラバーハンドに触覚刺激を加え，同時に衝立などで視覚的に確認できない自己の手に触覚刺激を加えたところ，ラバーハンドが自己の手のように感じる錯覚のことである．この錯覚は触覚刺激を加える場所をずらしたり，刺激するタイミングをずらすと起こらなくなる．この現象から，自己の身体イメージの形

成には視覚と体性感覚が時空間的に同期化することが必要であることが示された．また，右の側頭-頭頂接合部（TPJ：temporo-parietal junction）を刺激すると幽体離脱（OBE：out-of-body experience）が生じる[3]．OBE はオカルト的に表現されることもしばしばあるが，物理的な身体から身体イメージが抜け出て，自己の身体から離れたところから，自分自身をみているという状態である．このような現象が起こる理由として，視覚と体性感覚（触覚）のみならず，前庭感覚との統合にも乱れが生じることが考えられている．

身体保持感の喪失は脳損傷者のみに認められるわけでなく，運動器疾患でも認められる．例えば，慢性疼痛患者や複合性局所疼痛症候群（CRPS：complex regional pain syndrome）に代表される神経障害性疼痛患者では，体性感覚フィードバックと視覚フィードバックとの間に解離が生じるために，しばしば自己の身体を自分のものではないとする無視様症候群（neglect-like syndrome）を起こす．

身体意識に関連する障害（some disorder of bodily awareness）は多くの現象が出現することから，さまざまな名称がついているが，以下に de Vignemont[4] がアルファベット順に整理したものを記述したい．

1. 不思議の国のアリス症候群（AIWS：Alice in wonderland syndrome）：身体の形，容量，大きさ，空間位置の歪み（マクロあるいはミクロな体性感覚失認）．
2. 感覚体側逆転（allochiria or dyschiria）：身体あるいは空間内の感覚刺激（触覚，視覚，聴覚）の反対側への誤局在（左半身への刺激を右半身への刺激と定位する）．
3. アロディニア（allodynia）：痛みを生じない刺激で生じる痛み．
4. アナーキーな手徴候（anarchic hand sign）：上肢の自動運動と目的をもった運動との内的制御の闘争（故意ではない）．
5. 神経性拒食症，神経性無食欲症（anorexia nervosa）：自己飢餓によって特徴づけられる摂食障害（自分は太っているという身体イメージに由来することがある）．
6. 病態失認（anosognosia）：片麻痺でみられる，ある病態への意識の欠如．
7. 自己像幻視（autoscopy）：外部空間において自己の身体幻影をみる経験．

8. 自己相貌失認(auto-prosopagnosia)：自分自身の顔を認識できないこと．
9. 身体部位失認（autotopagnosia）：身体感覚と身体部位の誤局在．
10. 身体形態失認（body form agnosia）：身体部位の形態認識の欠損．
11. 自己身体統合障害（BIID：body integrity identity disorder）：自己の健康な手足の切断を望む衝動．
12. 身体特異性失語（body-specific aphasia）：身体の部分に関する語彙知識の欠損．
13. 神経性過食症（bulimia nervosa）：代償行為による過度に食べることの反復を特徴とする摂食障害．
14. 転換性障害，ヒステリー（conversion disorder）：器質的原因のない機能的な疾患症状．
15. コタール症候群（Cotard syndrome）：死んでいるとか，存在していないとか，腐敗しているとか，内臓や血液を失っているような妄想的信念．
16. 求心路遮断（deafferentation）：触覚と自己固有感覚情報の消失．
17. 離人症（depersonalization）：自己の主観的経験の変容，疎遠，解離．
18. 醜形恐怖症（dysmorphophobia）：自己の外観の知覚的な歪み．
19. 身体消退（fading limb）：目でみていなければ手足の位置や存在意識が欠如する．
20. 手指失認（finger agnosia）：手指を個別的に認識できない．
21. ゲルストマン症候群（Gerstmann's syndrome）：手指失認，失書，失算，左右の混乱．
22. 自己像幻視（heautoscopy）：自らの距離から重複した幻視．
23. 他者身体部位失認（heterotopagnosia）：ある自分の身体部位を指すように要求された時に，他者の身体部位を指す．
24. 痛覚過敏症（hyperalgesia）：通常の痛み刺激に対する過剰反応．
25. ヒポコンドリー（hypochondrias）：過度な身体感覚への関心．
26. 観念失行（ideomotor apraxia）：巧緻運動とジェスチャーを遂行することができない．
27. 痛覚失認（interoceptive agnosia）：痛覚の消失．
28. マクロ・ミクロ体性感覚失認（macro/microsomatognosia）：身体あるいは身体部位の大きさの意識的な歪み（大小）．

29. 鏡徴候（mirror sign）：鏡で自分自身のイメージを認知できない．
30. ミソプレジア（misoplegia）：自分の身体部位に向けられる憎しみ．
31. 乗り物酔い（motion sickness or kinetosis）：前庭系の平衡障害．
32. 運動無視（motor neglect）：身体半側の不使用．
33. 触覚失認（numbsense）：運動を触覚的に導いて保存する際の触覚の欠損．
34. 身体無視（personal neglect）：身体に対して注意を向けることの欠損．
35. 幻肢（phantom limb）：切断された四肢の認識．
36. 押す人症候群（pusher syndorome）：身体の対側に向かう姿勢偏倚．
37. 相貌失認（prosopagnosia）：顔認識の困難．
38. 身体パラプレニー，身体失認あるいはエイリアンハンド（somatoparaphrenia, asomatognosia or alien hand）：身体部分の所有の否定．
39. 第三肢（supernumerary limb）：実存しない手足の認識．
40. 触覚消去（tactile extinction）：身体の対称的な両側刺激中に一側の触覚刺激が認識できない．

一方，身体保持感に対して運動主体感は，起こっている運動は自分自身が指令を出したものであるという意識である．この運動主体感を生み出す神経基盤の正体は運動指令における遠心性コピーであるが，頭頂葉に送られるコピー情報と運動の結果から得られる感覚フィードバックの整合性によってつくられる．「させられ体験」という主に統合失調症で認められる現象があるが，これは自己の行為を他者によってつくられたものと幻覚・妄想をもつといったものである．実際に目にみえる形で自己の身体は動いているが，自己がそれをはじめたという意識が欠如しているため，その矛盾を解決するために他者が自己の身体を操っているに違いないと結論づける現象と想定されている．したがって，運動主体感は遠心性コピーと視覚フィードバックに解離が生じると出現すると考えられている．この責任領域としては，右の下頭頂小葉であると指摘されている[5]．

下頭頂小葉周辺は運動イメージにも関与する．失行症患者においては，象徴的なジェスチャーやパントマイム，そして道具操作の障害が起こるが，こうした障害の原因に運動イメージが考えられている．模倣行動に関与している神経基盤としてミラーニューロン（mirror neuron）があげられるが，これは他者の

行動を観察している最中に自己の運動がシミュレーションされる神経現象である．一方，道具を観察した際には，道具使用のシミュレーションが実際の運動発現の前になされる．この神経基盤としてキャノニカルニューロン（canonical neuron）があげられる．こうした神経現象は下頭頂小葉だけでなく腹側運動前野やブローカ野でも起こることがわかっている．道具を観察しただけで，道具使用に関する動詞が内言語として惹起されるのも，こうした脳領域が運動実行前に活動するからである．

　運動実行と運動イメージは等価的な脳活動を示すといわれ十数年が経過した．共通する神経基盤としては，頭頂葉・運動前野・補足運動野・小脳などがあげられるが，これらの脳領域は，運動をシミュレートする際に働く．特に内的あるいは運動感覚的にイメージを想起する際に働くとされるが，そのイメージ想起を一人称プロセス（first-person process）と呼ぶ．一方，外的あるいは視覚的にイメージを想起する方法を三人称プロセス（third-person process）と呼ぶ．これらは便宜上分けられ，前者は運動関連領域，後者は視覚情報処理領域が活性化することが判明しているが，人間の運動行動を捉えた場合，両者が明確に分けられ，その都度において別々にイメージを想起しているのではない．そうした運動イメージが運動実行のシミュレーションに適切に使用されているかが，むしろ重要である．運動のパラメータは空間・時間・力で表現されることから，それらのパラメータのシミュレートが適切にされているかを調べることが，臨床にとっては重要になるだろう．

文　献
1) Gallagher S：Philosophical conceptions of the self：implications for cognitive science. *Trends Cogn Sci*　**4**：14-21, 2000
2) Botvinick M, et al：Rubber hands 'feel' touch that eyes see. *Nature*　**391**：756, 1998
3) Blanke O, et al：Stimulating illusory own-body perceptions. *Nature*　**419**：269-270, 2002
4) de Vignemont F：Body schema and body image-pros and nons. *Neuropsychologia*　**48**：669-680, 2009
5) Spence SA, et al：A PET study of voluntary movement in schizophrenic patients experiencing passivity phenomena（delusions of alien control）. *Brain*　**120**：1997-2011, 1997

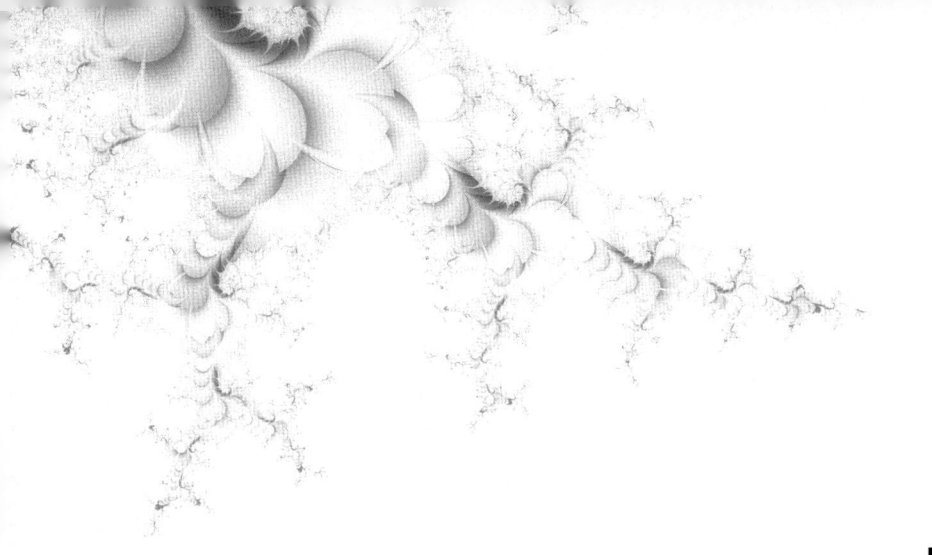

第1章
身体の神経学的過程としての身体イメージ

はじめに

　身体運動を起こすためには，リアルタイムに自分の腕や足がどのような空間に位置しているかといった身体図式（body schema）の存在が前提である．この身体図式は，さまざまな種類の感覚情報などを統合することで脳内に形成されていく．

　一方，通常であれば身体の末端である指先までの空間しか脳内に表象しない神経細胞（neuron：ニューロン）が，フォークとナイフを使って食事をする際には，道具にまで表象範囲を拡張し，非自己である道具も自己の身体の一部とみなすことがわかっている．また，手術中の外科医は，自分自身の持つメスの刃先を自分の指先のように感じているということは，よく耳にする．このような動作遂行時には道具も含めた自己身体が脳内に表象されており，それをもとにして運動が企図・遂行される．こうした脳内における身体図式という考えは，今日では一般に受け入れられており，その存在を裏づける研究も数多くみられる．これを表す用語としては，身体図式のほかに，身体イメージ（body image），身体表象（body representation）がある．実際に臨床場面でも「あの患者は身体イメージが悪い」などのように用いられることは珍しくない．しかし，現状では研究の最前線においてもこれらの用語に関する定義は十分な一致をみておらず，研究諸氏がさまざまな見解や前提で表現しており，臨床場面では曖昧なままで使用されている側面が多い．一方で，近年この領域はかつてないほどの注目を集めており，膨大な数の関連する論文が公表され，またリハビリテーション介入の際にこれらの知見を応用することで好ましい効果が得られるという報告も増えている．こうしたことから考えて，リハビリテーション従事者にとってこのタイミングで身体図式について今一度明らかにして真っ向から取り組むことは重要であり，リハビリテーションのあり方を根本的に変える可能性を秘めているといえよう．

　本章では身体イメージや身体図式の歴史的背景を探り，その概念や定義の変遷について触れる．

身体イメージ，身体図式の定義

　身体表象関連の用語は，日本語・英語の標記なども含めてさまざまに表されているが，本稿においては身体イメージ，身体図式で統一したい．身体イメージと身体図式の違いについて，前者は心理学・精神医学領域で用いられ，後者は生理学・神経科学領域で多用される傾向があるが，その境界は必ずしも明確ではなく，また研究者によりそれらの定義にはばらつきがみられる．身体イメージを身体図式と同意に用いる場合や，身体イメージをより包括的な概念として，その中に身体図式を含める場合，あるいは両者をまったく別のものと捉えるなど，論者の立場によりさまざまなものが見受けられる．また最近では，身体イメージは身体表象を意識化したもの，身体図式はその潜在的なもの，というような元来から述べられていた側面がより強調されるようになり，学際的な多くの研究がその傾向に沿うようになってきている．こうした混沌と収束を理解するために，今一度，身体表象に関する歴史をひも解いてみたい．

　幻肢などのように実在する身体と必ずしも一致しない身体表象が存在することは古来より知られていた．歴史的に最初に身体表象の問題を明示したのはMunkであるといわれている[1]．Munkは，感覚情報が絶え間なく変化して入力されるにもかかわらず，安定した身体表象を維持するには，その直前に鮮明な多感覚イメージが存在していることが必要であると述べ，そのようなイメージは発達の初期から重要であること，感覚運動皮質の小さな損傷でもこのイメージ形成に影響しうることなどを述べている．Munkに次いで脳内の身体表象に言及したのはPickである．Pickは「身体全身の構造の中で，特定の身体部位を定位することができない」症例を認め，この症状を自己身体部位失認（AT：autotopagnosia）という概念にまとめた[2,3]．臨床的には，身体部位の名称を答えることができるにもかかわらず，自己・他者を問わず身体部位の位置を尋ねた時に，その部位を正しく指し示すことができない症状を呈するものを指している．特にPickが示した症例では，背中などみえない部位よりもみえる部位の定位がより困難であったことから，彼らはATを視覚優位な身体特異的表象の障害と説明した．

　その後もAT症例が多数報告されており，いずれも物体の部位の定位は可能であるにもかかわらず身体部位に特化して定位困難となる現象を記載してお

り，AT が身体特異的症状であることを示唆している[4~7]．後年，DeRenzi らがAT の定義を行っているが，そこでは3つの基準を満たすものだけが純粋な AT であるとされた[1]．その基準は以下の通りである．

　①身体に限定した空間特性処理の選択的障害．
　②口頭命令や視覚模倣などすべての入力様式と，発話や運動などすべての出力様式における身体部位の定位障害．
　③身体部位および人体線画のポインティング障害．

　このような流れとは別に，現在あるような身体表象の概念の原型となっているのは，Head と Holmes により提案された「身体図式」であるといわれている[8~10]．英国人神経学者である Head と Holmes が，大脳損傷による感覚障害を対象とした論文の中で身体図式に関わる概念を提起し，そのモデルとして右大脳半球損傷患者で開眼状態では四肢の位置認識が可能であるのに閉眼になると認識不能になる症例を報告し，この病態を「姿勢図式（postural schema）の障害」とした[11]．後年，Head らは「脳が微妙な姿勢の変化を感知することで，運動と空間を自動的に関係づけ，身体姿勢の基準となるものを無意識に発達させている」とし，この基準を「スキーマ」と称することを提案した[10,12]．つまり，身体の骨格筋系からの情報も触覚情報と同様，脳に伝達されて姿勢や四肢の位置の確認に用いられているという結論に達し，このことから姿勢は触覚とは異なり直接には知覚されず，先行する何かとの無意識的な関係づけを経て知覚されると考えられた．その関係づけの基準となる可変的姿勢モデルを彼らは身体図式と呼んだ．つまり，絶え間ない姿勢の変化によって常に新しい姿勢モデルが形成され，後続の姿勢変化は先行するモデルと関係づけられた結果，潜在的な姿勢知覚を引き起こすというのである．さらに，彼らは姿勢の変化によって生じる空間印象の変化も現在進行形の身体図式と照合され，その結果として姿勢や運動が意識にのぼる以前に基準になる身体図式と比較されているという理論を提唱した．

　その後，アメリカの心理学者である Schilder[13] は身体イメージを，過去から現在にいたる視覚・聴覚・皮膚感覚・深部感覚などの身体感覚の体験をもとに形成された自己身体に関する心像を基礎とし，さらにさまざまな心理・社会的体験が加味されて形成される「個人がそれぞれにもつ身体像」であると定義した．定義に際して彼は，Head らの身体図式の概念ではそれぞれ固有の身体経

験の本質を捉えきれないとし，身体イメージをそれとは一線を画するものとした．彼によると，身体イメージはヒトが心の中で形づくる自分自身の画像，つまり身体がどのようにみえるかの自己像であり，身体図式とは成り立ちの出発点が異なっている．

こうした背景に起因して，身体イメージは心理学・精神医学領域に，身体図式は生理学・神経科学領域により親和性があることが理解できるし，黎明期の2つの概念の折り合いの悪さもやむをえないものであることがわかる．そうした時期を経た後，領域間の統合が進みつつある現在では，2つの概念がもともと有していた意識されるか否かといった相反する側面により明確に分けることでコンセンサスが得られるようになってきたものと考えられる[8,9]．

意識される身体表象というその本質から，身体イメージは拒食症や肥満などに関連する研究で重要な要因となっている[14〜18]．近年ではVocksら[19]が身体イメージの障害を摂食障害の中心的な特徴としたうえで，神経性拒食症と神経性過食症の神経基盤の相違について検討している．彼らは身体イメージを評価することで摂食障害の発症リスクや予後予測ができるとし，その障害を知覚，認知・情動，行動の3要素に分け，健常者と比較して拒食症・過食症のいずれの患者においても自己身体局所を過大評価する傾向にあることを明らかにした．また，被験者自身の写真と他者の写真を提示した際の脳活動をみたところ，健常群・拒食症群・過食症群で脳活動が異なることを示し，摂食障害と身体イメージの関係性の基礎に脳の異常が存在していることを報告した．

一方で，泰羅[20]は身体表象に関連する研究を俯瞰して，脳内には以下に示すような3種類の身体再現があるとしている．

①身体図式（body schema）．
②体部位構造記述（BSD：body structural description）．
③身体イメージ（body image）．

①は視覚，前庭感覚，体性感覚，運動指令の遠心性コピーなど，さまざまな情報を利用して脳内に体部位の動的な再現を形成しているものであるとまとめられているが，基本的には先に述べた身体図式の概念をほぼ踏襲しているものと考えてよい．

②については主に視覚情報による脳内体部位再現であり，その典型的な障害像がATであるとされているが，これについては，Corradi-Dell'Acquaら[21]の

記述がより詳細である．彼らは，人間の脳には複数の身体表象が存在しているとし，その具体的な概念として身体図式，BSDの2つをあげている．前者は時空間において自己の体部位の位置をコードする自己中心座標系であり，後者は標準的な身体に対するおのおのの体部位の位置をコードしているとし，典型的な臨床像としてやはりATに言及している．また，Buxbaumら[6]は，左前頭・頭頂部に重度の損傷を負った症例についての報告を行っており，症例が自己身体の定位に著しい障害を呈したにもかかわらず，物体や動物の部位定位は問題がなかったこと，改善の過程で身体部位の意味的な知識を手がかりにしたことなどから，これを体性感覚情報優位の表象と視覚情報優位の表象の解離現象であると解釈し，症例の障害を身体の視空間マップの損傷とみなした．これらの知見を合わせてみると，身体図式が体性感覚優位に形成された身体表象であるのに対し，BSDは視覚優位で形成されたものであるとすることができる．

③についてはbody semanticsとも呼ばれ，体部位の名称・機能などの語彙・意味の脳内再現と考えられ，先に述べた身体イメージの歴史的経緯を踏襲したものとしてよいだろう．

機能局在的には，①は前頭・頭頂連合野ネットワークに，②および③は左側頭葉にあると想定されている．

これまで述べてきたように，脳内身体表象に関わる概念については現状では完全な一致をみているわけではないが，大筋での合意はできつつある印象を受ける．臨床でもこうした知識の上に立って観察・評価を行っていけば，身体表象とその異常に起因する問題について，より洗練された介入が可能になると思われる．

ボディ・マップとボディ・マッピング

感覚神経系は高等生物が環境を捉え，そこに存在する自己を認識するうえで重要な役割を果たしている．特に体性感覚系は，直接身体が接している環境，あるいは身体のそれ自体のありさまを認識する役割を果たしている．この体性感覚情報の処理にあたっては，末梢から入力される情報源が，自己の身体部位と正確に対応づけられることがきわめて重要となる．こうした入力情報と身体部位の対応を図るために基本的な情報処理はボディ・マップによって再現され

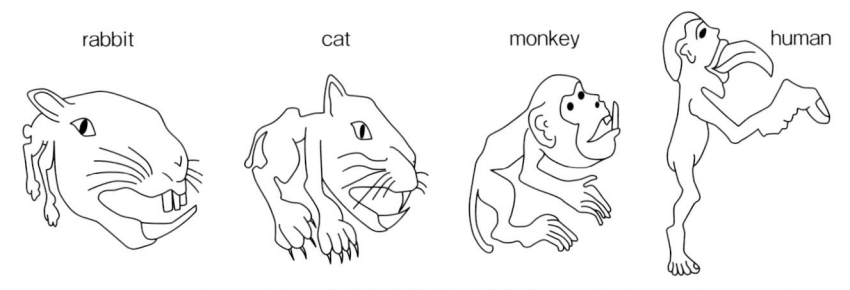

rabbit　　　　　cat　　　　　monkey　　　　human

図 1-1　さまざまな動物の身体部位領域を模式化した図（文献 23）より引用）

ている．

　ボディ・マップという言葉を聞くと Woolsey のサルのマップや体部位局在，中心後回における小人間像（ホムンクルス）を想像する人が多いであろう．身体部位と体性感覚野の対応における先駆的な実験は，Penfield ら[22]の手によるものが何よりも重要であろう．彼らはてんかん患者の脳手術に先立ち頭部を開頭し大脳皮質に直接単極や双極電極を用いて，さまざまな部位での微小電気刺激で感覚体験の生じる体の部位を書きまとめ，小人間像（ホムンクルス）を描いた．このことから，大脳皮質には対側の身体表面が表現され，外側から内側に向かい顔面，手指，上肢，体幹，下肢の順に並んでいるということ，実際の身体の大きさと大脳皮質における再現は忠実ではなく，顔面や手指などが拡大されていることなどの特徴をもつことが明らかとなった．このボディ・マップによりヒトは目を閉じても空間内で自由に四肢を操作することが可能であり，頬，肩，腰，大腿，膝，足を操ることができるし，これらの身体部位を区別できるのは脳が自分自身の身体の位置や動きを知ることができるからである．さらにヒト以外のさまざまな動物においても体部位が皮質領域において局在的に再現されているとし，動物の種類により生存においてよく用いられる身体部位ほど皮質領域に占める割合が大きいことが報告されている（**図 1-1**）[23]．

　その後，科学技術の進歩により非侵襲的にヒトの脳活動を測定できるような手段が増え，その精度も向上したことから，ヒトにおいても脳と身体部位の関連を探る研究が実施され始めた．ヒトを対象とした実験では末梢神経の電気刺激による大脳誘発電位や脳磁図，脳機能イメージングが主な手法となっている．例えば，手指の再現性を検討した研究では第 1～5 指に対して刺激を与えた

際の反応から中心後回の指再現を機能的磁気共鳴画像（fMRI：functional magnetic resonance imaging）により調べたものがあり，それらの研究によるとヒトもサルと同様に中心後回に指の身体部位再現が確認されることがわかっている[24,25]．

その一方で，そもそもボディ・マップには個人差があることが，すでにPenfieldらの時代から指摘されており，近年においても指により精密な刺激として点字刺激装置を用いてfMRIで測定したところ，手指の身体部位再現配列には個人差が認められたことを報告した研究がある[26]．

また，Penfieldらが中心後回に描いたのは対側の半身像であり，その中心後回における体部位再現は対側のみの再現と考えられていたが，近年では両側性投射についても報告されている．岩村[27]は，肩・腰・下肢などの体部位についても両側性投射の存在を明らかにし，Blatowら[28]はヒトでの実験で唇または指の刺激により刺激側と同側の一次体性感覚野に対応した反応が認められることを明らかにした．

さらに，これらのボディ・マップは非常に可塑性に富んでおり，損傷や経験，訓練に応じて大幅な再編成をみせることが多くの研究で知られている[29〜33]．つまり，それぞれの脳の持ち主のこれまでの経験や行動に応じて，脳はよく遂行される行動や考え方に関わる組織間結合を強いものにする．これらはわれわれの日々の行動，経験や思考過程により決定される．この意味では脳の相対的な大きさ，特定の部位の発達といった脳の構造は自分そのものを表しているといっても過言ではない．刺激に対する脳の変化を示した研究の中で代表的なものとして，Jenkinsら[29]は指先に感覚刺激を与え続けるとそれに対応した体性感覚野が広がることを報告した（図1-2）．また，末梢からの感覚入力の遮断によって，体性感覚野のボディ・マップが変化することも知られている[30]．

加えて，Elbertら[32]は，9名の弦楽器演奏者（ギター演奏者1名，バイオリン演奏者2名，チェロ演奏者6名）を対象に身体部位の再現性を検討したところ，左手の4指（2〜5指）で指を表象する脳領域が拡大されていることと，該当する楽器の習得練習を開始した時期が早ければ早い演奏者ほど，この脳領域の拡大傾向が強く，対応する指領域が拡大していることを報告した（図1-3）．弦楽器奏者は，通常右利き者では使用頻度も運動の精緻さも低いはずの左手指を複雑かつ巧緻的に動かして演奏を実施する．また，楽器の演奏をある一定以

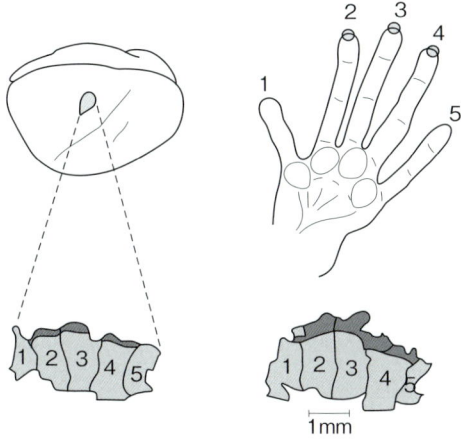

a. トレーニング前の　　b. トレーニング後の一
　　一次体性感覚野領　　　次体性感覚野領域
　　域

図 1-2　手指に対する刺激訓練の前後の体性感覚野の比較（文献 29）より引用）

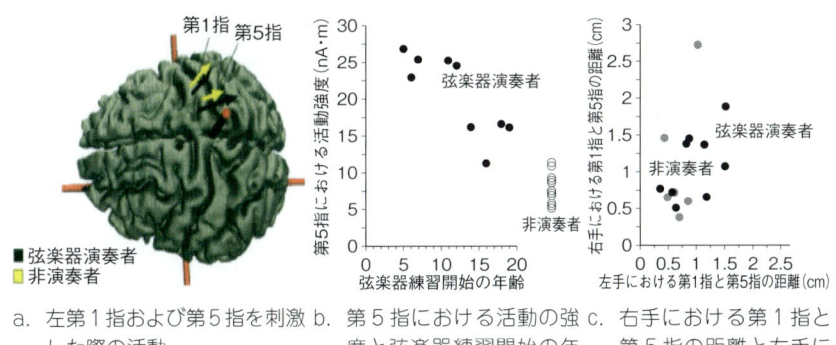

a. 左第1指および第5指を刺激　b. 第5指における活動の強　c. 右手における第1指と
　　した際の活動　　　　　　　　　度と弦楽器練習開始の年　　　第5指の距離と左手に
　　　　　　　　　　　　　　　　　齢　　　　　　　　　　　　おける第1指と第5指
　　　　　　　　　　　　　　　　　　　　　　　　　　　　　　の距離

図 1-3　弦楽器演奏者と非演奏者の体性感覚野の比較（文献 32）より引用）

上の水準までに高めるには年月を要し，多年にわたり莫大な量の練習が行われ左手指に多くの刺激が入力される結果，対応する中心後回領域の拡大という可塑的変化をもたらしたと考えられている．

その一方で，体性感覚領域と加齢の関係について調査したKalischら[34]の研究では，60～85歳の高齢者において被験者の指に対応する領域が若年者と比較して40％も拡大していることを認めたが，2点識別閾についての成績は著しく悪くなっていたことを示した．彼らは，これについて若年者のような学習効果や動作の獲得の利得に作用する領域の拡大とは異なり，高齢者では加齢により対応領域が拡大することが指運動に関してむしろ皮質内抑制的に作用すると結論づけている．

このように大脳皮質のボディ・マップは決して固定されたものでなく，環境や状況に応じて動的に変化しうることが明らかにされてきた．これまで述べてきたボディ・マップは，一個体内での脳と身体部位の対応関係を指している．一方で近年，特定の個体の身体部位と，それとは別の個体の身体部位について参照するような脳活動研究が盛んにされるようになってきており，その異なる個体間での身体部位を参照するような脳内表象を「ボディ・マッピング」という．ボディ・マッピングを実現する神経基盤として有力視されているミラーニューロン（mirror neuron）の発見はサルを用いた研究によるものであり，ミラーニューロンにより模倣行動が可能となっていると考えられているが，サルの模倣行動に関しては研究諸家により意見がさまざまであり，一定の結論を得ていない．しかし，総体的には最もヒトに近い種類のサルでも模倣は苦手であり，ひいてはボディ・マッピング機能も劣っていると考えられている．特に物品を介在しない動作で，それが顕著となる．そうであれば，ボディ・マッピングに関する研究はある一定の線から先はヒトを対象とした研究でないとわからないということになる．

Myowaら[35]の報告によると，ヒトの胎児は妊娠20週より前には自分の手を口唇部に近づける行動をみせ，その後手を口に入れられるようになるが，それに先行して手が口唇部に接触する前に閉じていた口を開けるようになるという．手が口唇部以外に向けられた時にはこの開口動作はみられない．また30週前後で指しゃぶりが始まると，連続して何回も指しゃぶり動作が続くことから，この動作が偶然ではなく必然的に発生しており，こうした感覚運動経験が

ボディ・マッピングの基礎をなし発達を促しているとしている.
 Chenら[36]は,生後7カ月以内のヒトの新生児が他者の声と一致したように口を動かすことを確認し報告している.これについて彼らは,この時期から聴覚・運動系のボディ・マッピングが形成されていることの証拠であるとしている.

 このように科学技術の進歩により脳活動の非侵襲的測定が可能となったことでヒトを対象とした研究でも脳と身体部位の対応関係を探るものが多く報告されるようになってきている.しかし,ボディ・マッピングに関する研究は現状においてもこれまでに積み上げられてきたサルでの研究が主要な部分を占めており[37],まだまだ未知な点も多く今後に期待のかかる領域である.

身体図式と空間知覚

 身体に関する空間的情報処理は,常に意識して処理されるわけではない.無意識のうちに外部の情報に対して適切な処理が遂行していくものを,身体イメージに対して身体図式と呼ぶ.具体的な例としてヒトは日常を生活するうえで人ごみの中を歩く時に他人と肩がぶつからないように体をかわす.この時に生成されるのが身体図式である.身体の各部位の位置に関する脳内の情報は,絶えず更新されている.その更新において体性感覚は特に重要な役割をもつ.しかしながら,体性感覚だけに頼っているわけではない.体性感覚に視覚情報が組み合わさり,そのアップデートに利用される.それにより,手足が現在どこにあるのかといった問いかけに正確に答えることが可能となる.自らの位置や動きなどを知る感覚を「自己受容感覚」と呼ぶが,この感覚は関節や筋肉にある感覚受容器によって作り出される.例えば,筋肉が伸ばされた,関節の位置が変わったといった情報は,その都度,中枢神経に伝達される.この情報が身体各部分の特定の瞬間における位置を認識するのに役立つ.

 脳は全身から送られてくる感覚情報をもとにそれらを統合し,身体の全身像である身体図式を形成する.この身体図式は,身体を能動的に動かすという能動性の知覚と,動かされた身体の結果を全身の感覚器をとおして認知するといった相互作用の積み重ねにより構築されていく特徴をもつ.基本的に安定して存在し続ける視覚的空間と異なり,身体を動かし,その動かした結果を皮膚

の触感や筋肉の深部感覚をとおして，その情報を受け取ることによってダイナミックに変化する．サッカー選手を一例に考えてみると，プレイを行っている最中，選手は自分の位置を上空から見渡すことができるわけではない．自分自身のフィールドにおける位置や姿勢も刻々と変化を求められる．このような中で，選手が相手との間合いやボールとの適切な距離を保つことができるのは身体図式をとおして自分自身の空間的配置を知覚しているからである．

　空間の知覚において中枢神経では，まず一次視覚野において狭い受容野における運動方向や速度についての低次の情報処理が行われた後，後頭部と頭頂部の境目，上側頭溝後端の後ろにある内側頭皮質（MT野：middle temporal area）に送られる[38]．臨床報告ではこの内側頭皮質で障害が起こると，動作の知覚が困難となる障害が起こると報告されており[39]，内側頭皮質では広い領域において複雑な動きの統合処理が行われると考えられている[40]．さらに，この動きの処理に加えて頭頂-後頭接合部では視覚内における全体的な動きの統合や空間的位置処理[41]，頭頂葉後部では対象に対して心的な空間処理（mental rotation）[42]や視空間と身体図式や運動との関連づけ[43]が遂行されていると考えられている．この部位での障害が起こると視空間処理の障害が起こることが報告されている[44]．自己を中心とする空間座標に関する身体図式の形成には頭頂連合野が関与している[45,46]．この身体図式の形成については，体性感覚情報と背側経路からの視覚情報との統合が重要となる．この情報の統合は頭頂間溝周辺のニューロン群で行われることが報告されている[47]．この周辺では視覚情報と体性感覚についての情報の処理に関し，その両方に発火するニューロンが発見されている[48]．このニューロンの重要な役割は，皮膚や関節からの感覚情報を処理した触覚的な空間位置と，その運動を弁別すると同時に自分の身体パターンを全体として捉える視覚情報の両方に反応するということである．この両方の情報に応ずるバイモダール・ニューロン（bimodal neuron）活動の検索において，道具を使用することによりその身体表象が延長するというIrikiら[49]の研究がわかりやすい．この実験では，熊手を持たせたサルに餌を手前まで引き寄せるように仕向けたところ，頭頂葉の腹側頭頂間溝領域のすぐそばにニューロン活動を発見した．今までのサルの手を表現していたニューロンが，熊手を含んで表現するようになり，手の身体図式が熊手まで延長することをこの実験で明らかにした．これはサルの頭頂葉で表現されている身体図式が大きく変化す

ることを示す重要な結果となった．この身体図式の延長は，日常生活においてヒトは多くの道具操作から経験している．例えば，スキーを行う際にストックを手足のように扱う行為，杖を用いる患者，これらにおいて障害物や歩行者との接触をすることなく行為が可能なのはヒトの脳が必要に応じて身体以外の道具までも自己の身体を延長し，空間的配置を把握できるからである．

　一方で，fMRI を用いて Avillac ら[50]は頭頂間溝腹側領域（VIP：ventral intraparietal area）のニューロンが視覚・体性感覚・聴覚・平衡覚などの入力情報を統合する領域であることを発見した．この研究では，頭頂間溝腹測部の体性感覚受容野には身体部位に対応して反応するニューロンと頭部中心座標を基準として反応するニューロンが，また頭頂間溝腹測部の視覚刺激受容野には眼球中心および頭部中心の座標を基準として反応するニューロンが存在していることを明らかにした．また，Sereno ら[51]は fMRI を用いてヒトの頭頂間溝腹測部において，視覚と体性感覚が頭部中心座標の形で統合されていることを確認している．この研究では，まず顔面に体性感覚刺激を提示することで，その刺激に反応する部位を fMRI 上で特定し，その後，移動する視覚刺激を提示したところ，視覚と体性感覚の刺激位置と脳の賦活部位に頭部中心座標に対応した形で関連がみられることが明らかになった．これらの知見から頭頂間溝腹側部のニューロンが外部空間に関して，頭部中心を軸として表象していると判断された．このように頭頂間溝腹側部を中心とした頭頂葉では，視覚と体性感覚の統合が行われていることが多くの研究で確認されており，特に頭部を基準として視空間と身体がつながっていることが示唆されている．こうしたつながりは，生後のさまざまな経験によりさらに強固なものとなり，空間の中でどのように身体を動かすか，身体を動かすとどのように空間が変化するかといった相互作用を通じて環境に適応していくと考えられる．

　こうした環境への適応は，健康に生活している限りほとんど意識されることはない．しかし，いったんその機能に問題が生じると，常識では考えられないような状況が出現する．西田ら[52]は，周囲の景色が回転してみえるという倒錯視を呈した症例を報告している．倒錯視の範疇に含まれる状態にもさまざまなものがあるが，西田らの報告症例は視覚的な変形視に加えて矢状面で 90°回転した「姿勢図式」障害が一過性に出現したものである．西田らは空間における姿勢定位には，視覚・体性感覚・前庭覚などが適切に統合される必要があると

し，そのいずれかに問題が生じた場合，身体定位の問題や空間認知の異常が出現するとしており，身体と空間の認知は完全に独立しているのではなく，部分的に共通の基盤を有し，相互に影響しあっていることを強調している．この機能を実現する部位として彼らもやはり頭頂連合野を重視している．

このような身体と空間の関係性についてはGrazianoら[53〜55]の一連の研究が興味深い．GrazianoとGrossは，サルの空間認知と運動に関する研究をレビューし，腹側運動前野のニューロンには視覚・触覚・聴覚的な刺激の空間的位置を記憶する機能があり，それらのニューロンのいくつかが腕の位置や頭部に対して刺激がどのような空間的関係にあるかをコードしていること，それらの感覚運動統合が身体部位ごとに行われており，それを実現するために複数の座標系を内在していること，脳内の空間地図の形成と身体運動は分けることができず相互に影響しあっており，そうした機能を実現する神経基盤が前頭-頭頂ネットワークにあることを結論づけている[53]．Graziano[54]は翌年の論文で，運動制御と空間表象，そして身体図式の知覚の中心的問題は，脳がいかに身体部位の相対的な位置をコードしているのかと述べている．それによると，四肢の位置認識については，運動前野にある単一のニューロンが視覚的な手がかりと固有受容性の手がかりを収束させることによって実現されているとしているが，こうした処理は視覚優位となる傾向があり，例えば実際の腕を遮蔽して偽の腕を置くと，偽の腕をさも自分の腕かのように感じるようになったという．Grazianoら[55]はこの腕の位置のコード化について，頭頂葉でも調査を行い，頭頂葉での身体部位の多感覚統合的コード化こそが身体図式であると結論づけている．

このように，身体と空間の認識は密接に関わっており，従来考えられていたように独立したものではなく，どちらかに不具合が生じれば，たちまち他方に影響が出るような性質のものであることを押さえておく必要がある．

ボディ・マッピングとミラーニューロン

ヒトは生涯にわたる身体的な発達に伴い，体型，外見，バランス，機能が変化するとともに身体に対する意識も変化する．また，ヒトは外部からの刺激によって自分自身の身体または身体イメージを発達させることができる．乳児は

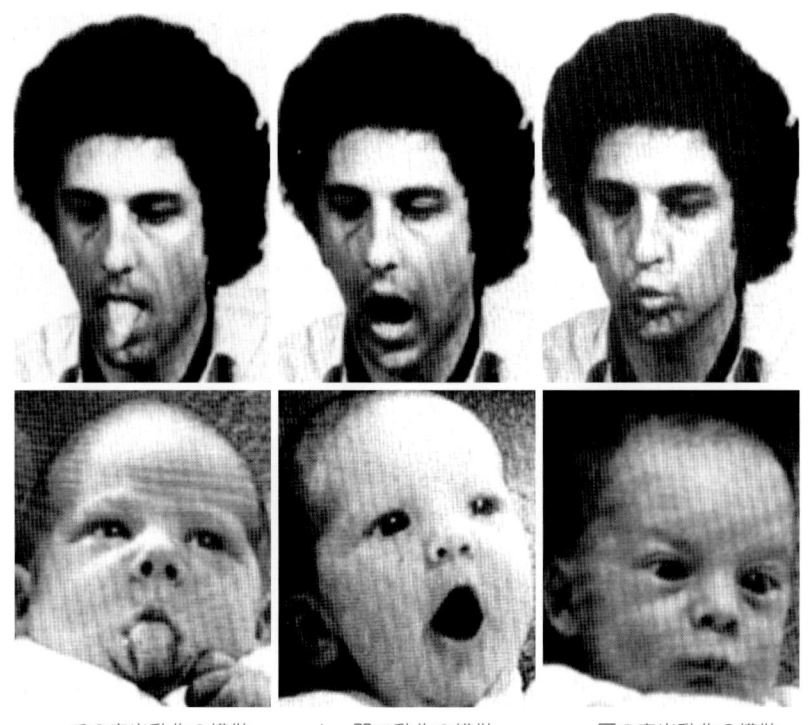

a. 舌の突出動作の模倣　　b. 開口動作の模倣　　c. 唇の突出動作の模倣
図 1-4　Meltzoff らによる乳児の模倣行動（文献 56）より引用）
a，b，c それぞれが上下で対応しており，上の成人が舌を出したり口を動かす動作を真似るように乳児も舌や口を動かしている

　自分の手を口に持っていったり，ガラガラをつかんで音を出し，自分自身の身体と外部刺激とが関わることで自己の手の存在に気づく．さらに，触れたいと思うものに手を伸ばしたり，視界に入るさまざまなヒトの顔や手の動きに対して模倣を繰り返す中で，自己の身体の使い方を学んでいく．乳児の模倣に関する研究としては Meltzoff ら[56)]の報告が非常に有名である．彼らは生まれたばかりの乳児が舌を突き出したり，口を開閉する動作の模倣ができることを明らかにしたが（**図 1-4**），その前にこれらの動作を模倣するためには眼前の他者の身体部位と自己身体の部位が同等のものであるという認識が必要となるという事実が重要である．この研究以前には，そうした行動は生後の経験の積み重ねを

とおすことにより徐々に学習していくものと考えられていたが，それ以前に鏡をみた経験もなく，かつ自己身体認知が未分化と推定される乳児においてもこのような行動が実現するためには，生得的に他者の身体表象と自身のそれとを鏡のように対応づけるメカニズムの存在が不可欠であるとし，彼らはそれを能動的異種情報間写像理論（AIM：active intermodal mapping）と称した．

一方でBaron-Cohen[57]は，新生児期には大脳皮質上のような細分化された知覚はなされておらず，皮質下の未分化なシステムで「共感覚的」に知覚するとしている．例えば，Meltzoffら[58]が報告した興味深い研究がある．生後26～33日の乳児を対象にイボ付きのおしゃぶりを目隠しした状態でしゃぶらせ，その後にイボ付きとイボなしのおしゃぶりを提示した時に乳児がイボ付きおしゃぶりのほうを長く注視するという研究について，Baron-Cohen[57]は乳児が感覚モダリティを単一で区別せず刺激の特性全体をまるごと知覚している証拠だと主張している．また，このような新生児期特有の未分化な知覚様式が，新生児期の模倣様現象を生み出しているとも考えている．この時期に模倣様現象を引き起こす神経基盤は主に皮質下のシステムであり，上丘や視床枕などがその処理を担っており，模倣時に皮質もよく活動する成人とは異なるシステムで模倣がなされていると考えられる．Meltzoff以降，AIMの考え方は「ボディ・マッピング」という名称で普及し，当初は他者と自己の身体部位表象を結びつける能力として定義づけられていたが，次第に他者の行為の認識・共感・言語といった高次認知機能の基盤であるというように拡大して考えられるようになってきた[59]．

その流れを汲む最も有名なものは「ミラーニューロン」である．イタリアの神経科学者であるRizzolattiら[60]は，サルの単一ニューロンの活動電位を研究していた．ある日，彼らはサルの到達運動に関与するニューロンに電極を刺した状態で実験を中断している時に，研究者の到達運動に反応してサルの到達運動ニューロンが活動するのを確認した．そのような現象が複数回再現されるのをみて，彼らはサルの到達運動ニューロンが他者の到達運動を観察する際にも活動することを確信した．このように同じニューロンが同様の運動を他者がしているのをみた時にも発火するというのは，1個のニューロンは原則単一の機能のみを有するとした当時の考え方を根底から覆す発見であった．そして，自己と他者の動作を鏡のように映し合わせるニューロンということで「ミラー

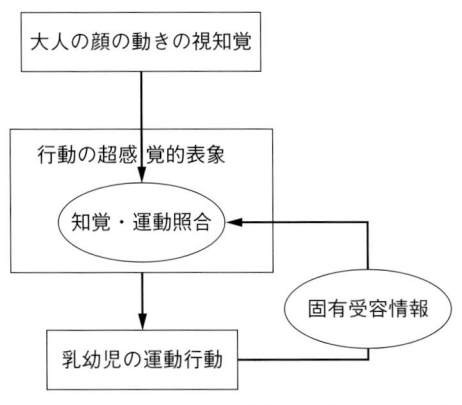

図 1-5　AIM の模式図（文献 56）より改変引用）
乳幼児では知覚はモダリティ別に細分化されず，未分化なままで脳内表象され運動行動につながっている

ニューロン」と名づけられた．ミラーニューロンは，発見当初は模倣や運動学習の神経基盤ではないかと推定されたが，発見者である Rizzolatti をはじめ多くの研究者がこぞって研究を始め，その概念は爆発的に拡大し，Rizzolatti 自身による近刊の章立てでは運動，模倣，言語，情動，コミュニケーション全般，共感などが並び，それまでは独立して語られていた諸概念がミラーニューロンにより共通の土台を得ることに成功している[57,59,60]．

　AIM とミラーニューロンについて，もう少し比較検討してみよう．AIM とミラーニューロンとの関係を**図 1-5** に示す．この図は Meltzoff ら[61]による AIM のモデル図である．先の大人の表情を模倣する乳幼児の例にあてはめると，大人の表情を超感覚的な枠組みで統合して，運動出力につなげていることが図から推察される．彼らによると，これは単一の感覚モダリティに限定されるのではなく，異種の感覚モダリティが共感覚的に統合されることを想定している．また，この感覚から運動へとつながる系は反射的なものではなく，いったん脳内身体表象と照合された後に運動出力されている．この AIM は生得的であり，ヒトは生まれながらにして他者の模倣ができるとされている．
　一方のミラーニューロンであるが，前述のように自己の特定の動作に関与す

第 1 章　身体の神経学的過程としての身体イメージ　　**25**

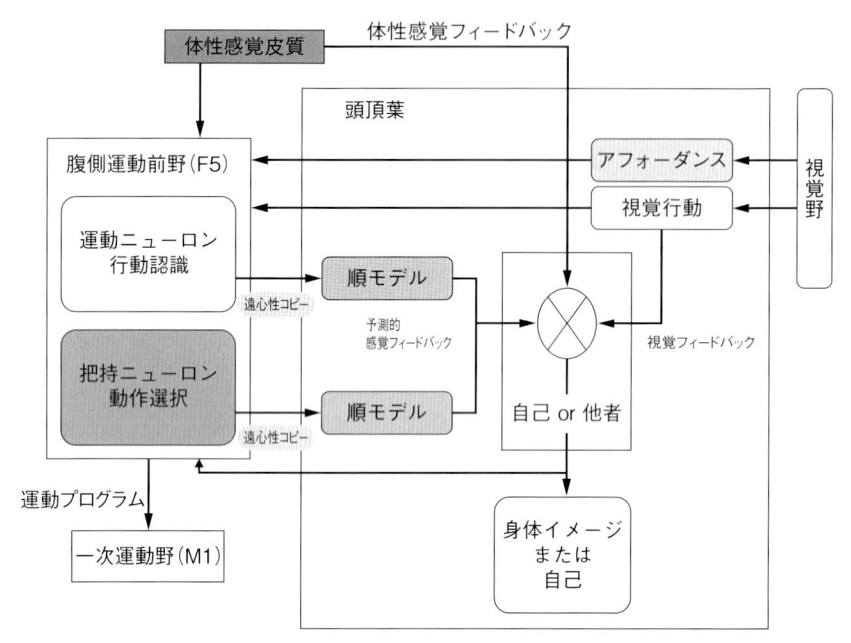

図 1-6　ミラーニューロンと解剖学的構造の対応図（文献 61）より改変引用）
F5 野において，単一ニューロン中に異なる 2 つの機能が内包されている点が画期的であり，かつ概念モデルと解剖学的構造が対応している点が特徴的である

るニューロンが同じ動作を他者がする時にも活動するという，この行為の知覚と運動の生成に同一の神経回路が共通している特性から考えて，新生児が生得的に他者模倣できるという現象をうまく説明しうるものである．ミラーニューロンは解剖学的構造と機能モデルの対応がよく検討されている（**図 1-6**）．現状ではミラーニューロンが生得的に完成しており，他者模倣に貢献していることを確証する知見は見出されていないが，ミラーニューロンが前述のように機能しているのであれば，Meltzoff らが AIM を提唱する以前の Piaget の時代に議論されていた模倣を実現するために必要とされる身体知覚や記憶，学習について，乳幼児が後天的にどのようにそれらを獲得したかという難問から解放されるというメリットがある．

　以上，AIM にしろミラーニューロンにしろ，知覚と運動が共通した神経基盤で実行されている点，ボディ・マッピングが新生児の発達にとって重要な役割

を担っており，その基底にこれらの機能が存在しているという点では一致している．ただし，AIM は行動データによる実証は抱負であるが，それらがどのようにして成立しているかという根幹の部分の記述が乏しく，ミラーニューロンについてはニューロンレベルでの研究や fMRI などの画像研究は非常に多いが，発達的な観点からの研究は比較的少なく，双方ともに今後のさらなる展開が期待されるところである．

身体表象の発達過程

身体表象の発達を考えるに際して，松波[62]は特に内側縦束の髄鞘化の発達の早さを指摘している．内側縦束は前庭核や動眼神経核から神経が走行しており，さらに頸部の筋を支配する神経線維が多く存在し，ここの髄鞘化が早いことは平衡感覚器からの信号をもとにして身体を空間定位する系が早期に発達し，あとの運動の根幹を形成することを示唆するものであるとしている．また，四肢からの感覚情報を中枢へ伝える神経線維は内側毛帯である．この内側毛帯の髄鞘化は運動を司る神経線維である錐体路の髄鞘化に比べ早期に形成される．それに対して四肢を支配する皮質脊髄路の髄鞘化の発達は遅く，32 週で内包後部，34 週で中脳レベル，35 週で橋レベルへと降りてくる．

以上より，初期には頭部位置や運動を同定する平衡覚系と眼球運動からの信号を基本とし，その次に頸部・体幹・四肢といった順で身体の空間定位能が発達していると考えられる．

また，小林ら[63]はバランス能力の向上には身体図式の形成が重要であるとしている．バランス能力の発達は一般に生後 6〜7 カ月ごろから発現し，日常生活の中で不自由のない適応的なバランス能力が発揮できるような段階になるには 6〜7 年を要するとされ，身体図式の発達はそれより先行してなされていると考えられる．このように身体図式の発達は，身体諸機能の発達に依存しており，また身体図式の発達が身体諸機能の発達に貢献している．

さらに，小林ら[64]は身体図式が上肢両側性動作によく反映されていると考え，上肢両側性動作課題から身体図式の評価を行った．自己の身体を巧みに操作するには，身体両側機能の発達が重要な要因となるが，身体図式に問題がある場合，身体両側機能にも影響が及ぶことが考えられる．このように身体図式

と身体諸機能の発達は不可分で相補的であり，人間の発達にとって重要な役割を果たしていると考えられる．

身体図式と対になる概念である身体イメージは，乳幼児から徐々に形成されていくことが心理学的に推測されており，二次性徴（secondary sexual character）が出現する思春期に強く意識し始めると考えられている[59]．二次性徴による体型変化で自己身体に意識が向き始めた時，現実の体型と無意識にでき上がっていた身体図式との矛盾に対しての自己受容と自己否定の葛藤が始まるが，大部分は自己像を受け入れ，身体イメージを獲得する．三浦ら[65]によると，体性感覚の発達は乳幼児期に四肢から始まり，それに呼応するように描画検査においても四肢が早期から描かれるとしていることから，描画検査は神経学的な脳内表象を反映していると考えてよいとしている．

身体イメージとは，自分が自分の心の中に抱いている自分の姿であり，顔やスタイル，歩き方といったような自己に関するすべての部分を含み，非常に広い概念と捉えている[66]．また，身体イメージの問題は思春期に起こりやすい．しかしながら，常に身体イメージは更新されるものであり生涯発達していくものである．現在の研究対象の多くは思春期の青年や女性についての検討である．成人という完体に向けてのその変化を捉える必要がある．何度もいうように身体イメージは生涯にわたり変化・発達していくものとして検討していくことが生涯発達の時代にあって，なおその妥当性と必要性を増してきているのではないかと考える．

文　献

1) Corradi-Dell'Acqua C, et al：What the brain knows about the body：evidence for dissociable representations. Santoianni F, et al（eds）：Brain development in learning environments：embodied and perceptual advancements. Cambridge Scholars Publishing, Newcastle, 2007, pp50-64
2) 鶴谷奈津子，他：自己身体に選択的な定位障害を呈した頭頂葉萎縮例—自己身体部位失認の身体特異性の検証．神経心理学　**22**：252-259，2006
3) 鎌倉矩子，他：高次脳機能障害の作業療法．三輪書店，2010
4) Odgen JA：Autotopagnosia. Occurrence in a patient without normal aphasia and with an intact ability to point to parts of animals and objects. *Brain*　**108**：1009-1022, 1985
5) Sirigu A, et al：Multiple representations contribute to body knowledge processing. Evidence from a case of autotopagnosia. *Brain*　**114**：629-642, 1991

6) Buxbaum LJ, et al：Specialised structural description for human body parts：Evidence from autotopagnosia. *Cogn Neuropsychol* **18**：289-306, 2001
7) Guariglia C, et al：Is autotopagnosia real? EC says yes. A case study. *Neuropsychologia* **40**：1744-1749, 2002
8) 樋口貴広，他：身体運動学―知覚・認知からのメッセージ．三輪書店，2008，pp109-147
9) 酒田英夫：頭頂葉．山鳥　重，他（編）：神経心理学コレクション．医学書院，2006
10) 西願寺弘通，他：精神の科学 4―精神と身体．岩波書店，1983
11) Head H, et al：Sensory disturbances from cereberal lesion. *Brain* **34**：102-254, 1912
12) Head H：Studies in neurology. Oxford University Press, Oxford, 1920
13) Schilder P：The Image and Appearance of the Human Body. International Universities Press, New York, 1935
14) Bruch H：Perceptual and conceptual disturbance in anor-exia nervosa. *Psychosom Med* **24**：183-194, 1962
15) Stunkard AJ, et al：Obesity and the body image. 1. Characteristics of disturbances in the body image of some obese persons. *Am J Psychiatry* **123**：1296-1300, 1967
16) Conner M, et al：Gender sexuality, body image and eating behaviours. *J Health Psychol* **9**：505-515, 2004
17) Engel J, et al：Quality of life following breast-conserving therapy or mastectomy：results of a 5-year prospective study. *Breast J* **10**：223-231, 2004
18) Schwartz MB, et al：Obesity and body image. *Body Image* **1**：43-56, 2004
19) Vocks S, et al：Neural correlates of viewing photographs of one's own body and another woman's body in anorexia and bulimia nervosa：an fMRI study. *J Psychiatry Neurosci* **35**：163-176, 2010
20) 泰羅雅登：脳とボディイメージ．PT ジャーナル **39**：1043-1051，2005
21) Corradi-Dell'Acqua C, et al：What is the position of an arm relative to the body? Neural correlates of body schema and body structural description. *J Neurosci* **29**：4162-4171, 2009
22) Penfield WG, et al：Somatic motor and sensory representation in the cerebral cortex of man as studied by electrical stimulation. *Brain* **60**：389-443, 1937
23) Kandel ER, et al：Principles of neural science 4th ed. McGraw-Hill Medical, 2000
24) Kurth R, et al：fMRI shows multiple somatotopic digit representations in human primary somatosensory cortex. *Neuroreport* **11**：1487-1491, 2000
25) Shoham D, et al：The cortical representation of the hand in macaque and human area S-1：high resolution optical imaging. *J Neurosci* **21**：6820-6835, 2001
26) Schweizer R, et al：Distribution of mislocalizations of tactile stimuli on the fingers of the human hand. *Somatosens Mot Res* **17**：309-316, 2000
27) 岩村吉晃：タッチ．山鳥　重，他（編）：神経心理学コレクション．医学書院，2001
28) Blatow M, et al：fMRI reflects functional connectivity of human somatosensory cortex. *Neuroimage* **37**：927-936, 2007
29) Jenkins WM, et al：Functional reorganization of primary somatosensory cortex in adult owl

monkeys after behaviorally controlled tactile stimulation. *J Neurophysioly* **63**：82-104, 1990
30) Clark SA, et al：Receptive fields in the body-surface map in adult cortex defined by temporally correlated inputs. *Nature* **332**：444-445, 1988
31) Darian-Smith C, et al：Functional changes at periphery and cortex following dorsal root lesions in adult monkeys. *Nat Neurosci* **3**：476-481, 2000
32) Elbert T, et al：Increased cortical representation of the fingers of the left hand in string players. *Science* **270**：305-307, 1995
33) Hashimoto I, et al：Is there training-dependent reorganization of digit representations in area 3b of string players? *Clin Neurophysiol* **115**：435-447, 2004
34) Kalisch T, et al：Impaired Tactile Acuity in Old Age Is Accompanied by Enlarged Hand Representations in Somatosensory. *Cereb Cortex* **19**：1530-1538, 2009
35) Myowa M, et al：Do human fetuses anticipate self-oriented actions? A study by four-dimensional (4D) ultrasonography. *Infancy* **10**：289-301, 2006
36) Chen X, et al：Auditory-oral matching behavior in newborns. *Dev Sci* **7**：42-47. 2004
37) 岩村吉晃：体性感覚の階層性処理と触知覚．神経進歩 **48**：510-522．2004
38) Saito H, et al：Integration of direction signals of image motion in the superior temporal sulcus of the macaque monkey. *J Neurosci* **6**：145-157, 1986
39) Zihl J, et al：Selective disturbances of movement vision after bilateral brain damage. *Brain* **106**：313-340, 1983
40) Born RT, et al：Structure and function of visual area MT. *Ann Rev Neurosci* **25**：157-189, 2005
41) Blanke O, et al：Direction-selective motion blindness after unilateral posterior brain damage. *Eur J Neurosci* **18**：709-722, 2003
42) Parsons LM, et al：Use of implicit motor imagery for visual shape discrimination as revealed by PET. *Nature* **375**：54-58, 1995
43) Anderson RA, et al：Multimodal representation of space in the posterior parietal cortex and its use in planning movements. *Annu Rev Neurosci* **20**：303-330, 1997
44) Ditunno PL, et al：Right hemisphere specialization for mental rotation in normals and brain damaged subjects. *Cortex* **26**：177-188, 1990
45) Sakata H, et al：Organization of space perception, neural representation of three-dimensional space in the posterior parietal cortex. *Curr opin Neurobiol* **2**：170-174, 1992
46) 宮本省三，他（編）：認知運動療法入門—臨床実践のためのガイドブック．協同医書出版社．2002
47) 田岡三希，他：脳皮質体性感覚野の情報処理機構と触知覚．神経進歩 **8**：239-248．2004
48) Iwamura Y：Hicrarchical somatosensory processing. *Curr Opin Neurobiol* **8**：522-528, 1998
49) Iriki A, et al：Coding of modified body schema during tool use by macaque postcentral neurones. *Neurorcport* **7**：2325-2330, 1996
50) Avillac A, et al：Reference frames for representing visual and tactile locations in parietal

cortex. *Nature Neurosci* **8**：941-949, 2005
51) Sereno MI, et al：A human parietal face area contains aligned head-centered visual and tactile maps. *Nat Neurosc* **9**：1337-1343, 2006
52) 西田博昭, 他：90度回転した特異な「姿勢図式」障害を呈した右前頭―頭頂葉皮質下出血の1例. 失語症研究 **12**：345-350, 1992
53) Graziano MS, et al：Spatial maps for the control of movement. *Curr Opin Neurobiol* **8**：195-201, 1998
54) Graziano MS：Where is my arm? The relative role of vision and proprioception in the neuronal representation of limb position. *Proc Natl Acad Sci USA* **96**：10418-10421, 1999
55) Graziano MS, et al：Coding the location of the arm by sight. *Science* **290**：1782-1786, 2000
56) Meltzoff NS, et al：Imitation of facial and manual gesture by human neonates. *Science* **198**：75-78, 1977
57) Baron-Cohen S：Is there a normal phase of synaesthesia in development? *Psyche* **2** 1996
58) Meltzoff AN, et al：Intermodal matching by human neonates. *Nature* **282**：403-404, 1979
59) Gallese V：The roots of empathy：The shared manifold hypothesis and the neural basis of intersubjectivity. *Psychopathology* **36**：171-180, 2003
60) Rizzolatti G. 他（著）, 柴田裕之（訳）：ミラーニューロン. 紀伊国屋書店, 2009
61) Meltzoff AN, et al：Explaining facial imitation：A theoretical model. *Early Development and Parenting* **6**：179-192, 1997
62) 松波謙一：個体発生と感覚統合―特に胎児を中心として. 日本感覚統合障害研究会（編）：感覚統合研究 第3集. 協同医書出版社, 1986
63) 小林芳文, 他：精神発達遅滞児のバランス能力と身体両側運動機能の評価. 横浜国立大学教育紀要 **24**：147-164, 1984
64) 小林芳文, 他：精神発達遅滞児のLaterality の確立と上肢両側性運動. 横浜国立大学教育紀要 **25**：243-251, 1985
65) 三浦由梨, 他：幼児期女児の描いた人物画によるボディイメージ発達の研究. *Yamanashi Nursing Journal* **3**：13-20, 2005
66) 藤田佑子, 他：思春期男子のボディイメージに関する研究. 思春期学 **20**：363-370, 2002

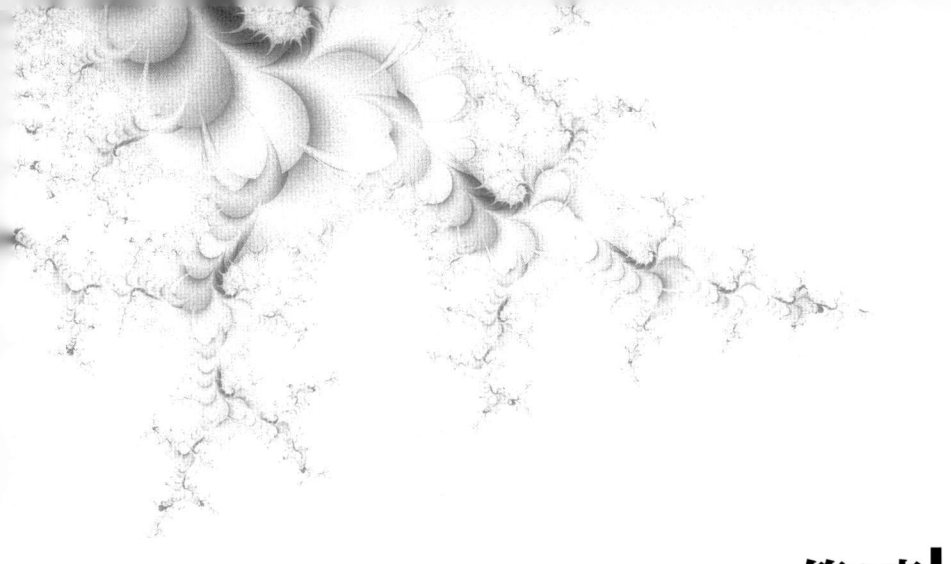

第2章
身体表象の神経基盤

身体表象とは

　脳の中には多重に身体が再現されている．ここでいう身体は，物理的な身体ではなく，脳の中で表象される身体，すなわち身体表象（body representation）である．ヒトは行動の中で身体表象を利用するが，その利用する身体表象には一分一秒刻々と変化する身体状態をリアルタイムで捉え，更新する身体表象と過去の身体経験に基づき概念化された，あるいは貯蔵化された身体表象の2つが存在する．前者を「オンラインの身体表象」，後者を「意味づけられた身体表象」と呼ぶ．

　ヒトは閉眼しても体性感覚によって自己の身体を捉えることができる一方，視覚によっても自己の身体の状態を捉えることができる．すなわち，オンラインの身体表象の中には体性感覚性の身体表象と視空間性の身体表象が存在する．

　ヒトは何か道具を使う時，その道具をまるで自分の身体の一部のように巧みに使うことができる．この時，脳の中では身体表象が使用する道具まで拡張されている．これを「拡張する身体表象」と呼ぶ．またヒトは身体の状態を意識することができる．目をつぶって右手を動かしてみた場合，その右手が自己の身体であることを意識できるし，その運動は自己が引き起こした運動であると意識することができる．これを「意識化される身体表象」と呼ぶ．さらに，目前で友人が壁にぶつけた足先を押さえて苦痛の表情を浮かべていると，その痛みに共感し「大丈夫？」と声をかける場合がある．これは，ヒトは同じ身体構造をもっていることから，他者の身体状態に共感することができるのである．これを「共有する身体表象」と呼ぶ．

　このように身体表象は，物理的な身体そのものではなく，脳の中でさまざまな様相を表象される身体のことを指す．本章では，こうした身体表象の神経基盤について説明する．

利用する身体表象

1．3つの視覚経路

　一次視覚野で受容された視覚情報は，頭頂葉へと進む経路と側頭葉へと進む

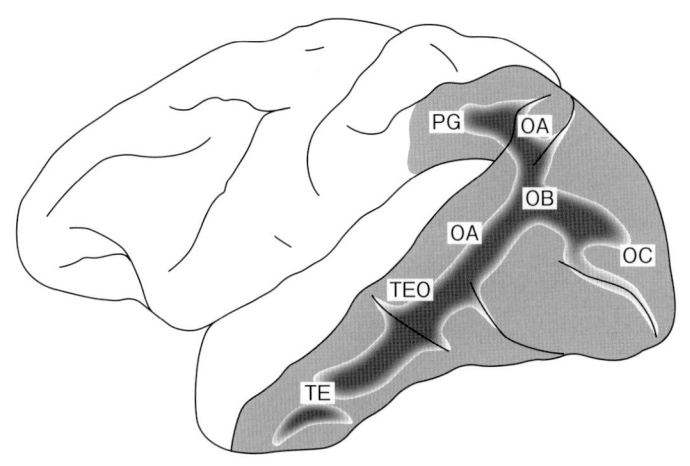

図 2-1　2つの視覚経路（文献1）より引用）
　一次視覚野から視覚前野を経て，下頭頂小葉（IPL）に至る背側皮質視覚路と，一次視覚野から視覚前野を経て，下部側頭葉皮質（TE）に至る腹側皮質視覚路．背側経路は対象がどこにあるのかという空間的位置情報を処理する視空間機能を担うのに対して，腹側経路は対象が何であるかという対象の形態認知に関する情報を処理する対象視機能を担う．
OC：一次視覚野，OB：視覚前野（ブロードマン18野），OA：視覚前野（ブロードマン19野），PG：下頭頂小葉後内側部，TEO：下部側頭皮質後半部，TE：下部側頭皮質前半部

経路に大きく大別される．すなわち一次視覚野から視覚前野を経て，下頭頂小葉（IPL：inferior parietal lobe）に至る背側皮質視覚路と，一次視覚野から視覚前野を経て，下部側頭葉皮質に至る腹側皮質視覚路である．背側経路は対象がどこにあるのかという空間的位置情報を処理する視空間機能を担うのに対して，腹側経路は対象が何であるかという対象の形態認知に関する情報処理を行う対象視機能を担う（**図2-1**）[1]．また背側経路には，対象がどこにあるかだけでなく，対象をどのように扱うかという視覚対象の操作に関する情報処理系も存在することが明らかになっている[2]．これについては操作・到達運動の神経機構の部分で詳述する．

　背側経路は，さらに腹側-背側経路と背側-背側経路に分かれていることも指摘されている[3]．腹側-背側経路は，一次視覚野から内側側頭皮質（MT野：middle temporal area），V5野を経て，下頭頂小葉に投射される．一方，背側-

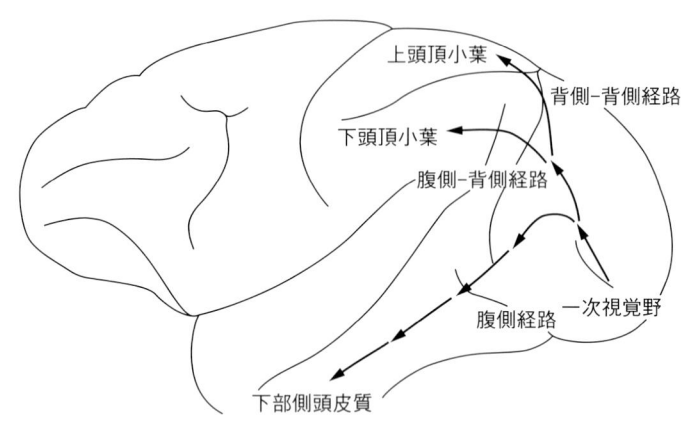

図 2-2　3 つの視覚経路（文献 3）より引用）
背側皮質視覚路は腹側-背側経路と背側-背側経路に分かれており，前者は一次視覚野から内側側頭皮質，V5 野を経て下頭頂小葉に投射される．後者は一次視覚野から V6 野を経て上頭頂小葉に投射される

背側経路は，一次視覚野から V6 野を経て，上頭頂小葉（SPL：superior parietal lobe）に投射される（**図 2-2**）[3]．そして，下頭頂小葉は腹側経路が存在する側頭葉皮質（上側頭溝や上側頭多感覚野や下部側頭葉皮質）からも投射を受けている．上頭頂小葉には，そのような側頭葉皮質からのアクセスはない[4〜6]．これらのことから，背側皮質視覚路のうち背側-背側経路は運動制御のための視覚情報処理を担い，腹側皮質視覚路は対象の形態認知に関する視覚情報処理を担い，その中間に位置する腹側-背側経路は，その両方の情報処理能力をもち，運動と知覚のための視覚情報処理を担っていると考えられている．

側頭葉の上側頭回・中側頭回を区分する上側頭溝領域（STS：superior temporal sulcal cortical area）は，下頭頂小葉へ対象知覚に関する情報を提供することを先に述べたが，この領域が後述する身体意識や自他弁別に関わると考えられるため，ここでその機能について述べておく．この上側頭溝領域は，サルにおいても，ヒトにおいても，生物的運動の視覚刺激で特異的に活動することが明らかになっている（**図 2-3**）[7〜10]．ヒトにおいては，視線の向きや動き[11〜13]，言語的・非言語的な口の動き[11,14]，手の動き，手話やジェスチャー[15〜21]，体の動き[22〜25]などの生物的運動で賦活することが示されている．上側頭溝領域は，下部側頭葉皮質（腹側皮質視覚路）からの対象の形態情報と内側側頭皮質や内

- ● 読唇
- ● 読唇
- ● 口の運動
- ● 口の運動

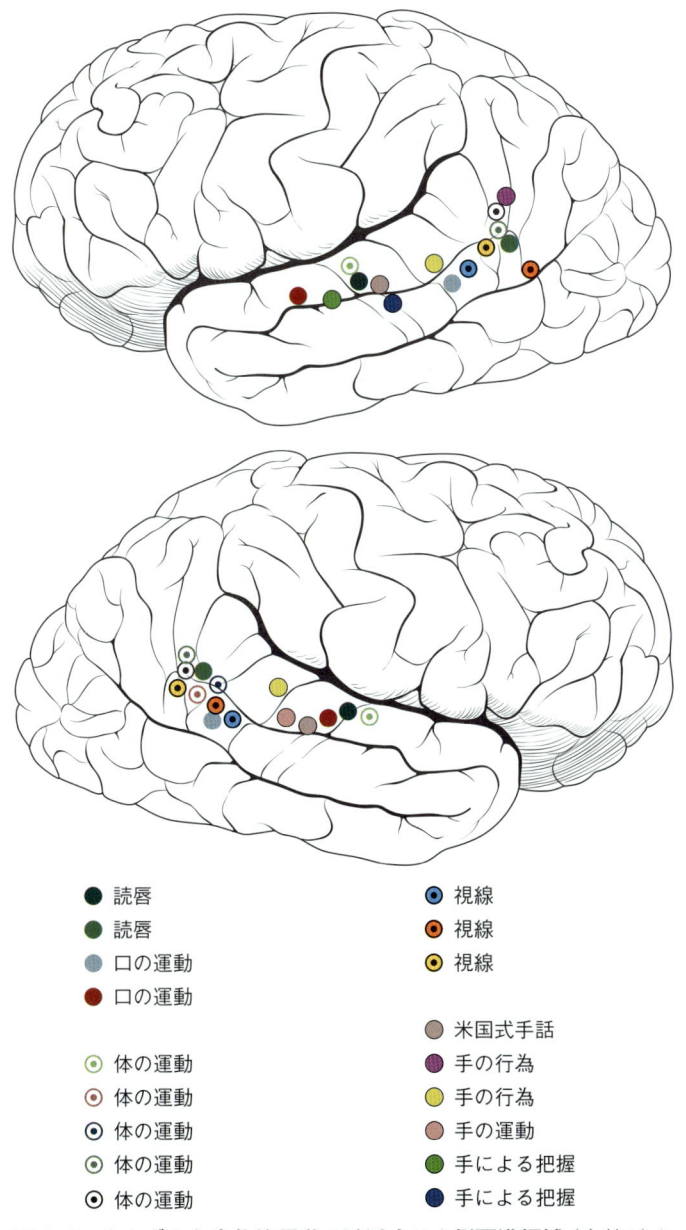

- ⊙ 体の運動
- ⊙ 体の運動
- ⊙ 体の運動
- ⊙ 体の運動
- ⊙ 体の運動

- ⊙ 視線
- ⊙ 視線
- ⊙ 視線

- ● 米国式手話
- ● 手の行為
- ● 手の行為
- ● 手の運動
- ● 手による把握
- ● 手による把握

図2-3　さまざまな生物的運動で賦活する上側頭溝領域（文献7）より引用）

第2章　身体表象の神経基盤　　*37*

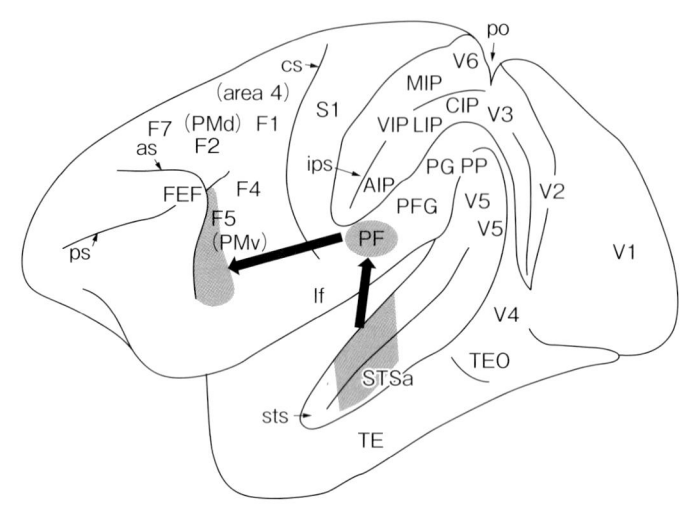

図2-4 サルのミラーニューロンシステム（文献27, 28）より改変引用）

上側頭溝領域⇔下頭頂小葉⇔腹側運動前野は他者の運動の認識を行うミラーニューロンシステムを構築しているとされている．ps：主溝，as：弓状溝，FEF：前頭眼野，F7：補足眼野，F5：腹側運動前野，PMd：背側運動前野，F2：背側運動前野，PMv：腹側運動前野，F4：腹側運動前野，area 4：一次運動野，F1：一次運動野，cs：中心溝，S1：一次体性感覚野，ips：頭頂間溝，PF：下頭頂小葉前外側部，AIP：頭頂間溝前外側領域，VIP：頭頂間溝腹側領域，MIP：頭頂間溝内側領域，LIP：頭頂間溝外側領域，PG：下頭頂小葉後内側部，V1-6：1-6次視覚野，CIP：頭頂間溝尾側領域，PP：後頭頂領域，po：頭頂後頭溝，sts：上側頭溝，STSa：前部上側頭溝領域，TEO：下部側頭皮質後半部，TE：下部側頭皮質前半部，lf：外側溝，PFG：下頭頂小葉中央部

側上側頭皮質（MST野：middle superior temporal area）からの対象の動きや方向性などの運動視情報，そして下頭頂小葉からの視空間情報を統合することで，他者運動の認識という高度な視覚情報処理を担っていると考えられている[26]．そして，この上側頭溝領域は下頭頂小葉へ生物的運動情報を提供し，下頭頂小葉は腹側運動前野と強い双方向性の連絡をもっており，この上側頭溝領域⇔下頭頂小葉⇔腹側運動前野は後述する他者運動の認識を行うミラーニューロンシステムを構築しているとされている（**図2-4**）[27]．そして，この上側頭溝領域の生物的運動の認知に関する機能は，いまだ明確な結論は出ていないが，

38

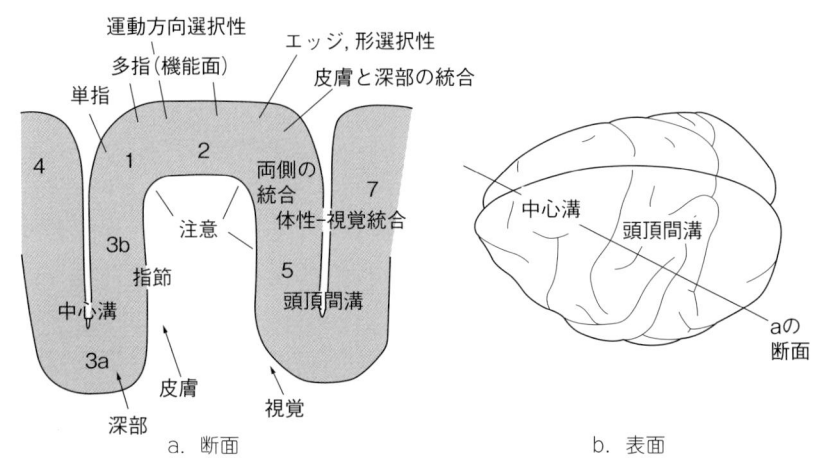

図 2-5　一次体性感覚野における階層性情報処理と頭頂間溝領域での体性感覚-視覚統合システム（文献 30）より改変引用）

左側より右側上側頭溝領域がより重要と考えられている．なぜなら，左側上側頭溝領域は言語聴覚情報処理というヒト特有の機能を果たす役割をもっているからである[29]．

2. 視覚と体性感覚を統合する頭頂連合野

頭頂連合野は，対部位局在が前腕と上腕，上肢と下肢，両側性というように広範にまたがった受容野をもつニューロンが存在する領域のことで，ブロードマンエリアでは 5 野，7 野，39 野，40 野である．

身体に存在するさまざまな感覚受容器を通じて得た体性感覚情報は，ブロードマン 3 野，1 野，2 野である一次体性感覚野で処理される．3 野は 2 つに分かれており，3a 野は関節や筋からの深部感覚情報が投射される．一方，3b 野は皮膚からの触覚情報が投射される．感覚情報が 1 野，2 野に向かうにつれ，外界のさまざまな物体に対応した，より機能的な受容野をもつニューロンが多くなり，また運動方向選択性をもつニューロンも現れ，皮膚感覚と深部感覚の統合，両側身体からの体性感覚情報の統合が担われる．その一次体性感覚野で処理された情報はブロードマン 5 野に向かい，ここで一次視覚野から背側皮質視覚路を経由して処理されてきた空間位置情報と統合される（**図 2-5**）[30]．

第 2 章　身体表象の神経基盤　　39

そして，サルのブロードマン5野には関節組み合わせニューロンや関節皮膚組み合わせニューロンなどが発見されている．単一関節の運動では活動しないが，手関節の屈曲と肘関節の屈曲が組み合わさった場合に活動する神経細胞や片側上肢の運動では活動しないが，両側上肢が組み合わさった場合に活動するニューロンが存在する．これらを関節組み合わせニューロンと呼ぶ[31]．また肘関節の運動のみ，あるいは手掌の触覚刺激のみでは活動が弱いが，肘関節の屈曲と手掌の触覚刺激を組み合わせた，つまり手で何かを触れたり，なでたりする時に強く活動するニューロンがある．これを関節皮膚組み合わせニューロンと呼ぶ．さらに左肩関節屈曲と左肘関節伸展，右肩関節屈曲と右肘関節屈曲，左上腕触覚刺激といった複数の感覚の組み合わせを最適刺激とする関節皮膚組み合わせニューロンも存在する[32,33]．

　ブロードマン5野と後述する7野の境界領域では，体性感覚の組み合わせではなく，体性感覚と視覚の両方に反応するバイモダール・ニューロン（bimodal neuron；二種感覚ニューロン）も発見されている．例えば，手を口に近づける運動を体性感覚入力すると活動するが，他者が自分の口に手を近づける運動の視覚刺激でも活動するニューロンがある．このニューロンは，開眼して自分の手を口に近づける運動をみている時に最も強く活動する[34]．また，胸の皮膚になでるような触覚刺激を入力すると活動するが，皮膚に触れずとも実験者の手で胸の上を横切るように動かす視覚刺激を入力すると活動する視覚と体性感覚のバイモダール・ニューロンがブロードマン5野でみつかっている[31]．さらに体性感覚による手の位置と視覚による手の位置がマッチングした際に最も活動するバイモダール・ニューロンもブロードマン5野で発見されている（**図2-6**）[35]．そして，この体性感覚（触覚と運動覚）間の統合や体性感覚と視覚を統合するバイモダール・ニューロンが存在するサルのブロードマン5野は，ヒトの上頭頂小葉（ブロードマン5野，7野）に相当するとされている．サルのブロードマン5野でみつかったバイモダール・ニューロンはサルのブロードマン7野でも発見されている．ブロードマンによるサルの7b〔下頭頂小葉前外側部（PF）〕野は，ヒトのブロードマン40野（縁上回）に相当する．先ほどと同様に，閉眼したサルの胸になでるような触覚刺激を入力すると活動し，実験者が胸の前で手を動かすのをみせると活動するニューロンは，サルが開眼して自分の手で胸をなでて，それをみている時に最も活動する．さらにサルの顎の皮膚

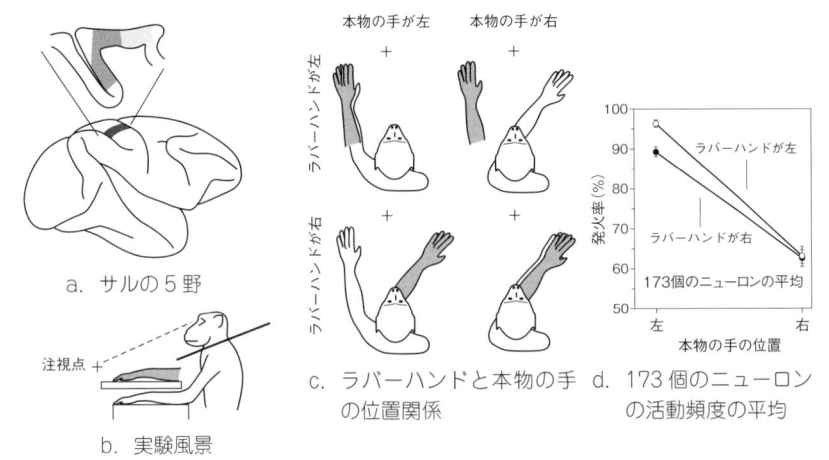

図 2-6　サルのブロードマン 5 野のバイモダール・ニューロン（文献 35）より引用）
あるニューロンは，本物の手とラバーハンドが重なる位置に置かれた時に最も強く反応した．体性感覚で感じられる手の位置と，視覚で捉えられるラバーハンドの位置が空間的にマッチングした際に，最も強く反応するニューロンがサルのブロードマン 5 野に存在する．d はラバーハンドと本物の手のそれぞれの位置における記録された 173 個のニューロンの活動頻度の平均

に触れると活動するニューロンが，サルの手を顎に近づける関節組み合わせ刺激で反応し，実験者の手を顎に近づける視覚刺激でも反応するニューロンもみつかっている[36,37]．ブロードマンによるサルの 7a〔下頭頂小葉内側部（PG）〕野はヒトのブロードマン 39 野（角回）に相当するが，ここでは視覚と前庭感覚の両方に応答するバイモダール・ニューロンがみつかっている．例えば，物体が回転する視覚刺激で活動し，サルの身体全体を回転させても活動するニューロンがみつかっている．このニューロンは身体全体の回転時に，明条件であっても暗条件であっても活動し，視覚と前庭感覚で同じ方向選択性をもつ[38,39]．サルの頭頂間溝腹側領域（VIP：ventral intraparietal area）にも視覚と体性感覚の両方に反応するバイモダール・ニューロンが存在する．すなわち，視覚と触覚の受容野に空間的位置と方向選択性が一致するニューロンがみつかっている（**図 2-7**）[40〜42]．サルの側頭-頭頂野（Tpt：temporo-parietal area）という領域では，聴覚と体性感覚の両方に反応するバイモダール・ニューロンもみつかっている．例えば，サルの頸部周辺の音に反応するニューロンが，頸部の皮

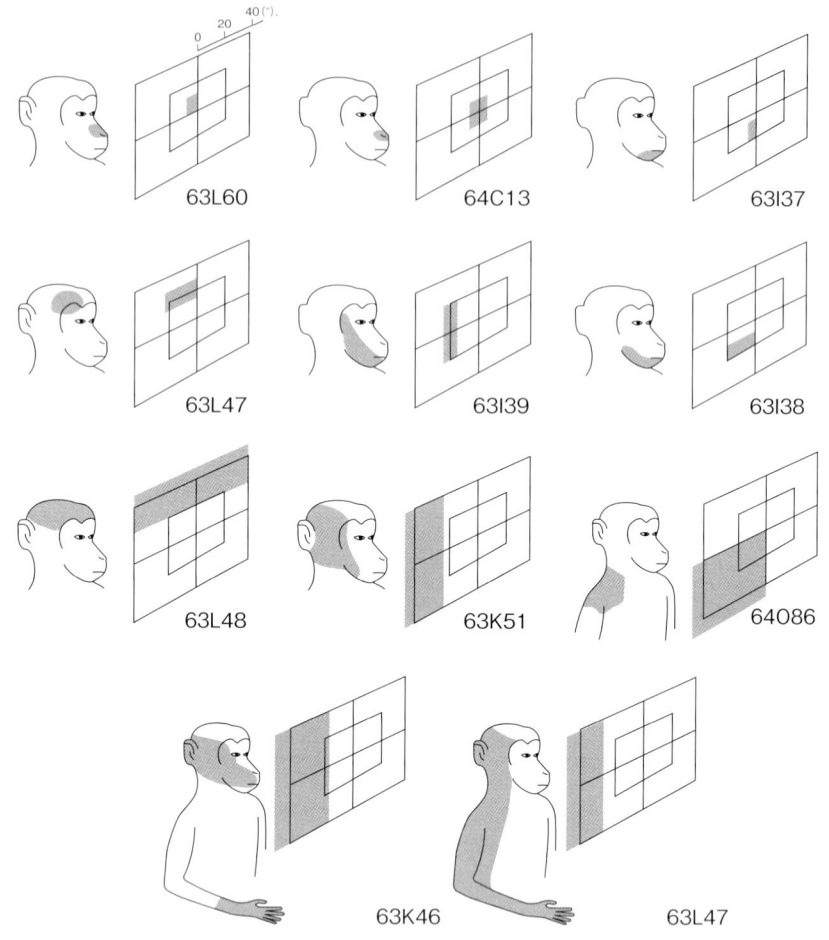

図 2-7　サルの頭頂間溝腹側領域（VIP）のバイモーダル・ニューロン（文献 42）より引用）
　サルの身体の灰色部分は体性感覚刺激で応答を示す領域を，サルの正面の灰色部分は視覚刺激で応答を示す空間を表している．サルの VIP 野には，体性感覚の空間的位置と同じ視空間位置の両方の刺激に反応するバイモーダル・ニューロンが存在する

膚の触覚刺激にも反応する（**図 2-8**）[43,44]．また，サルの上側頭溝の後方領域には，視覚と聴覚と体性感覚のいずれにも反応するトリモーダル・ニューロン（trimodal neuron；三種感覚ニューロン）が存在する[45]．

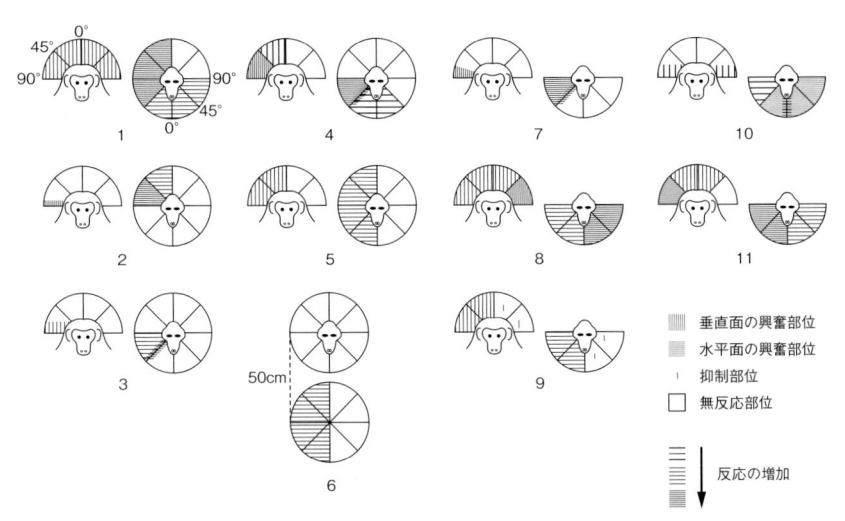

図 2-8　側頭・頭頂野ニューロンの聴覚の空間的受容野（文献 43）より引用）
頭から 50 cm 離れた垂直面と水平面の音源の位置に応答する神経細胞（11 例）．神経細胞（6 番）は，水平面の約 50 cm 下に音源があった時だけ反応する．

　これらの知見はサルを用いた研究結果であるが，ヒトの場合もサルの研究結果と矛盾せず，頭頂連合野（ヒトの場合は上頭頂小葉 5 野・7 野と下頭頂小葉 39 野・40 野，そしてその間に位置する頭頂間溝領域）が体性感覚と視覚など異種感覚間の統合を行い，これに基づいた身体表象を生成する責任領域として位置づけられている．Kawashima ら[46)]はクロスモダール・トランスファー（異種感覚情報変換）課題において，視覚から体性感覚，体性感覚から視覚のどちらの情報変換においても右下頭頂小葉の賦活が生じることをポジトロン断層法（PET：positron emission tomography）を用いて明らかにしている（**図 2-9**）[46)]．また，Kitada ら[47)]は触覚と視覚による空間の識別において使用する手の左右にかかわらず，右頭頂間溝領域が関与していることを機能的磁気共鳴画像（fMRI：functional magnetic resonance imaging）を用いて明らかにしている（**図 2-10**）．
　これらの知見から一次体性感覚野で処理された情報は，順次階層的処理を受けながら上頭頂小葉，頭頂間溝，そして下頭頂小葉に向かい，ここで一次視覚野から背側皮質視覚路（腹側-背側経路，背側-背側経路）を経由して処理され

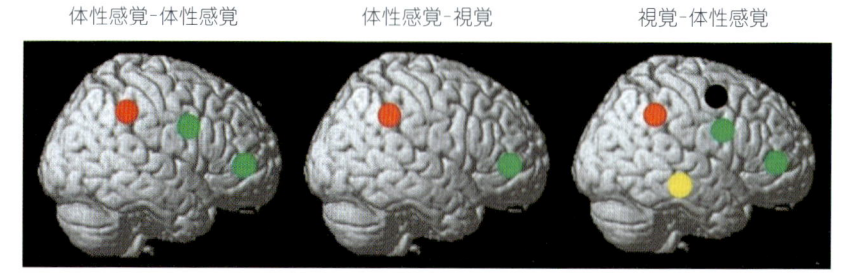

図2-9 ヒトにおける異種感覚情報変換時の脳活動（文献46）より引用）
体性感覚→体性感覚弁別課題，体性感覚→視覚弁別課題，視覚→体性感覚弁別課題の3条件において右下頭頂小葉（赤丸）の有意な賦活が認められた

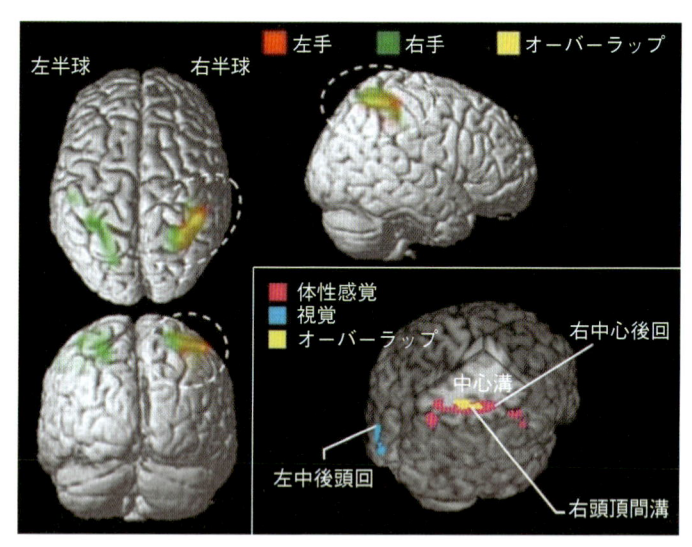

図2-10 ヒトにおける異種感覚統合時の脳活動（文献47）より引用）
触覚と視覚による空間の識別において使用する手の左右にかかわらず，右頭頂間溝領域（黄色）が共通して賦活する

てきた視空間情報と統合されることがわかる．そしてヒトにおいては，その異種感覚統合は右頭頂葉で優位に機能していると考えられ，体性感覚情報と視覚情報が統合された身体表象の形成には，右頭頂葉が特に重要と考えられる．このことは，右頭頂葉損傷で生じることの多い左半側身体失認の臨床知見と整合

44

性を得たものといえる．逆に統合された体性感覚と視覚に対して，言語聴覚情報も統合するという過程において，左頭頂葉は重要な働きをもつと考えられる．

いずれにしても頭頂葉には，触覚や運動覚などの異なる体性感覚間の統合や体性感覚と視覚，前庭感覚と聴覚といった異種感覚間の統合を担うバイモダール・ニューロンやトリモダール・ニューロンが存在しており，日常生活におけるさまざまな姿勢や動作の身体表象をリアルタイムで形成していると考えられる[48]．まさに，現在進行形で利用する身体表象を形成しているといえる．

拡張する身体表象

ヒトが普段道具を使用する時，その道具が自己の身体の一部として同化しているように感じられることがある．いわゆる車両感覚といわれるものがそれにあたるが，車に乗らずとも，箸を使って食物をつかんでいる時やテニスラケットでボールを打つ時，杖で地面をつく時とさまざまな日常生活場面で道具の身体化は生じる．頭頂間溝領域では，中心後回を後方に向かって階層的に処理された体性感覚と背側皮質視覚路を前方に向かって処理されてきた空間視情報とが統合される．サルのこの部位には，体性感覚受容野をもつと同時に，その体性感覚受容野を取り囲む空間に視覚受容野をもち，両感覚を統合するバイモダール・ニューロンなるものが存在することは前述した．そして，このバイモダール・ニューロンが体性感覚と視覚の統合された身体表象を形成していることも述べた．Irikiら[49]は，ニホンザルに熊手状の道具を使いエサを取ることができるように訓練し，その道具を使用している時の頭頂間溝領域のバイモダール・ニューロンの働きを調べた．結果，素手の時には手の近傍のみに反応していたバイモダール・ニューロンの視覚受容野が，道具使用時には道具の先端を含むように広がることが判明した．そして，この身体表象を形成するバイモダール・ニューロン活動の道具への拡張は，道具を使用せず，単に持っているだけの時では生じなかった．この研究は，車両感覚に代表される道具の身体への同化という主観的経験に対応する神経生理学的現象を客観的に計測したものと解釈される．すなわち，身体表象は固定された可塑性のないものではなく，リアルタイムでダイナミックに変化するものであり，しかもそれが頭頂間溝領域で生じていることが判明した．その後もIrikiら[50]は，この頭頂間溝領域のバ

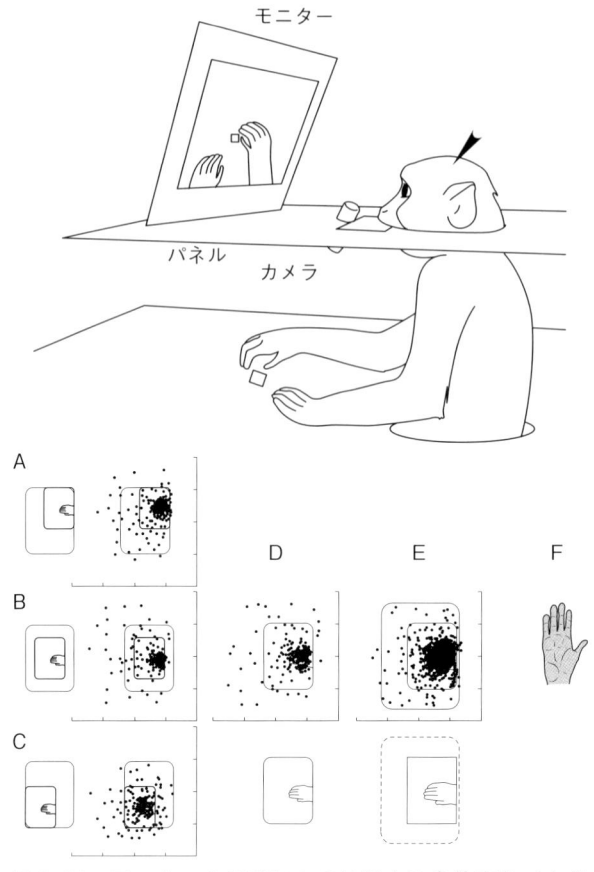

図 2-11 モニター上の手にまで拡張する身体表象（文献 50）より引用）

上図は実験風景．下図は視覚受容野の変化．もとの映像（D）を，拡大（E），縮小（B），移動（A，C）すると，視覚受容野もそれに応じて変化する．Fは体性感覚受容野

イモダール・ニューロンが，手への直視だけではなく，モニター上に映った自己の手の映像の変化（大きさ，位置）にも対応し（**図 2-11**)[50]，さらにちょうどマウスで動かすカーソルに対応する，モニターに映った道具の先端だけを残した動画にも対応することを明らかにしている（**図 2-12**)[50]．このように頭頂間溝領域のバイモダール・ニューロンが生み出す身体表象は，自己の手から道

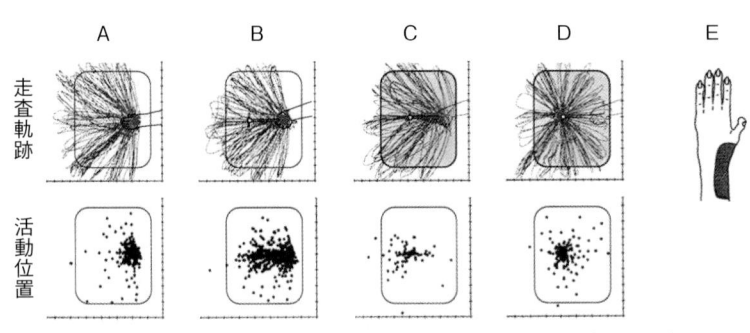

図 2-12 モニター上のカーソルにまで拡張する身体表象（文献 50）より引用）
Aはモニター上に映った素手に対応した視覚受容野の変化，Bは道具使用時の視覚受容野の変化，CとDはカーソルに対応する道具の先端の映像における視覚受容野の変化．Eは体性感覚受容野

具まで拡張され，モニターの中の手の映像にも投射される．そして，モニターの中でも手にした道具を含むように拡張される．

 道具の組み合わせ使用時のサルの脳活動がPETで測定されているが，単一道具操作では認められなかった頭頂葉と前頭前野の相互作用が示唆される脳活動パターンが認められたことが報告されている[51,52]．すなわち，頭頂葉の身体表象を前頭前野が操作していることを表している．いずれにしても，物理的な身体は短時間で縮小したり拡大したりはしないが，頭頂間溝領域に表象される（脳の中にある）身体は，ヒトの行動に合わせてリアルタイムでダイナミックに変化し続けているという点が重要である．

意識化される身体表象

1. 自己身体を表象する右半球

 閉眼したヒトの皮膚上から四肢の腱に周波数80 Hz程度の振動刺激を加えると，ヒトが自ら運動しなくても，あたかも四肢が動いたような運動錯覚を生起できる．Naitoら[53,54]は，この腱への振動刺激により運動錯覚を経験中の脳の活動をfMRIで検討している．その結果，錯覚を経験している四肢とは反対側の

一次運動野，一次体性感覚3a野，背側運動前野（PMd：dorsal premotor area），補足運動野，帯状回運動皮質，そして同側の小脳の四肢に対応する体部位再現領域が活性化することを明らかにした．また，両手掌を合わせた状態で右手関節の伸展筋腱を振動刺激すると，実際には動いていない右手関節が屈曲する錯覚が生じると同時に，左手関節も背屈する錯覚が生じる．Naitoらは刺激を受けていない左手首背屈の錯覚が生じている際の脳活動をfMRIで測定し，右一次運動野が活性化することを明らかにした．こうしたNaitoらによる一連の振動錯覚を用いた研究は，運動関連領野の中で運動の最終的な出力に関与する一次運動野においても，筋紡錘からの求心性感覚情報を受け取り，運動感覚知覚の生起に関与することを明らかにした．また，運動錯覚を経験する四肢の左右にかかわらず大脳右半球優位が存在することも加えて明らかにしている．特に右半球の下頭頂小葉（ブロードマン40野，縁上回）および大脳基底核は，左右にかかわらずすべての四肢の運動錯覚時に賦活し，下前頭回（ブロードマン44野，45野）においても右半球優位の活動が認められている（**図 2-13**）[55]．これらの知見から，外界と相互作用しない内受容的な運動感覚知覚の生起には，右半球の前頭-頭頂領域が重要と考えられる．まさに右半球の前頭-頭頂ネットワークは自己身体を表象する領域であるといえる．

２．外界と相互作用する身体を表象する左半球

振動刺激を利用した運動錯覚の中でも，前述した内受容的な運動感覚知覚のほかに，対象が変化する外受容的な運動錯覚も生起させることができる．例えば，ボールを持った手関節の伸展筋腱に振動刺激を加えると，手関節が掌屈する内受容的な錯覚と同時に，ボールが手と一緒に動く外受容的な錯覚を生じることができる．また缶の上に手を置いて，その手関節の伸展筋腱を振動刺激すると，缶が縮むような錯覚を経験できる．Naitoら[56]は，手とボールが一緒に動いているような錯覚が生じている際の脳活動をfMRIで測定し，前述の運動関連領野や右半球領野の賦活に加えて，左半球の下前頭回（ブロードマン44野）と下頭頂小葉に，手と物体の相互作用の錯覚による特異的な賦活が認められることを明らかにした（**図 2-14**）．特に左下頭頂小葉の活動は手の左右にかかわらず認められている．実際，左半球の前頭-頭頂領域は，サルにおいてもヒトにおいても，外界の物体や道具を手で操作する場合に右半球と比較して優位

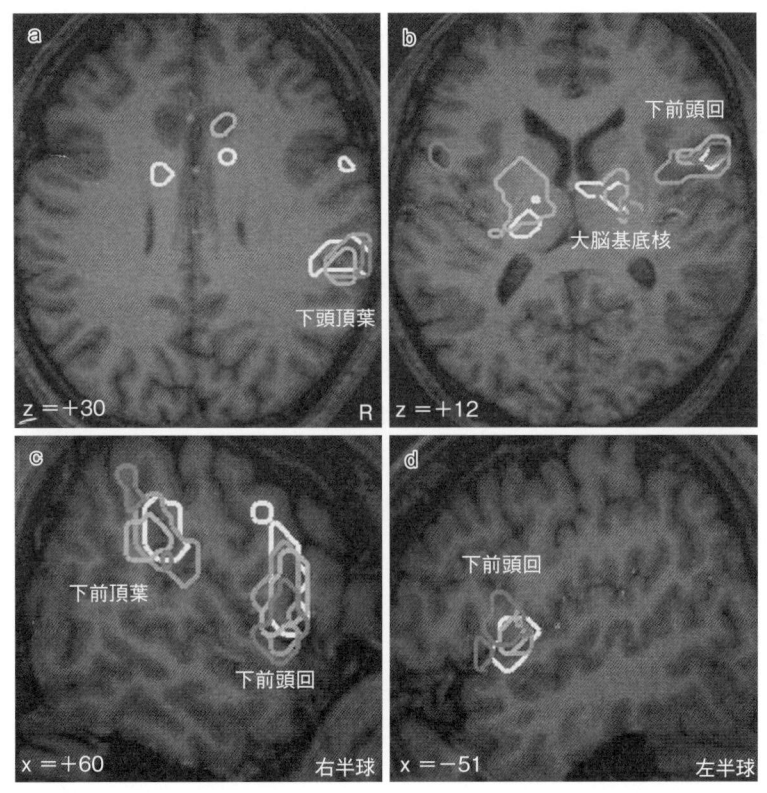

図 2-13 四肢の運動錯覚時に認められる大脳右半球優位の脳活動（文献 55 より引用）
下頭頂葉（a, c），大脳基底核（b），下前頭回（ブロードマン 44 野，45 野）は両側性の活動を示すが，右半球の活動が強い（b～d）

に関与することがわかっている[57～64]．外界と相互作用する身体表象，すなわち物体・道具に一体化した身体表象を左半球の前頭-頭頂領域が担うと考えられる．

3. 両側身体を統合した身体表象を形成する両側上頭頂葉

閉眼した被験者に両手で挟むように長い物体を持つことを要求し，右手関節の伸展筋腱に振動刺激を与える．すると被験者は右手関節の屈曲運動錯覚に伴い，物体が縮む錯覚を経験する．Naito ら[65]は，その際の脳活動を計測し，左

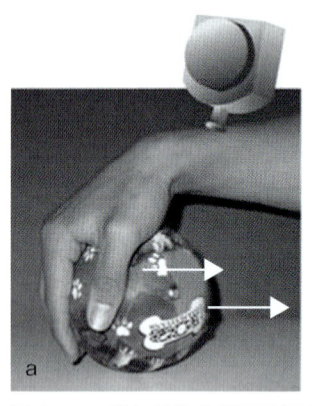

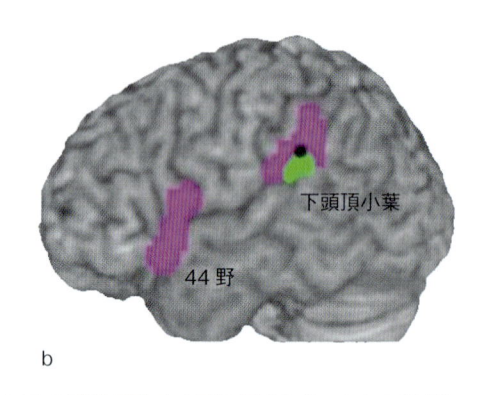

図 2-14 手と物体の相互作用における錯覚経験時の脳活動（文献 56）より引用）
　ボールを手に持った状態で手関節伸展筋腱に振動刺激を受けると，手関節が屈曲する錯覚に合わせてボールも同じ方向に移動する錯覚を経験する（a）．b は，錯覚経験時の脳活動．左手と物体の相互作用の錯覚では，左半球のブロードマン 44 野と左下頭頂小葉に賦活が生じ（ピンク色），右手と物体の相互作用の錯覚では，左下頭頂小葉に賦活が生じた（緑色）．左手と右手の両条件において，共通して左下頭頂小葉の賦活が生じる（黒点）

下頭頂小葉に加えて，両側上頭頂小葉の賦活が生じることを報告している（**図2-15**）．左下頭頂小葉の賦活は，物体と相互作用する錯覚であるためと考えられる．一方，両側上頭頂小葉の賦活は両手からの体性感覚情報を統合し，両手間の距離を算出する活動と考えられている．このように左右両側が統合された身体表象の形成に，上頭頂小葉が関与していると考えられる．

4. 視覚と体性感覚の統合により生起する身体所有感

　あなたが今，机の上に右手を置いてその右手を眺めてみると，「この右手は自分のものである」という自己感を感じられるのではないだろうか．このような「この身体は自分のものである」という感覚を身体所有感（sense of self-ownership）と呼ぶ[66]．一方，今度は目の前の何かの物体に右手を伸ばして，その動いている手を眺めてみると，「この右手の運動を引き起こしたのは自分自身である」という自己感を感じられるのではないだろうか．このような「この身体の運動を引き起こしたのは自分自身である」という感覚を運動主体感（sense of self-agency）と呼ぶ[66]．日常生活の中で，この 2 つの感覚を区別して感じるの

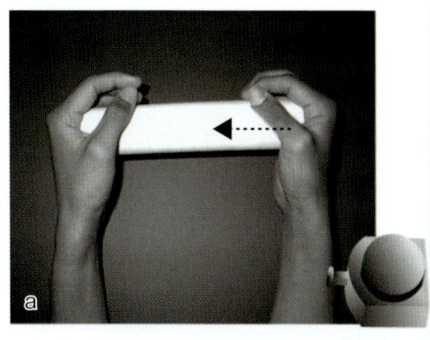

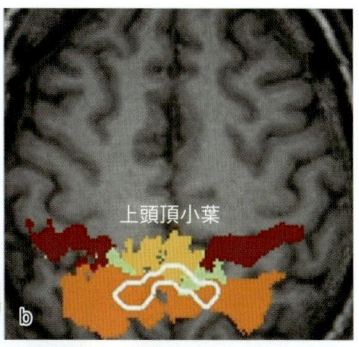

図 2-15　両手と物体の相互作用における錯覚経験時の脳活動（文献 65）より引用）
両手で長い物体を持った状態で，右手関節の伸展筋腱を振動刺激すると，右手関節が屈曲する錯覚に合わせて，物体が右端から縮む錯覚が生じる（a）．その際の脳活動を測定すると，両側上頭頂小葉の賦活が生じる（b）

は困難であろう．例えば，前述したように目の前の何かの物体に手を伸ばして，その手を眺めてみると，身体所有感と運動主体感の両方を感じることができる．しかしながら，誰かがあなたの手をとって何かの物体にその手を近づけていくと，運動主体感は感じられないが，この手は自分の手であるという身体所有感は感じられるであろう．このように，この2つの感覚を区別して感じられることや，統合失調症の患者ではこの2つの感覚に解離がみられる症例も存在することから，ある程度独立した神経基盤が存在していると考えられている．

　身体所有感は自己の身体に対する感覚であるが，特殊な設定にすると自己身体以外の物体にも感じることができる．その代表的なものがラバーハンド錯覚である（**図 2-16**）[67]．ゴム製の偽物の手（ラバーハンド）を机上に置き，被験者の本物の手は，衝立に隠してみえないように机上に置く．被験者は，ラバーハンドをみる．その設定で，ラバーハンドと本物の手に筆で触覚刺激を同時に与える．これを数分間繰り返すと，被験者にはラバーハンドが自分の手のように感じることができる．さらに，約30分刺激を与えて自分の手の位置がどこにあると感じているか，机の下からもう片方の手の人差し指で指し示してもらうと，本物の手よりもラバーハンドのほうに近づいた回答になってしまう[68]．しかし，このラバーハンド錯覚はラバーハンドの向きを本物の手と逆向きに配置

第2章　身体表象の神経基盤　　*51*

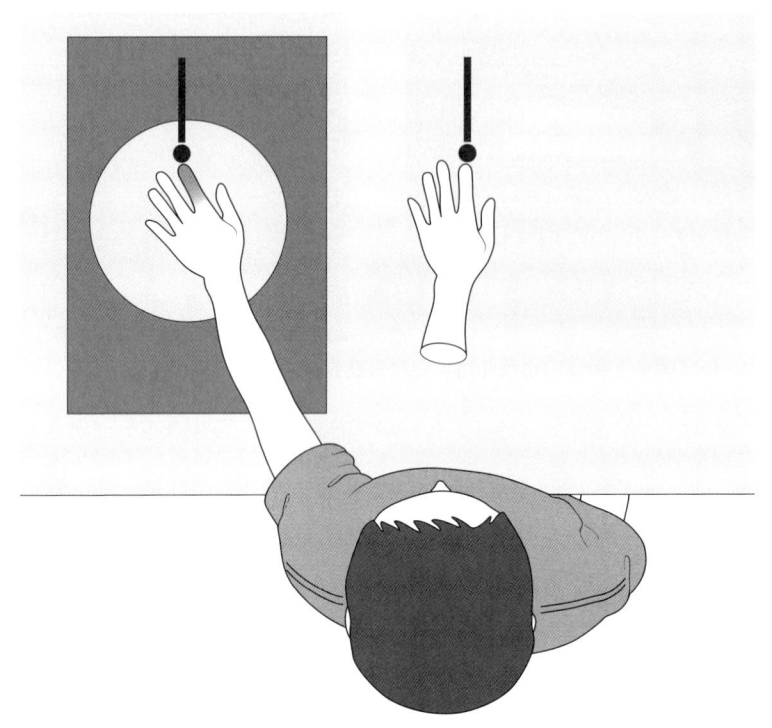

図 2-16 ラバーハンド錯覚（文献 67）より引用）
ゴム製の偽物の手（ラバーハンド）を机上に置き，自分の手を直接みえない場所に置く．その状態で，ラバーハンドと実際の手に同時に触覚刺激を与える．これを数分間加えると，ラバーハンドがまるで自分の手のようだと，ラバーハンドに対する身体所有感が生じる．特徴的なのは，ラバーハンドと実際の手が空間的にはずれていても，触覚刺激を与える時間的タイミングが一致すれば，ラバーハンド錯覚は生じる．よって，身体所有感は体性感覚と視覚の時空間的整合性を基盤として成立する

すると成立しにくくなる．向きが同じであっても，実際にはラバーハンドと本物の手は厳密に同じ位置にあるわけではなく，横あるいは下などに位置している．つまり，ある程度の空間的整合性は必要であるものの，厳密に一致していなくてもラバーハンド錯覚は生じる．一方，ラバーハンドと本物の手に与える触覚刺激の時間的なタイミングをずらすと錯覚はとたんに消失する．Shimadaら[69]は，触覚刺激に対して視覚刺激を 400 mm 秒以上遅延させるとラバーハン

ド錯覚が有意に生じにくくなることを報告している．つまり，ラバーハンドと本物の手に対する視覚刺激と触覚刺激が同時に与えられることが，ラバーハンド錯覚，すなわち偽物の手を自分自身の手であると錯覚するためには不可欠といえる．このことから，「この身体は自分のものである」という身体所有感は体性感覚フィードバックと視覚フィードバックの時空間的マッチングによって成立するとされている．この体性感覚と視覚のマッチングは，日常生活の中で頻繁に成立している現象であり，それをヒトは普段あまり意識することはない．しかしながら，例えば目の前にある物体に手を伸ばして触れる瞬間について考えてみよう．目でみて，指先が物体に触れる瞬間がみえるであろう．と同時に，あなたのその指先には物体の触覚が感じられるであろう．その瞬間，その手は自分の手であると実感することができるであろう．ヒトは，普段そのことについて意識したりはしないが，実は視覚と体性感覚の統合が，「この身体は自分のものである」という身体所有感を支えており，それが崩れると容易に「この身体は自分のものではない」という後述する身体失認といった症状を引き起こすことになる．

　では，この視覚フィードバックと体性感覚フィードバックの統合は，どのような脳領域によって担われているのであろうか．利用する身体表象で述べたように，サルのブロードマン5野や7野には，視覚と体性感覚の両方の刺激に共通して反応するバイモーダル・ニューロンと呼ばれるものが豊富にみつかっている．よって，身体所有感の成立には頭頂葉が深く関わっていることが想定されるが，実際にサルのブロードマン5野において，身体所有感の成立に関わるであろうニューロン活動が記録されている（図2-6）[35]．前述したラバーハンド錯覚の実験状況と同様に，サルの目前にサルのラバーハンドを置く．そしてサルの本物の手はラバーハンドが置かれた机の下の机上に置く．そして，サルの本物の手とラバーハンドとを重なる位置に置いたり，異なる位置に置いたりして，ブロードマン5野の単一ニューロン活動を記録すると，ニューロンにとって最もよく反応する手の位置がみつかる．すると，あるニューロンは本物の手とラバーハンドが重なる位置に置かれた時に最も強く反応した．すなわち，体性感覚で感じられる手の位置と，視覚で捉えられるラバーハンドの位置が空間的にマッチングした際に，最も強く反応するニューロンがサルのブロードマン5野に存在するということを意味している．またラバーハンド錯覚実験と同様

第2章　身体表象の神経基盤

に，ラバーハンドと本物の手を筆で刺激すると，2つの手が空間的に重なる位置にあり，同時に刺激した時に最も強く反応し，2つの手が異なる位置にある時や，刺激するタイミングが時間的にずれている時にはその反応が弱まるニューロンが存在した．この実験はサルを用いたものであり，サルに主観的内省を聴取することはできないが，おそらくこの視覚と体性感覚の時空間的マッチングで最も強く反応したニューロンの活動が，サルに「この手（ラバーハンド）は自分の手である」という身体所有感を生起させているのではないだろうか．では，ヒトではどうであろうか．サルのブロードマン5野はヒトでは上頭頂小葉（ブロードマン5野，7野）に相当するとされている．Ehrssonら[70]は，ラバーハンド錯覚を経験している際のヒトの脳活動をfMRIで計測している（図2-17）．この実験では，2つの手を筆で同時刺激する条件と，非同時に刺激する条件，ラバーハンドの向きを本物の手と一致させた条件と不一致（逆向き）にした条件の4つの条件で，ラバーハンド錯覚の発生を確かめている．結果，刺激が同時に与えられ，ラバーハンドの向きが一致している条件で，最も強い錯覚を生じた．その際，運動前野でラバーハンド錯覚の強さと相関する活動増加が認められた．また，錯覚の強さとの相関は認められなかったが，頭頂間溝領域と小脳にもラバーハンド錯覚が生じる条件で強い活動が認められている．頭頂間溝は，頭頂葉にある脳溝のことで，その上部が上頭頂小葉，下部が下頭頂小葉となる．この頭頂間溝は，視覚と体性感覚をそれぞれ処理する一次感覚野領域のちょうど中間に位置しており，視覚と体性感覚の両方に反応するバイモダール・ニューロンが豊富に見出されている．Graziano ら[71]は，手先に触覚の受容野をもつ腹側運動前野のニューロンのほとんどは，視覚の受容野が目を動かしても動かず，手を動かすと一緒に動くことを示した．すなわちサルの運動前野には，頭頂間溝周辺と同様に，手の近傍への視覚刺激と手への触覚刺激の両方に反応するバイモダール・ニューロンが存在することを明らかにしている．Ehrssonら[70]は，このバイモダール・ニューロンの受容野が本物の手からラバーハンドへ移動したために，ラバーハンドを筆でなでるという視覚刺激に，運動前野が強く活動し，錯覚が生じたと考察している．

　Shimadaら[72]はラバーハンド錯覚とは異なる方法で，身体所有感に関与する大脳皮質活動を検討している（図2-18）．被験者には受動的に動かされた手がモニターに映し出されるのをみて，それが体性感覚と時間的にマッチングして

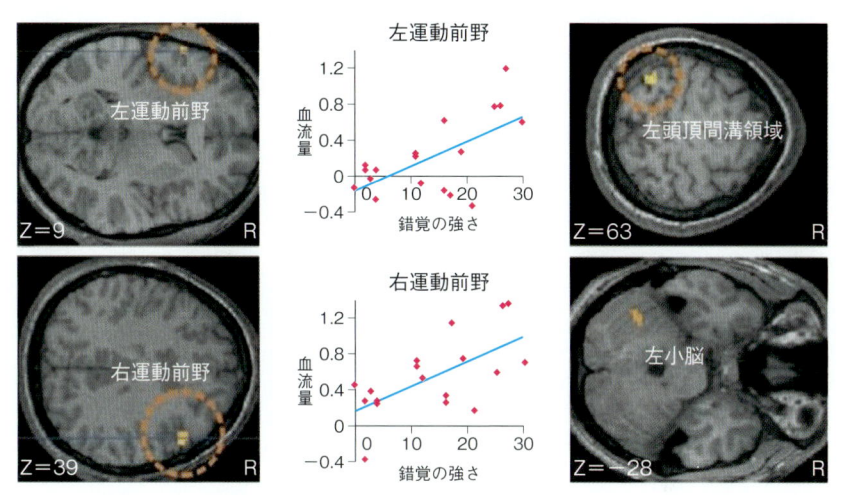

図 2-17 ラバーハンド錯覚経験時の脳活動（文献 70)より引用）
両側運動前野，左頭頂間溝領域，左小脳に賦活が認められた．また，両側運動前野でラバーハンド錯覚の強さと相関する賦活が認められた

いるか否かを判断することが要求された．その際，視覚フィードバックには数十～数百 mm 秒の遅延がかけられ，体性感覚に対してどのくらい視覚フィードバックに時間のずれがあるとマッチングに影響がでるかを調べている．結果，200 mm 秒以下の時間ずれの場合，体性感覚と視覚フィードバックは一致していると答えることが多く，200 mm 秒以上の時間ずれになると一致していないと答えることが多いことがわかった．そして体性感覚と視覚フィードバックの時間のずれが小さい場合，すなわち体性感覚と視覚が時間的にマッチングしている場合に両側上頭頂小葉の活性化が生じることが判明した．この知見は，前述した触覚と視覚が時空間的にマッチングしている際に，サルのブロードマン5野やヒトの頭頂間溝領域に活性化があるという知見と整合性がある．いずれにせよ，これらの知見から視覚と体性感覚の時空間的マッチングが，頭頂間溝領域や運動前野領域で担われることにより，「この身体は自分のものである」という身体所有感が生起するものと考えられる．

ちなみにラバーハンド錯覚では，ラバーハンドが自分の手であると錯覚するという身体所有感の錯覚が生じることを述べたが，ラバーハンド錯覚には，それとは別に，筆でなでられている感覚を，ラバーハンドのある位置で感じると

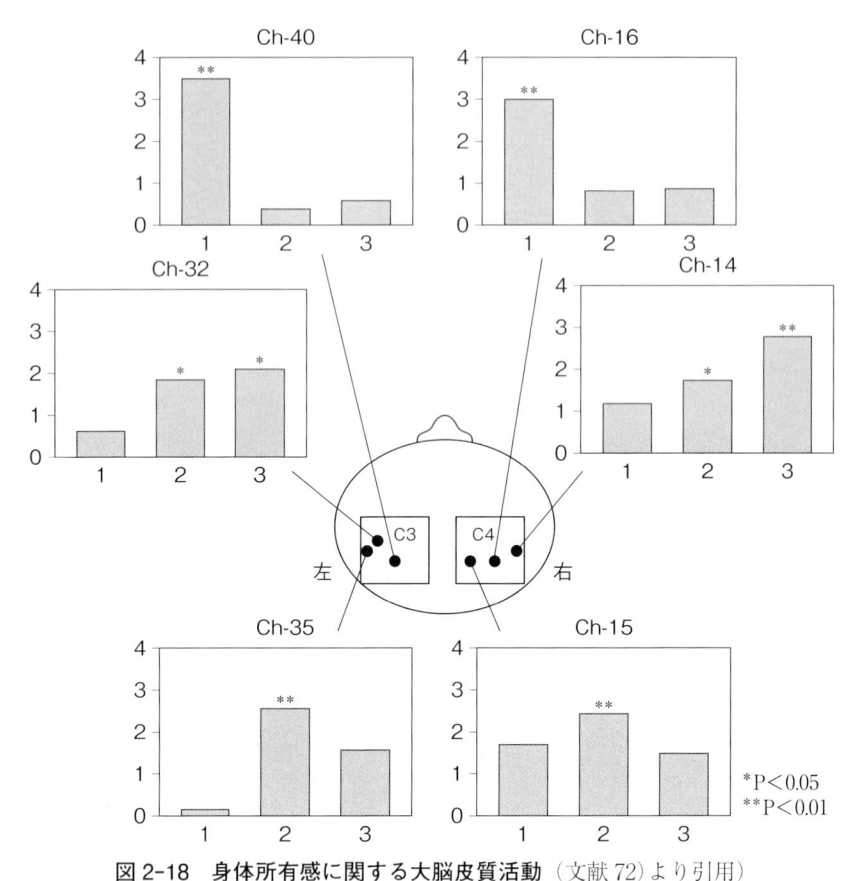

図 2-18 身体所有感に関する大脳皮質活動（文献 72）より引用）
1：体性感覚-視覚の時間的同期条件，2：中間条件，3：体性感覚-視覚の非同期条件．同期条件では，両側上頭頂小葉の有意な賦活がみられ（Ch-40,16），非同期条件では，右下頭頂小葉の有意な賦活がみられた（Ch-14）

$*P<0.05$
$**P<0.01$

いう触覚の位置の錯覚が存在する．身体所有感の錯覚は，視覚と体性感覚の時空間的マッチングで生じることは先に述べたが，触覚の位置の錯覚は触覚刺激のみ，あるいは視覚刺激のみでも生じることが明らかにされている．被験者は目隠しをして視覚刺激を遮断した状態で，左手でラバーハンドの関節に触れる．同時に本物の右手の関節に実験者が触れ続けると，被験者には左手が自分の右手の関節に触れていると錯覚が生じる[73]．すなわち視覚刺激が存在しなく

ても，触覚の位置の錯覚は生じることができる．また，本物の手には触覚刺激を与えず，ラバーハンドを鏡に映し出し，それを眺めている状態で，ラバーハンドにレーザーライトを与えると，本物の手の上に触覚刺激が生じることも明らかにされている．すなわち，本物の手への触覚刺激が存在しなくても，触覚の位置の錯覚は生じることができる[74]．また，本物の手は掌を上にして机上に置き，ラバーハンドは手の甲を上にして置く．それを鏡で映し出し，映し出されたラバーハンドを眺めている状態で，ラバーハンドの小指にレーザーライトを照射すると，本物の手の小指に触覚の錯覚が生じるだけでなく，鏡に映っている小指と空間的に同じ位置にある本物の手の親指にも，触覚の錯覚が生じることが明らかにされている．すなわち，本物の手への触覚刺激が存在しなくても1つの視覚刺激から2つの触覚の位置の錯覚が生じることができるということである．このようにラバーハンド錯覚における2つの錯覚のうち，身体所有感の錯覚は視覚と体性感覚の時空間的マッチングによって生じ，触覚の位置の錯覚は，触覚および視覚のどちらか単独での時空間的マッチングによって生じることが明らかにされている．

5. 遠心性コピーと感覚フィードバックの統合により生起する運動主体感

一方，「この身体の運動を引き起こしたのは自分自身である」という運動主体感は，どのような神経基盤から発生するのであろうか．この運動主体感は，例えば，目の前の何かの物体に右手を伸ばして，その動いている手を眺めてみると，「この右手の運動を引き起こしたのは自分自身である」と意識できる感覚のことであることは前述したが，この何かに手を伸ばしてつかむ運動，すなわち到達・把握運動の神経基盤について理解することで，この運動主体感の生成についても理解することができる．

頭頂間溝周辺領域と運動前野領域には，強い双方向性の神経結合があることがわかっている．視覚対象に対する正確な到達運動の達成には，視覚情報から得られる対象の位置情報を，行為の遂行に関する運動プランに変換する過程[75～77]，ついでそのプランに基づく運動を企画・準備し，運動の実現に導く過程[78～81]，そしてプランに行為が実現されているか否かをモニターし，必要に応じて運動の修正を図る過程[82,83]が，それぞれ必要となる．これら到達運動に不

可欠な情報処理過程を頭頂間溝周辺領域と背側運動前野の神経ネットワークが担っていることがサルを用いた研究で明らかになっている．少し詳細に記述すると，ある対象に手を伸ばそうとした時，風に吹かれたボールのように，その対象の位置が不意に変化したら，その変化に対応して運動を修正するであろう．このような手の対象への到達運動は一次視覚野で受容され，頭頂連合野で処理された対象の空間的位置情報が，頭頂後頭溝視覚領域（PO：parietooc-cipital area），頭頂葉後部内側壁（7 m），頭頂間溝内側領域（MIP：medial intraparietal area），頭頂葉背内側領域（MDP：medial dorsal parietal cortex）といった領域を経て，その対象の空間的位置に見合った運動出力を計画する背側運動前野へ投射される経路で達成される．一方，ある対象に手を伸ばそうとした時，小さいボールが大きいボールに変化するような，その対象の位置は変わらないが，大きさなどの対象の属性が変化した場合，その変化に合わせて把握を修正しなくてはならない．このような手の対象への到達運動は，先ほどの経路に加えて頭頂後頭溝視覚領域から下頭頂小葉（7a），前頭前野背外側領域（Pf：prefrontal cortex）を経由して，背側運動前野に投射する多シナプス性の経路で達成される（**図 2-19**）[81,84～86]．

　また，握るやつかむなどの把握・操作運動も頭頂間溝周辺領域と腹側運動前野（PMv：ventral premotor area）の神経ネットワークで達成されている．サルの頭頂間溝前外側領域（AIP：anterior intraparietal area）では，視覚優位型・視覚運動型・運動優位型の3型のニューロンが発見されており，頭頂間溝外側壁尾側部領域（CIP：caudal intraparietal area）からの対象の3次元的視覚情報に基づき，それを対象の操作に必要な運動情報に変換する役割を担うと考えられる（**図 2-20**）[87～90]．腹側運動前野にも頭頂間溝前外側領域と似た把握・操作運動ニューロンが存在しており，頭頂間溝前外側領域からの情報に基づき，その場面に必要な手の運動パターンをレパートリーの中から選択し，その遂行に関する情報を一次運動野に提供すると考えられている[60,91～93]．さらに腹側運動前野で決定された運動指令が一次運動野へ出力されると同時に，その情報の遠心性コピー[94]が頭頂間溝前外側領域にフィードバックされ，運動指令に適切な修正が加えられることで把握・操作運動が円滑に遂行される．遠心性コピーとは，運動指令のコピーのことであり，随伴発射[95]とも呼ばれる．この遠心性コピーが運動計画を立案する運動前野などの高次運動領野から視覚や体

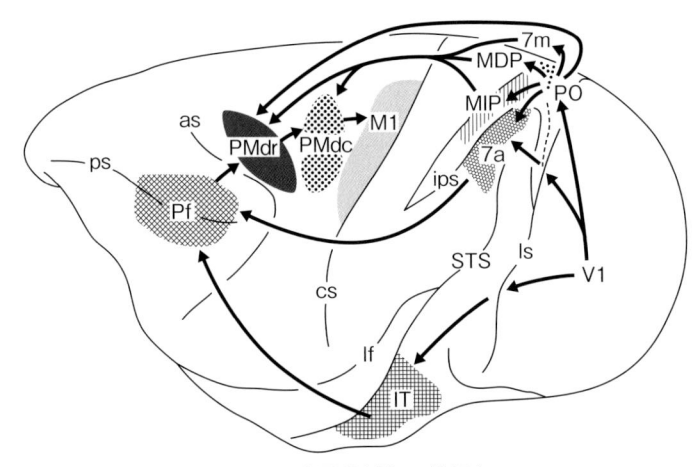

図 2-19　サルの到達運動制御の神経ネットワーク

　手の対象への到達運動は一次視覚野（V1）で受容され，頭頂連合野で処理された対象の空間的位置情報が，頭頂後頭溝視覚領域（PO）から背側運動前野（PMd），頭頂葉後部内側壁（7m），頭頂間溝内側領域（MIP），頭頂葉背内側領域（MDP）を経由して PMd に至る直接経路と，PO から下頭頂小葉（7a），前頭前野背外側領域（Pf）を経由して PMd に投射する多シナプス間接経路で達成される．また V1 から腹側経路を通過し，IT，Pf を経て PMd に入力される経路も存在する．IT：下部側頭葉皮質，ps：主溝，as：弓状溝，PMdr：背側運動前野前部，PMdc：背側運動前野後部，M1：一次運動野，cs：中心溝，lf：外側溝，ips：頭頂間溝，STS：上側頭溝，ls：月状溝

性感覚フィードバックが返ってくる頭頂葉に送られることで，実際に運動を生じることによって起こる視覚・体性感覚フィードバックと比較・照合される．そして，この過程によってリアルタイムな運動軌道の修正が行え，素早い運動でも滑らかに遂行することができると考えられている．このように把握・操作運動も，到達運動と同様に頭頂間溝周辺領域と運動前野領域の神経ネットワークにより達成されている．

　そして，正確で滑らかな運動制御に欠かせない，この遠心性コピーと視覚・体性感覚フィードバックとのマッチングが「この身体運動を引き起こしたのは自分自身である」という運動主体感を生起させると考えられている．ヒトが何か運動を行う時には，内部モデルというシステムの中で，順モデル（次の状態を予想する）と逆モデル（目標の状態になるのに必要な指令を推定する）が相

第 2 章　身体表象の神経基盤　　*59*

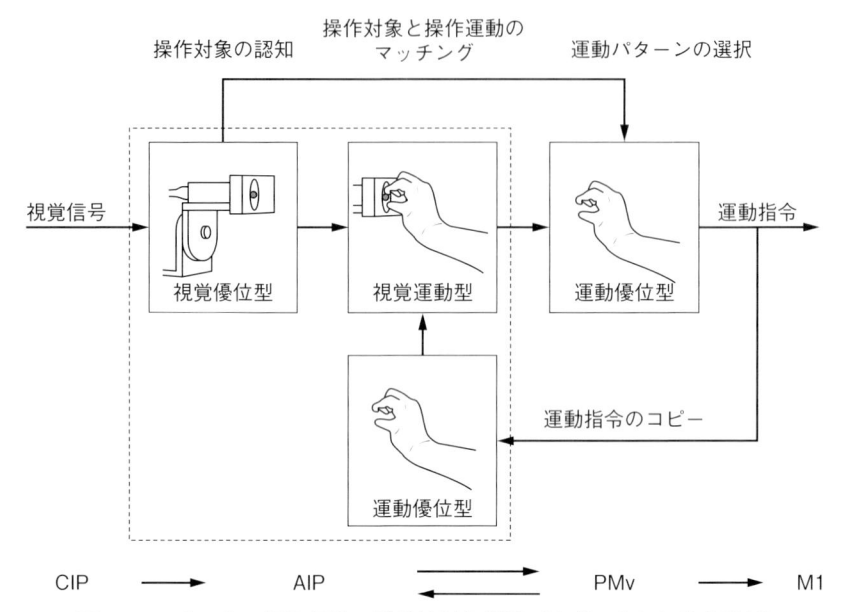

図 2-20　手による操作運動の視覚性制御機構（文献 88）より改変引用）
CIP：頭頂間溝外側壁尾側部領域，AIP：頭頂間溝前外側領域，PMv：腹側運動前野，M1：一次運動野

互補完的に働いている．特に順モデルは運動主体感の生起に関わっているとされており，順モデルは結果の予想を行うが，それと知覚された実際の結果が比較・照合され，一致した場合に運動主体感が生起すると考えられている（**図 2-21**）[96〜98]．

　他人に自分の足の裏をくすぐられるとくすぐったいのに，自分でくすぐってもくすぐったくないという経験をすることがある．Blakemoreら[98]は特殊な機械を使って，自己の左手で右手掌をくすぐる際の時間的タイミングを一致させる条件と遅延させる条件とで，くすぐったさの程度がどのように変化するかを調査している．結果，くすぐったさの程度は，時間的タイミングが一致するほど弱く，不一致が大きくなるほどに強くなることを見い出し，これは頭頂葉において，運動前野からの遠心性コピーと実際の感覚フィードバックが比較・照合された結果，時間的タイミングが一致している場合，その遠心性コピーによって，実際の感覚フィードバックが抑制されることによるものと考えられて

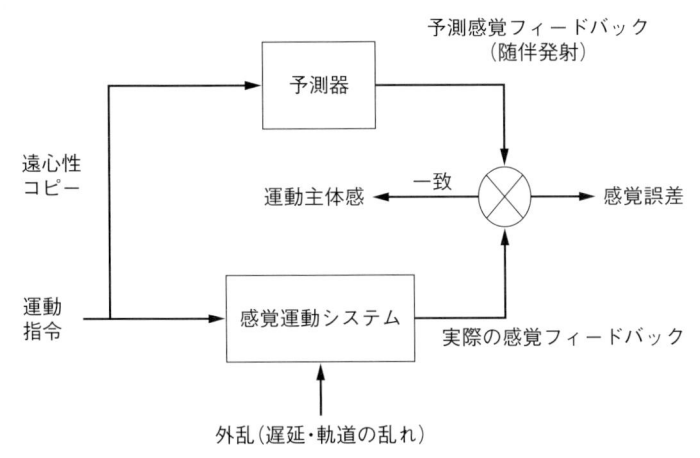

図2-21 運動主体感の生起に関するモデル(文献98)より改変引用)
予測である遠心性コピー情報と実際の感覚フィードバック情報が一致することによって運動主体感が生起すると考えられる

いる.そして,こうしたメカニズムが運動主体感の生起に関与すると考えられており,予測である遠心性コピーと実際の感覚フィードバックが一致することによって,運動主体感が生じ,不一致が大きくなると,運動主体感が損なわれていく.

Murataら[99]は,サルの頭頂連合野のPFG野において,この遠心性コピーと感覚フィードバックの統合に関わるニューロン活動を記録している.PFG野には,把握・操作運動ニューロンの視覚運動型ニューロンが存在するが,その視覚運動型ニューロンの中には,実際に動かさなくても,録画した物体をつかむ動画をモニター上でみているだけでも活動するものがあった.そしてそのニューロンは,モニターには何も映らない状態で,すなわち暗がりでつかむ運動を行った条件でも活動し,さらに実際には運動せず,録画した動画の物体を消して手の動きだけをみている条件でも同様に活動した.この実験結果を受けて,PFG野の視覚運動型ニューロンが手の運動の遠心性コピーと手の視覚フィードバックを比較・照合していることが示唆される.さらに,同じPFG野の視覚運動型ニューロンが,後述するミラーニューロンの性質をもっていることも明らかにされた.すなわち,サル自身の手の運動に反応しただけでなく,

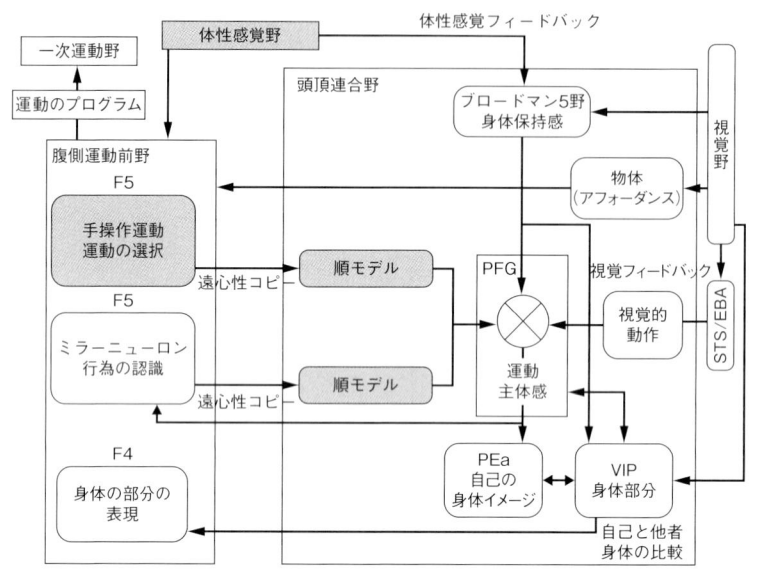

図 2-22　村田による「自己と他者の身体を区別するメカニズム」のモデル
（文献 100）より引用）
F5：腹側運動前野，F4：腹側運動前野，PFG：下頭頂小葉中央部，PEa：上頭頂小葉（ブロードマン5野），VIP：頭頂間溝腹側領域，STS：上側頭溝領域，EBA：有線領外身体領域

　他者の手の運動をみている時にも活動したのである．このように把握・操作運動に関わるPFG野の視覚運動型ニューロンが，ミラーニューロンの性質をもっていたことから，ミラーニューロンはもともと遠心性コピーと視覚フィードバックを比較・照合することで，運動を的確に素早く達成することを可能にする役割をもっていたのではないかと考察され，この運動制御システムの中で，ミラーニューロンが運動主体感の生起に関わっていると推察されている（**図 2-22**）[100]．

　ちなみに運動主体感に関する研究は，運動と視覚フィードバック間の関係を用いて実験が行われているのがほとんどであるが，運動と聴覚フィードバック間の関係を用いて運動主体感を研究している実験もある．Satoら[101]は，キー押しによって音が鳴るという仕組みを用いて，予想したのと同じ音が鳴らない場合は，その音を自分で鳴らしたとは感じなくなる．すなわち運動主体感を感じ

なくなることを報告している．

6. 自己身体表象と他者身体表象を区別する右下頭頂小葉

これまでに，視覚と体性感覚の時空間的マッチングが身体所有感を生起し，それら実際の感覚フィードバックと遠心性コピーの時空間的マッチングが運動主体感を生起することを述べてきた．そして，そのマッチングは主に頭頂連合野で生じることを示した．ではマッチングしない，すなわち不一致を生じるとどのような現象が生じるのであろうか．そして，その神経基盤はマッチングする場合と同様なのかについて以下に解説したい．

前述したShimadaら[72]の遅延視覚フィードバックを用いた研究では，体性感覚に対する視覚フィードバックが200 mm秒以上になると，不一致が生じていると被験者は感じ，同時に右下頭頂小葉の活動が大きくなることを報告している（図2-18）．Balslevら[102]も受動運動における体性感覚に対して，視覚フィードバックが不一致を生じている条件の場合，一致条件と比較して有意な右側頭-頭頂接合部と両側運動前野の活動増加を報告している．これらの研究は，受動運動を用いたものであるので，身体所有感の生成における体性感覚と視覚の不整合性の検出を右下頭頂小葉が担っているということができる．しかしながら，意図的ではない受動運動であっても，意図的な能動運動であっても，感覚間の不整合性の検出は右下頭頂小葉，側頭-頭頂接合部が担うという報告もある．すなわち受動運動において，視覚フィードバックに遅延を与えれば，感覚間の不整合性は，体性感覚（自己受容感覚）と視覚との間に生じるはずであるが，能動運動における不整合性は，体性感覚に加えて遠心性コピーと視覚との間に生じることになる．Shimadaら[103]は先の遅延視覚フィードバック課題を用いて視覚と体性感覚が時間的に不整合な状況を作り出し，能動運動および受動運動における自己身体認識の特性を調べている．結果，能動運動であっても受動運動であっても，約230 mm秒以下の遅延ならば遅延に気づきにくく，逆にそれ以上遅延させると遅延に気づきやすくなるという報告をしている．また，能動および受動運動を比較すると弁別曲線の勾配が能動運動のほうが急であることが示されている．Balslevら[104]は，受動運動においても，能動運動においても，感覚間の不整合性の検出は，右下頭頂小葉を含む右側頭-頭頂接合部が担うことを明らかにしている（図2-23）．またFarrerら[105]は，モニター上の物

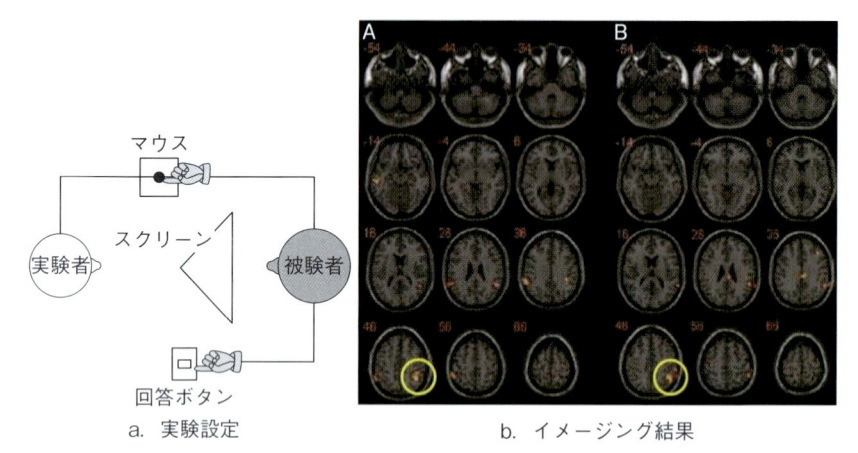

図 2-23 能動・受動運動と視覚フィードバックの不整合性検出時の脳活動（文献104)より引用）

　被験者はマウスの上に右手の人差し指を置き，能動運動では被験者自らが動かし，受動運動では実験者が動かした．その上で，運動と視覚フィードバックの同期条件と非同期条件が設定された．被験者には視覚フィードバックが自分の運動かどうかを判定して左手で反応することが求められた．b の A は能動運動・非同期条件における脳活動．B は受動運動・非同期条件における脳活動．能動・受動にかかわらず運動と視覚フィードバックの不整合性の検出時に右下頭頂小葉を含む右側頭-頭頂接合部の賦活が生じた

　体をジョイスティックによって動かすように指示し，その物体の動きを自分自身で行った動きかどうか判断させる課題を行い，その際の脳活動を fMRI で測定している．結果，自己運動に対する視覚フィードバックが空間的にずれている時に，その運動は自分が引き起こしたものではないという運動主体感の消失が生じ，両側下頭頂小葉の賦活が認められることを報告した．さらに Farrer ら[106]は同様の実験を行い，自己運動に対する視覚的フィードバックの空間的ずれが大きくなるほど，運動主体感が弱まり，右下頭頂小葉の賦活が認められている（**図 2-24**）．これらの知見から，身体所有感においても，運動主体感においても，各感覚間と遠心性コピーの不整合性（不一致）の検出は右下頭頂小葉が担っていると考えられている．

　右頭頂葉損傷を受けると，左半側身体失認と呼ばれる症状が出現することがある．この症状では，麻痺した身体を自分のものではないと主張することがある[106]．セラピストが，麻痺した左手を保持し，患者本人にみせて，「この手は

右下頭頂小葉

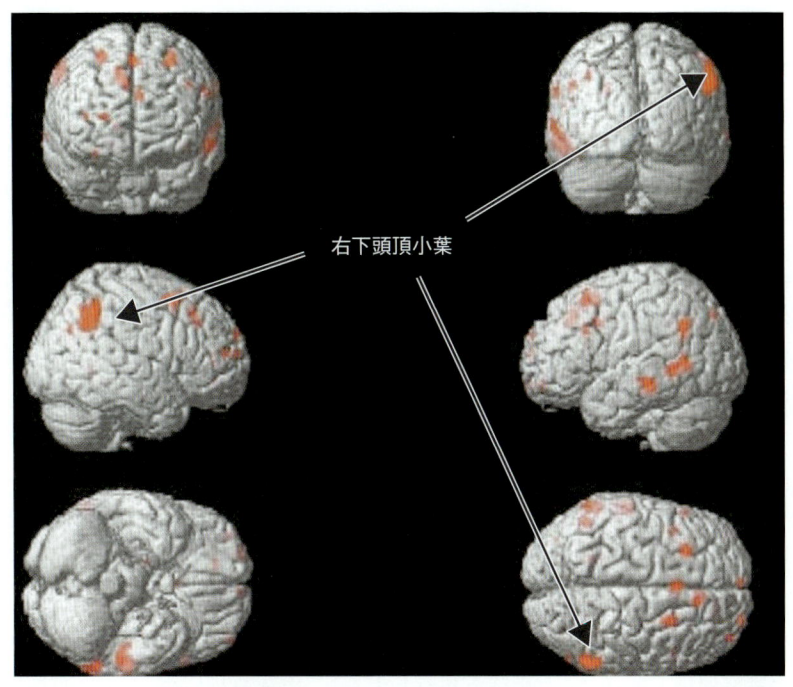

図 2-24 自己運動と視覚的フィードバックの不一致で賦活する右下頭頂小葉
（文献 106）より引用）
　自己運動に対する視覚的フィードバックが空間的に一致する条件，25°回転してみえる条件，50°回転してみえる条件，完全に食い違ってみえる条件の際の脳活動をPETで計測．結果，空間的ずれが大きくなると右下頭頂小葉の活動が大きくなった

誰の手ですか」と問うと，「先生の手」であると主張したり，何度も問答を繰り返すと，そこにはいない「夫の手」だとまで主張することがある．視覚で確認させたり，論理的に説明をしても，ほとんど無効であることが多い．Berlucchiら[108]は，右後頭頂葉に損傷を負った73歳女性の患者が，何年もはめていた左手の指輪を視覚的に認知しているにもかかわらず，それが自分のものであることを否認したことを報告している．その患者は，指輪を右手にはめたり，目の前に置いたりすると，それが自分のものだと即座に認識できる．また，右後頭頂葉の損傷により身体部分が実際よりも多くあると感じるという報告もある．この患者は，腕や足が3本以上あるかのように，自分の四肢の数を多く見積も

第2章　身体表象の神経基盤

る[109,110]．

　従来から身体失認は身体表象の障害と呼ばれてきた．そのため右半球頭頂葉に身体表象が存在していると仮定されてきた．それ自体は，ヒトにおいて右頭頂連合野で視覚と体性感覚のクロスモダール（cross modal）統合が優位に行われていること（図2-9, 2-10）[46,47]や内受容的な運動感覚知覚に右半球の前頭-頭頂ネットワークが重要なこと（図2-13）[53～55]からも明らかであると考えられる．しかしながら，身体所有感においても，運動主体感においても，各感覚間と遠心性コピーの不整合性（不一致）の検出を右下頭頂小葉が担っているという知見から考えると，身体失認は自己身体表象そのものの障害というよりは，その前段階での各感覚間や遠心性コピーとの不一致の検出の障害，すなわち自己身体表象と他者身体表象の弁別の障害と呼ぶことができる．一方で，大東[111]は，Edelman[112]の意識の二重構造化の理論に従い，身体に対する意識を「一次意識」と「高次意識」の2つに分け，それをもとに身体失認の病態解釈を試みている．それによると，身体に対する「高次意識」は言語の発生とともに出現し，左半球優位にその基盤を有し，「一次意識」は系統発生的に古く，言語以前の性質をもっており，右半球に側性化しているとしている．そして，空間性注意の神経機構と同様に，右半球を基盤とする「一次意識」は左右両側に関与し，左半球を基盤とする「高次意識」は右側にのみ関与する．そのため，右半球損傷によって左半側身体失認が生じるのに対し，後述する象徴性を帯びた両側性の身体部位失認は，左半球損傷によって認められるとしている．

　統合失調症の症状の中には，自己の行為を「自分ではない他者によって行われた」とする，「させられ体験」がある．これは，自分が行った運動が自らの意思によるものか，それとも自分ではない何者かの意思によるものか判別することの障害ともみられ，運動主体感のメカニズムを援用することで，自他弁別の障害として捉えることができる．Daprati ら[113]は，このさせられ体験や幻聴を呈する統合失調症の患者と健常者に対して，自分の手が直接はみえない状態で，指を伸ばすなどの簡単な運動課題を与え，画面には同じ動作・違う動作をする自分の手，あるいは実験者の手を映し出し，その手が自分のものであるかどうかを判断させる実験を行った．結果，自己と同じ動きをする実験者の手が提示された時には，患者群では自分の手であると判断することが健常者と比較して有意に多かった（70～80%）．すなわち統合失調症における作為体験など

は，運動主体感の形成に問題があることが示唆された．ちなみに，この研究では健常者でも同じ動きをする手をみた時には約30％に自分の手であると判断するエラーが認められている．さらに，Spenceら[114]は統合失調症の患者が実際にさせられ体験下にある時の脳活動をPETで測定し，右下頭頂小葉の過活動が生じていることを明らかにしている．このように統合失調症の幻覚や妄想の原因の一部は，右下頭頂小葉の機能不全による自他弁別の障害ではないかと検討されている．

体外離脱体験（OBE：out of body experience）とは，自分の肉体から抜け出す感覚の体験のことである．体外離脱の典型は，自分が肉体の外に「浮かんで」いる，あるいは自分の物理的な肉体を外からみるといったものである．Ehrsson[115]とLenggenhagerら[116]は，これを実験的に作り出すことに成功している．Ehrsson[115]は，椅子座位となった健常被験者の後ろ姿をビデオカメラで撮り，その映像をヘッドマウントディスプレイに映し出し，被験者の目の前に自分の後ろ姿がみえるようにした．その上で，被験者にはみえないように被験者の胸を棒で押すのと同時に，ビデオカメラ前の何もない空間を棒で押すような動作をした．それにより被験者には，自分の胸を押されている感じがすると同時に目の前に自分がいることを経験することになる．結果，被験者には自分自身が別の空間に存在しているような感覚，すなわち体外離脱体験を作り出すことができる場合がある（図2-25）[115]．一方，Lenggenhagerら[116]はヘッドマウンドディスプレイに映し出されるのが，自分の体ではなく，他人の体にしても，体外離脱体験ができるが，映し出されるのが等身大の円柱にすると体外離脱の感覚はなくなることを報告している．この2つの論文は，「多感覚の衝突」が体外離脱の鍵であると結論づけており，知覚情報を処理する脳の回路間の遮断，すなわち多感覚の統合不全が体外離脱体験を引き起こすのではないかとしている（図2-26）[117]．また，Blankeら[118〜121]は右下頭頂小葉（角回）を含む右側頭-頭頂接合部（TPJ：parieto-temporal junction）を電気刺激することにより体外離脱体験が生じることを報告している（図2-27）[118]．Blankeらは，右側頭-頭頂接合部の機能は視覚・聴覚・平衡感覚・触覚という各感覚の統合によって自己身体像を作り上げることであるとしている．

これらの知見から，右下頭頂小葉は入ってきたさまざまな諸感覚間や遠心性コピーとの不整合性（不一致）の検出，すなわち自己身体表象と他者身体表象

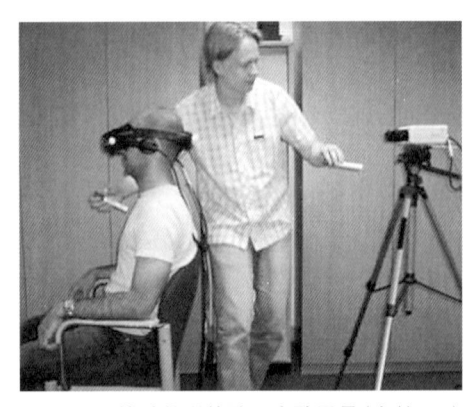

図 2-25　体外離脱体験の実験風景（文献 115) より引用）

の区別を行っていると考えられる．

　ただし，左角回を電気刺激すると，被験者は影のような人が後ろにつきまとって，自分のすることを邪魔しようとしていると感じるという報告もされている[123]．

共有する身体表象

　Rizzolatti ら[123]は，ヒトのブローカ野に相当するサルのF5上部領域において，自らが対象物をつかむ時に活性化するニューロンが，他者が同じ動作を行っているのをみている時にも活性化することを発見し，そのような自己運動と他者運動の視覚刺激で共通して反応するニューロンをミラーニューロンと名づけた（**図 2-28**）．その後，手の動きだけでなく，自らの口の動きにも他者の口の動きにも共通して反応するミラーニューロンがF5の下部領域で発見され[124]，さらに手の把握・操作運動だけでなく，自らの上肢の到達運動にも他者の到達運動にも反応するミラーニューロンが背側運動前野でも発見されている．同様の性質をもったミラーニューロンは，サルの下頭頂小葉前外側部（PF）でもみつかっている[125]．また身体運動の視覚刺激，すなわち生物的運動（biological motion）で特異的に反応する領域が上側頭葉領域であることがわかっているが，ここは自らの運動の際には活動しないことが明らかとなっている[126]．

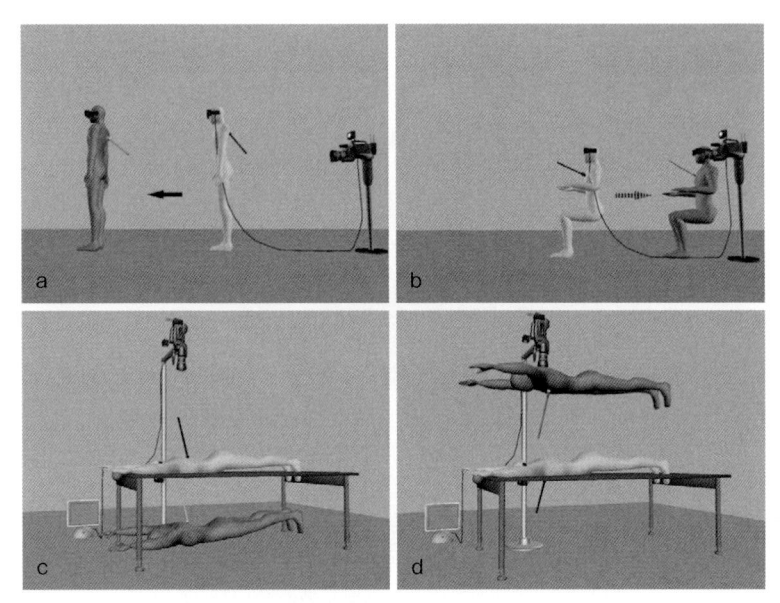

図 2-26 体外離脱体験（文献 117）より引用）
a は Lenggenhager らの実験．b は Ehrsson の実験．a〜d の白色の身体は実際の被験者の位置．黒色の身体は被験者が錯覚した身体の位置

　そしてこの上側頭溝領域と下頭頂小葉，下前頭回の神経ネットワークは，ミラーニューロンシステムと呼ばれている（**図 2-4**）[27]．

　自らがピーナッツの殻を割る運動で働く F5 のニューロンが，その行為を実験者が行っているのをみている時にも，そしてその音だけを聞いている時にも反応することが判明し，そのような性質をもったミラーニューロンは視聴覚ミラーニューロンと呼ばれている（**図 2-29**）[127,128]．サルの場合，目標志向的動作（他動詞的動作）と目標のない動作（自動詞的動作）では，ミラーニューロンの反応は前者のほうが大きく，F5 のミラーニューロンは目標がみえなくても，目標があることを知っている場合は活動するが，目標がないことを知っている場合は活動が低下する（**図 2-30**）[129]．すなわち，ミラーニューロンは他者の行為の目標を理解するためのニューロンと考えられた．また，下頭頂小葉のミラーニューロンは運動学的に同じ行為であっても，その行為に内在する意図が異なることにより，その反応が異なったことから，他者の行為の意図を理解する

第 2 章　身体表象の神経基盤

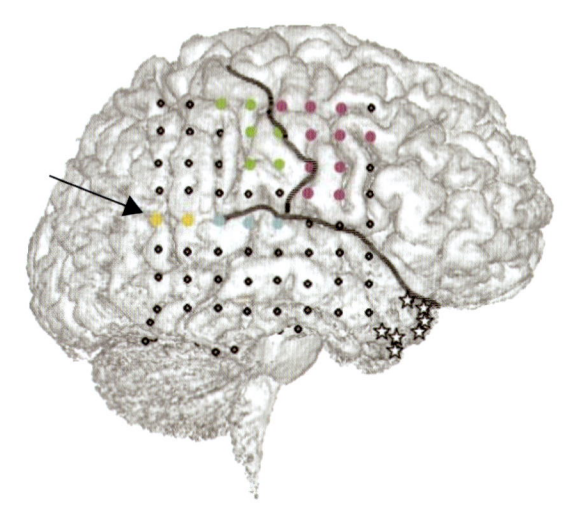

図 2-27 体外離脱体験を生じる右側頭-頭頂接合部（文献 118）より引用）
矢印の黄点を電気刺激することにより，体外離脱体験が生じる

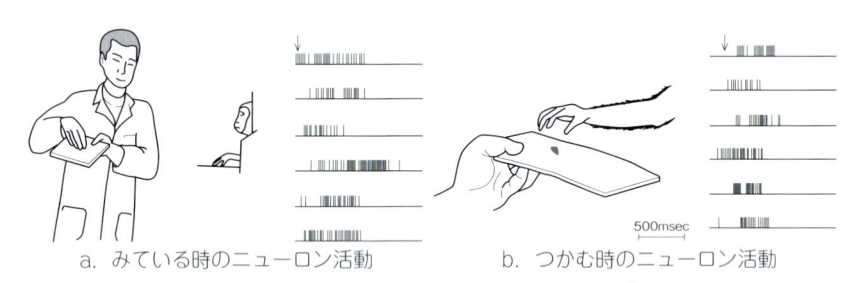

a. みている時のニューロン活動　　　b. つかむ時のニューロン活動

図 2-28 サルの F5 で発見されたミラーニューロン（文献 123）より引用）
bのように自らがエサをつかむ時に活動し，aのように他者がエサをつかむのをみている時にも活動するニューロンが，サルのF5領域で発見された

ニューロンと考えられた[130]．ヒトにおいてもミラーニューロンの存在が明らかになっており，運動前野と頭頂葉の体部位再現に沿って，自己運動と他者運動で共通して活性化することが報告されている（**図 2-31**）[131]．ヒトと動物に共通する「食べる」行為をみせた際のヒトの脳活動を測定した研究では，ヒト，サル，イヌのどの「リンゴをかじる動画」においても，下頭頂小葉と下前頭回

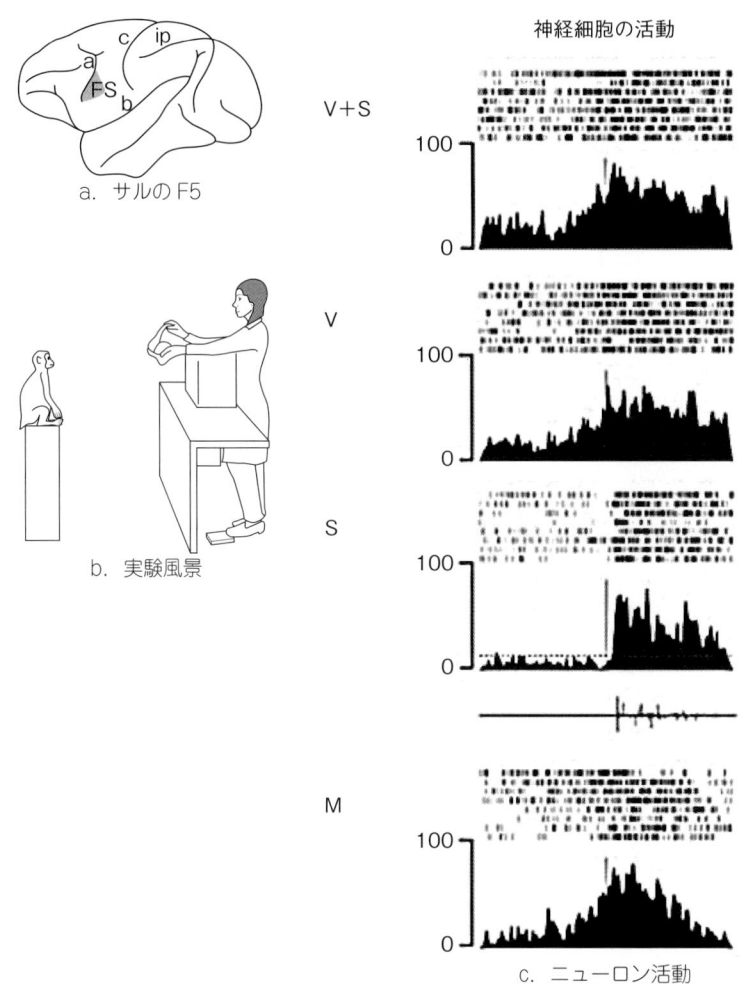

図 2-29 サルの F5 で発見された視聴覚ミラーニューロン（文献 127）より引用）

a の灰色部分は活動を記録したサルの F5 領域を示す．c の V+S はピーナッツの殻を割る運動の視覚と聴覚刺激，V は視覚刺激のみ，S は聴覚刺激のみ，M は実際の運動

後部（ブロードマン 44 野）とそれに隣接する一次運動野が活性化し，左半球では 3 種に大きな差は認められないが，右半球ではヒトにおいて最も活性化が認

第 2 章　身体表象の神経基盤　　71

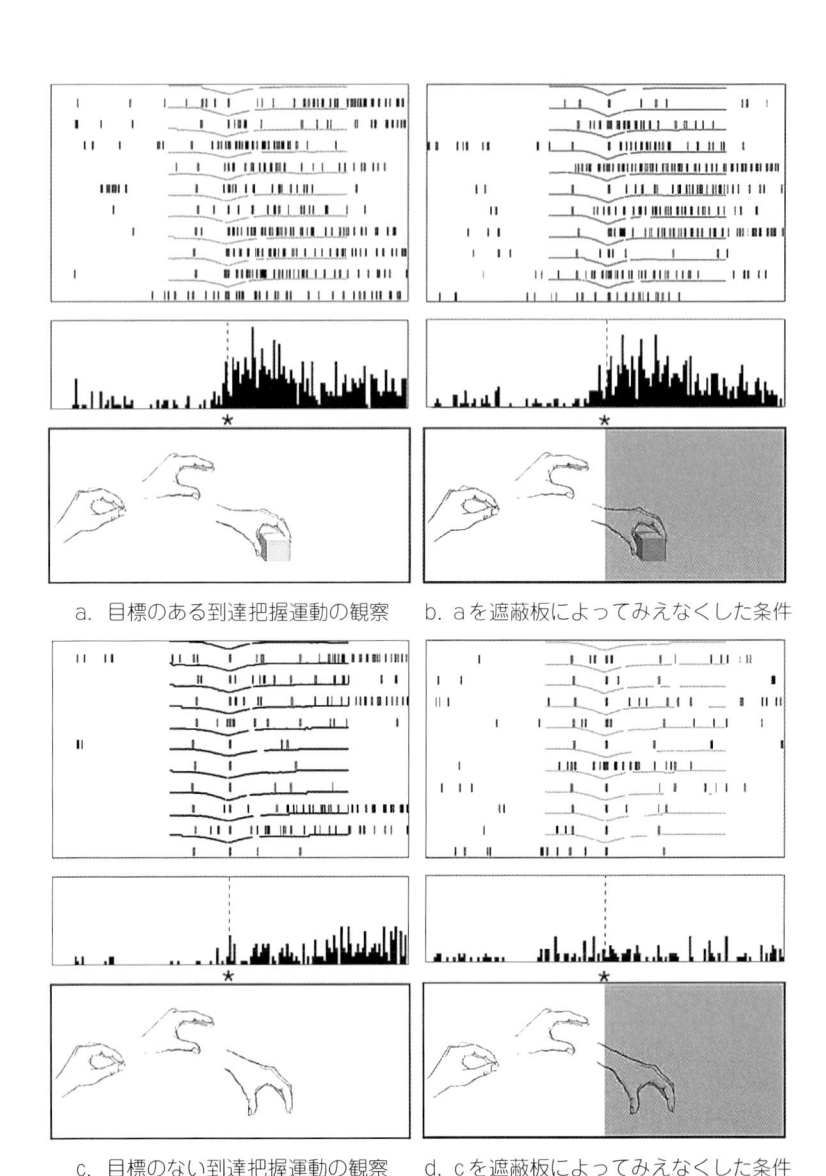

a. 目標のある到達把握運動の観察　　b. aを遮蔽板によってみえなくした条件

c. 目標のない到達把握運動の観察　　d. cを遮蔽板によってみえなくした条件

図 2-30　他者の行為の目標を認識するサルの F5 のミラーニューロン（文献 129）より引用）

サルの F5 のミラーニューロンは，目標がみえなくても，目標があることを知っている場合（b）は活動するが，目標がないことを知っている場合（d）は活動が低下する

a. 口　　　　　　　　　b. 手　　　　　　　　　c. 足

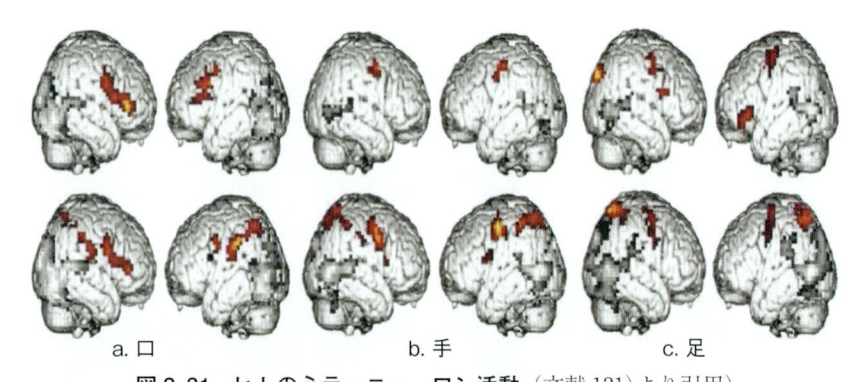

図 2-31　ヒトのミラーニューロン活動（文献 131）より引用）
a は口（リンゴをかじる），b は手（コーヒーカップを手に取る），c は足（ボールを蹴る）の「自動詞的運動」と「他動詞的運動」を観察中の脳活動．上段が「自動詞的運動」，下段が「他動詞的運動」．口は腹側，手はやや背側，足は背側と体部位局在的に活性化している．他動詞的動作では，頭頂葉の活動も認められる

められたことが報告されている（**図 2-32**）[132]．さらに，ヒトと動物の口によるコミュニケーション行為をみせた際のヒトの脳活動を測定した研究では，ヒトの読唇を行った場合は上側頭溝領域とブローカ野が強く活性化したのに対し，サルの唇を鳴らす行為を観察した場合は活性化が急激に低下し，イヌの吠える行為の観察に至っては，右上側頭溝領域に活性化が認められるだけであった（**図 2-32**）[132]．このことからミラーニューロンは理解できる行為にしか反応しないことが示唆された．Iacoboni ら[134]は，文脈と行為と意図を表す動画を，それぞれみせた際のヒトの脳活動を測定し，右下前頭回後部が意図条件で最も活性化が強かったことを報告し，ヒトにおいてもミラーニューロンが他者の行為の意図を理解する特性をもつことを証明した（**図 2-33**）．

模倣時には左下前頭回（ブローカ野）と右下頭頂小葉および右上側頭溝領域に活性化が認められる[134]ことから，他者の身体運動の視覚表象を，自己の身体運動に変換する模倣において，決定的な役割を行うのがミラーニューロンであると考えられている．Nishitani ら[135]は，反復把握運動の観察・模倣・実行における脳活動を計測し，模倣課題では把握の約 350 mm 秒前に後頭葉の活性化，続いて約 200 mm 秒前にブローカ野の活性化，続いて約 100 mm 秒前に左一次運動野の活性化，さらに 100 mm 秒遅れて右一次運動野の活性化が認められた

第 2 章　身体表象の神経基盤　　73

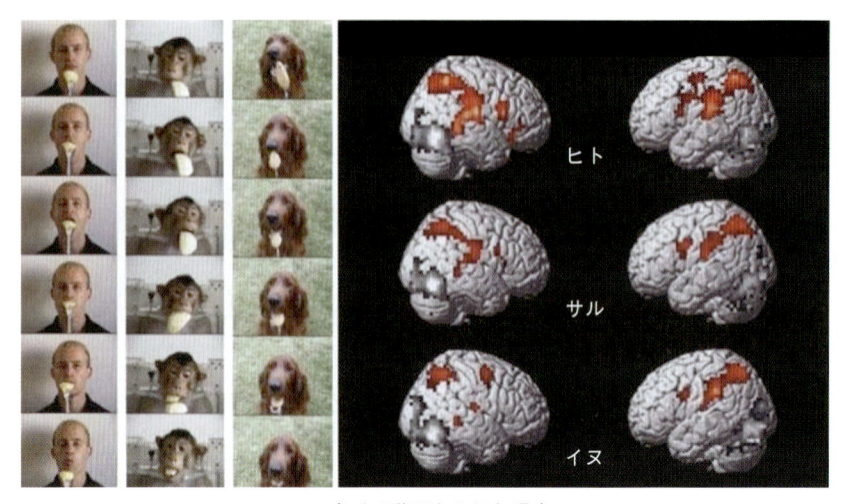

a. 食べる動画をみせた場合

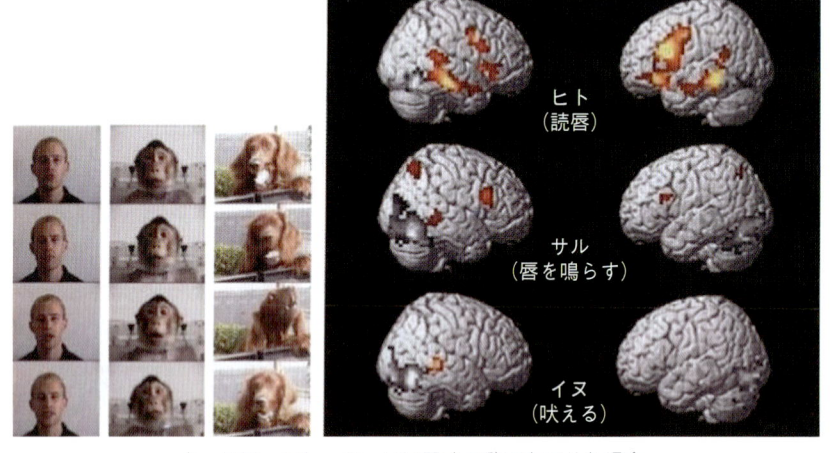

b. コミュニケーションに関する動画をみせた場合

図 2-32　食べる動画とコミュニケーションに関する動画の観察時のヒトの脳活動
　　（文献 132）より引用）
　ヒト，サル，イヌの食べる動画においては，共通して下頭頂小葉と下前頭回，一次運動野に活性化が認められる（a）．ヒトと動物のコミュニケーションに関する動画では，ヒトの読唇を行った場合は上側頭溝領域とブローカ野が強く活性化したのに対し，サルの唇を鳴らす行為を観察した場合は活性化が急激に低下し，イヌの吠える行為の観察に至っては，右上側頭溝領域に活性化が認められるだけであった（b）

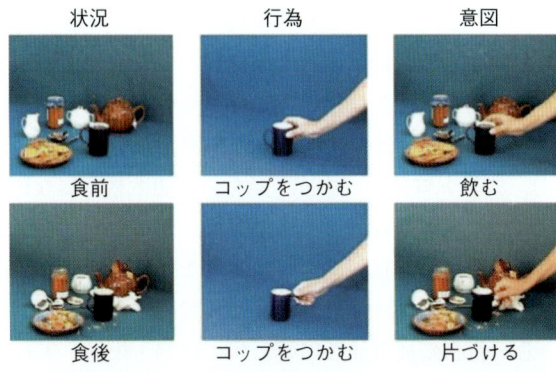

a. 実験で使用された三種の動画

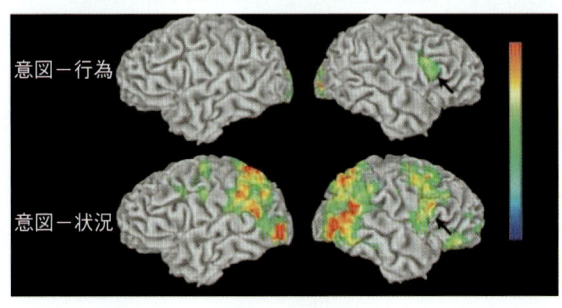

b. 動画観察時の脳活動

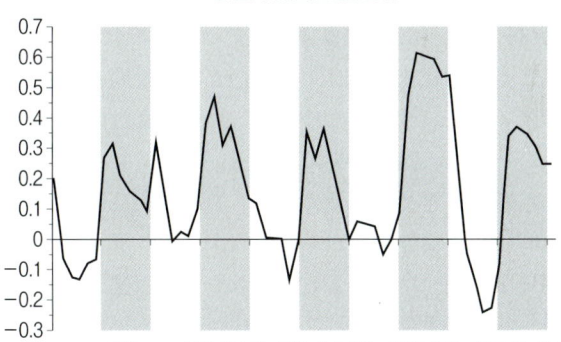

c. 右下前頭回領域の賦活度の推移

図 2-33　他者の行為の意図を理解するミラーニューロン
　　　　（文献 133）より引用）

ことを報告している．同様の領域の活動は観察と実行課題においても認められ，活動領域とその時間的関係は観察と模倣において同様であった．また，ブローカ野と左一次運動野の活動は模倣課題で最も強かったことを報告している（**図 2-34**）[135]．さらに口唇形状の観察・模倣・実行課題を，言語変換可能な口唇形状（verbal），コントロール（中立）条件，言語変換困難な口唇形状（non-verbal）の3条件で実施中の脳活動を脳磁図で計測した際，観察課題・模倣課題では言語変換可能な口唇形状，言語変換困難な口唇形状ともに後頭葉，上側頭溝領域，下頭頂小葉，ブローカ野，一次運動野の順に活性化が認められることを報告している．言語変換可能な口唇形状の観察・模倣・実行課題においては左半球の下前頭回と一次運動野の活性化が右半球同領域より優位で，言語変換困難な口唇形状においては右半球の下前頭回と一次運動野の活性化が左半球同領域より優位であることを報告している[136]．

　また，クラシックバレエダンサーとカポエイラダンサーにクラシックバレエとカポエイラを観察させて，その際の脳活動を比較した研究では，左一次運動野，左背側運動前野，左下頭頂小葉，左上側頭溝の活性化は，クラシックバレエダンサーはカポエイラを観察している時よりもクラシックバレエを観察している時のほうが有意に強く，逆にカポエイラダンサーはクラシックバレエを観察している時よりもカポエイラを観察している時のほうが有意に強いことが報告された（**図 2-35**）[137]．この研究により，ミラーシステムは，視覚経験に依存するのか，それとも運動経験に依存するのかという疑問が出されたために，男性と女性のカポエイラダンサーそれぞれに，男性と女性のカポエイラダンスを観察してもらい，その際の脳活動を計測している．結果，左背側運動前野，左下頭頂小葉，右小脳は，男性は男性のダンスをみている時に，女性は女性のダンスをみている時に強く活性化したことから，ミラーシステムは観察者の運動経験（運動レパートリー）に依存するとされている（**図 2-36**）[138]．

　Libermanら[139]は，発話音は音として理解されるのではなく，むしろ「調音ジェスチャー」として理解されるとして，すなわちヒトは自分自身の発話をシミュレートすることによって，他人の発している音声を知覚しているのではないかという「音声知覚の運動指令説」を提唱した．それによりミラーニューロンと言語の関係が調査されはじめた．Fadigaら[140]は，「R」は舌-硬口蓋摩擦音で，舌の著しい動きを要す一方で，「F」は唇-歯摩擦音で，舌のわずかな動き

a. 課題に使われた運動　　　　　b. 脳活動

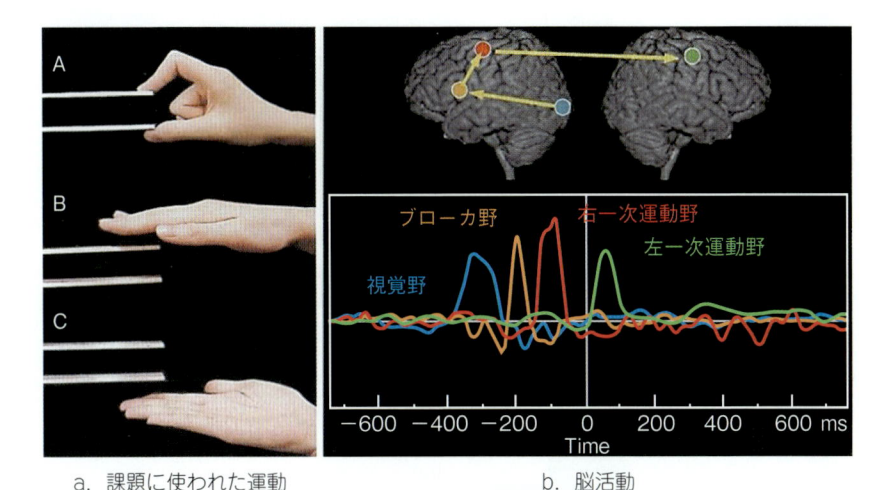

図2-34　反復把握運動の右手での模倣における脳活動（文献135）より引用）
　aのAの反復把握運動の観察，模倣が行われた．bはその模倣における脳活動．把握以前に後頭葉⇒ブローカ野⇒右一次運動野⇒左一次運動野の順に活性化が認められる

しか要さないことを利用して，被験者にこれらを含む言語素材を聴取することを求め，その間の運動誘発電位（MEP：motor evoked potential）を被験者の舌の筋肉から記録した．結果，二重の「R」を含む言語素材を聴取した時は，二重の「F」を含む言語素材を聴取した時と比較して，MEPが有意に増加した．ほかにも，言語音を聴取，非言語音を聴取，話し手の唇の動きを観察，話し手の眼と眉の動きを観察の4条件で，唇（口輪筋）からMEPを記録した経頭蓋磁気刺激（TMS：transcranial magnetic stimulation）実験では，左半球へのTMS刺激において，言語音の聴取時と話し手の唇の動きの観察では，口輪筋のMEPの有意な増加が認められたことが報告されている[141]．また，一連の音節を発声している時と同じ音節を他者が発声しているのを聴取している時では，共通してブローカ野の活性化が認められることも報告されている[142]．さらに一連の音節を聴取し理解する課題において，ブローカ野か上側頭回をTMS刺激する条件では，ブローカ野を機能不全にさせた場合に，音節の理解が低下することが判明している[143]．また聾の手話者が意味のあるサインを行っている時に，左ブローカ野の活動が増加し，他者のサインをみた時には，左半球の上側頭葉領域の賦活が認められることも報告されている．すなわち，音声言語

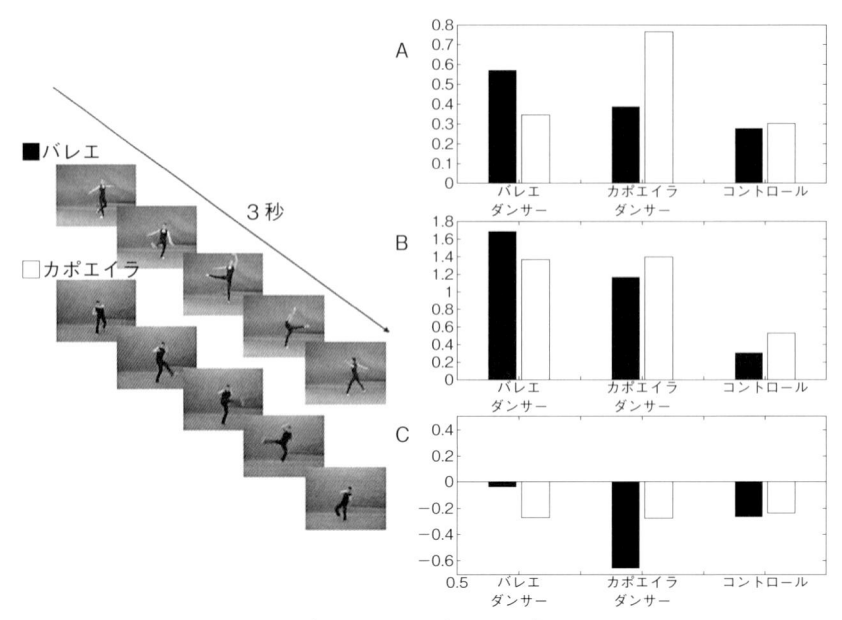

**図2-35　クラシックバレエダンサーとカポエイラダンサーにクラシックバレエと
カポエイラをみせる**（文献137）より引用）
A：左中心前回と背側運動前野の賦活程度，B：左頭頂間溝領域の賦活程度，C：左上側
頭溝後部領域の賦活程度

や書字言語のように手話の理解や表出も主に左半球の同領域が担っていることがわかっている[144]．聾と健聴の被験者が提示された物体の名前を手話と発話でそれぞれ回答した時の脳活動を調べた研究では，共通してブローカ野，一次視覚野，下側頭葉に賦活が認められたことが報告されている[145]．これらの研究を通じて，他者との身振りやジェスチャーを通じたコミュニケーションが，すなわちミラーニューロンシステムが，言語の起源ではないかと考えられている[3]．

前述してきたのは，運動のミラーニューロンと呼ぶべきものであったが，感覚のミラーニューロンと呼べるものの存在も明らかとなっている．Keysersら[146]は，実際の脚に触覚刺激を受けている時と他者が脚に触覚刺激を受けているのを観察している時の脳活動を測定し，二次体性感覚野（S2：secondary somatosensory cortex）が共通して活性化することを明らかにしている（**図2-37**）．Keysersら[146]と同様な方法で，Blakemoreら[147]は二次体性感覚野だけで

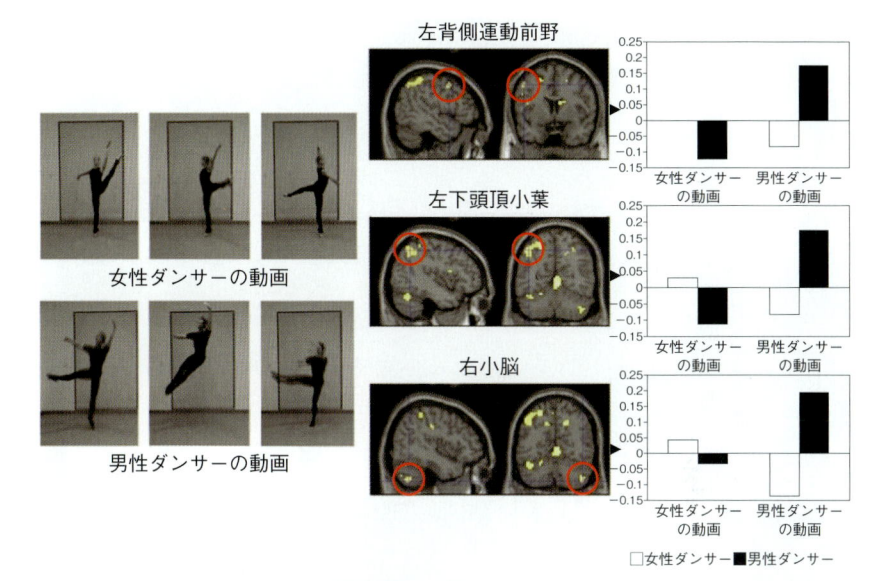

図 2-36 ミラーシステムは，視覚経験に依存するのか？　運動経験に依存するのか？（文献 138）より引用）
　男性は男性のダンスをみている時に，女性は女性のダンスをみている時に，ミラーシステムは強く活性化する．ミラーシステムは観察者の運動経験に依存するとされている

なく一次体性感覚野（S1：primary somatosensory cortex）においても触覚のミラーニューロンがあることを見出し，Cと呼ばれる共感覚者においては，一次体性感覚野，二次体性感覚野，運動前野に加えて一般の被験者には認められない島皮質前部の活性化が強く生じることを明らかにしている（**図 2-38**）．島皮質前部領域は味覚中枢や嗅覚中枢と緊密に結びついており，上側頭溝領域からも情報を受け取る領域である．一方，後部領域は聴覚野，体性感覚野，運動前野とのつながりを特徴とし，内受容性の第一次皮質野でもあり，内臓運動の中枢である．すなわち心拍数増大，瞳孔散大，吐き気やむかつきなどの内臓の作用を伴う一連の身体運動を引き起こす[3]．Wickerら[148]は，不快な匂いのするコップを嗅いだヒトの嫌悪の表情やよい匂いのするコップを嗅いだヒトの喜びの表情，そして無臭のコップの匂いを嗅いだヒトの中性的な表情を，それぞれの課題時の脳活動について測定し，実際に不快な匂いを嗅いだ時と，不快な嗅覚刺激で顔をしかめている表情を観察した時に共通して活性化するのは，左島

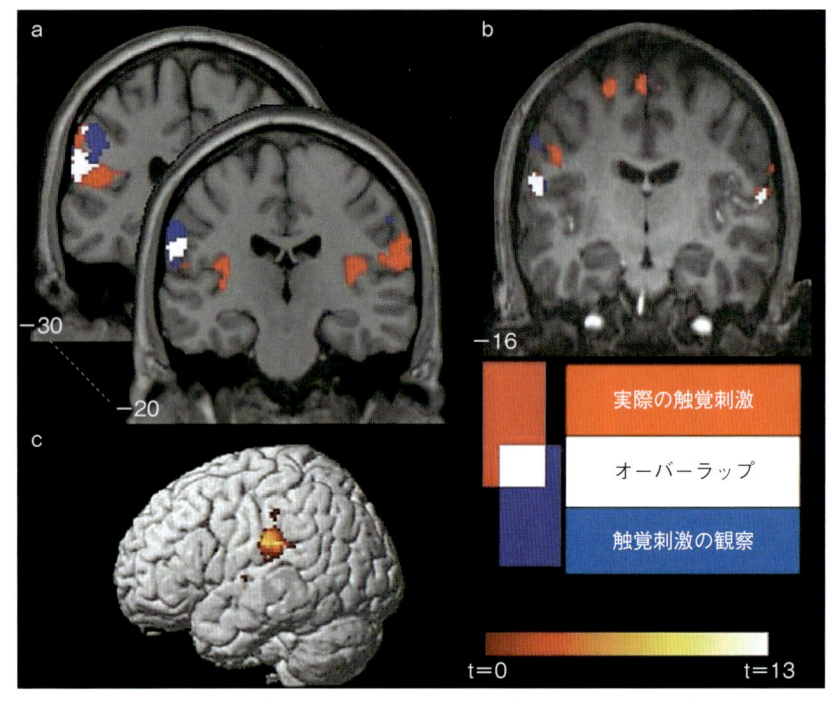

図 2-37 触覚のミラーニューロン（文献 146）より引用）
aとbの赤色は実際に脚に触覚刺激を受けている時の活動部位．青色は他者が脚に触覚刺激を受けているのを観察している時の活動部位．白色が実際と観察で共通して活性化した部位．cに共通して活性化した部位を示す．二次体性感覚野に触覚のミラーニューロンがあることが判明

皮質前部であることを報告している（**図 2-39**）．Singer ら[149]は，最初に女性被験者の手に電気刺激による痛みを与え，その際の脳活動を記録し，その後，女性被験者と心情的に強い絆のある（夫，婚約者，彼氏）男性に同じ電気刺激による痛みを与えることを告げ，その際の脳活動を記録する実験を行っている．結果，自らの痛みの際にも他者の痛みの報告の際にも共通して活性化したのは，前部帯状回と両島皮質前部であった．また，相手との関係性（友好関係か否か）によって，その共感を表す両島皮質前部の賦活の度合いが異なり，女性のほうが共感しやすい傾向があることも明らかになっている[150]．Jackson ら[151]も他者が痛みを経験している際の脳活動を測定し，前部帯状回と島皮質前部が

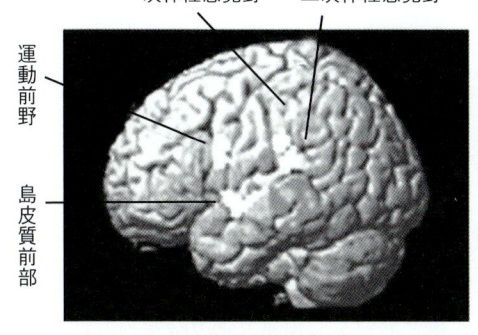

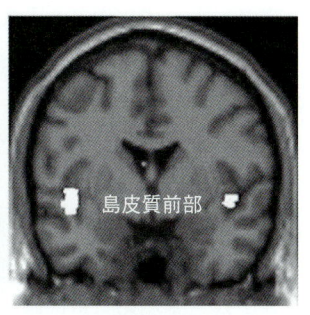

図 2-38 共感覚者の脳活動（文献 147）より引用）
　Cと呼ばれる共感覚者に触覚刺激を受けている他者を観察してもらったところ，一次体性感覚野，二次体性感覚野，運動前野に加えて一般の被験者には認められない島皮質前部の活性化が強く生じた

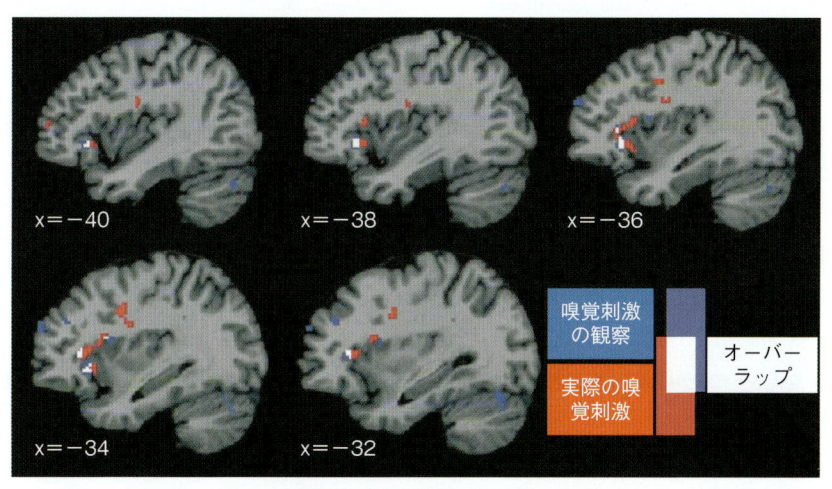

図 2-39 不快な匂いによる嫌悪の表情を観察した際と実際に不快な嗅覚刺激を与えられた際の脳活動（文献 148）より引用）
　赤色は実際に不快な匂いを嗅いだ時に活性化した領域．青色は不快な匂いによる嫌悪な表情を観察した時に活性化した領域．白色は実際に不快な匂いを嗅いだ時と，不快な嗅覚刺激で顔をしかめている表情を観察した時で，共通して活性化した領域であり，それは左島皮質前部であった

第 2 章　身体表象の神経基盤

活性化することを報告している．また，この研究では前部帯状回の活動の強さと観察者によって想像された痛みの強さには相関関係があることがわかっている（図2-40）．痛み映像を観察した場合の脳活動から，恐怖映像を観察した場合の脳活動を減算することで，他者の痛みに共感する領域を調べた研究では，右島皮質前部と両側二次体性感覚野，小脳の活性化が生じることが報告されている（図2-41）[152]．

ここで述べてきた一次運動野，運動前野，下頭頂小葉，前部帯状回，島皮質，一次体性感覚野，二次体性感覚野などは，すべて自己が運動したり感覚を受容したりする，すなわち自己身体表象を形づくる領域でありながら，同時に他者が運動したり感覚を受容したりするのを視覚や聴覚を通じて共感する領域であり，自己と他者で共有する身体表象を形成する領域であるということがいえる．

自己顔の表象

自己の顔の認知を担う領域を調べた研究では，右半球の後頭側頭頭頂接合部，中心後回から下頭頂小葉（縁上回），中前頭回から下前頭回の報告が多い．すなわち自己身体にしても，自己の顔にしても，右半球前頭-頭頂ネットワークが自己に関わる認知に大きく関与していると考えられる[153~156]．一方，他者認知（他者の顔認知や名前認知，生物的運動の認知，他者の意図の理解など）に関わる領域である上側頭溝領域や側頭-頭頂接合部は，自己顔認知では活動しないことが示されている[155,157,158]．

オンラインの身体表象，視空間性表象，意味性表象

Reed[159]は，従来から「身体図式（body schema）」と呼ばれてきた古典的概念は，身体について獲得・保持されている知識情報（貯蔵情報）と，自己の行為のための現在進行形（リアルタイム，オンライン）の身体感覚情報処理（身体知覚）に分類できるとしている．Siriguら[160]は，身体表象を4つのサブシステムから構成される身体情報処理システムであると考えた（図2-42）[161]．まず，意味性表象（semantic and lexical representation）は身体部位の名称や機能，部位間の機能的関係など，身体部位に関する意味的・語彙的情報を担い，

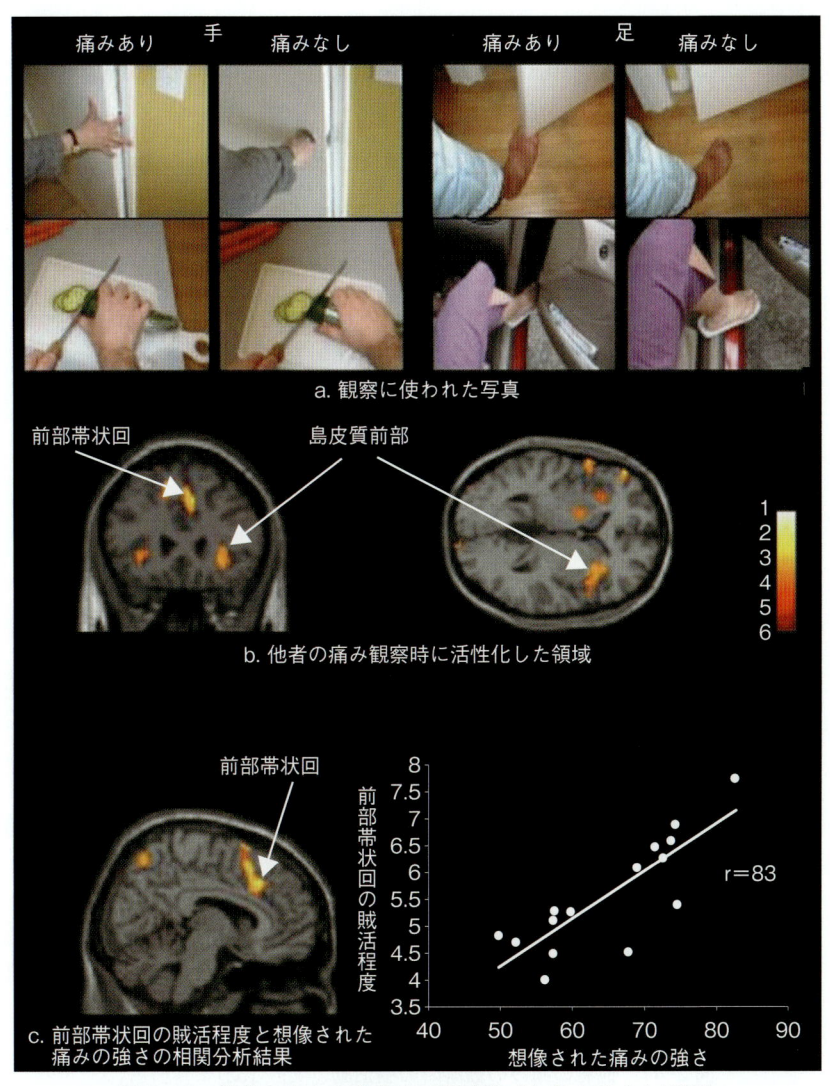

図 2-40 他者の痛みの観察時の脳活動（文献 151）より引用）
前部帯状回と島皮質前部に活性化が認められた．前部帯状回の活動の強さと観察者によって想像された痛みの強さには正の相関が認められた

第2章 身体表象の神経基盤

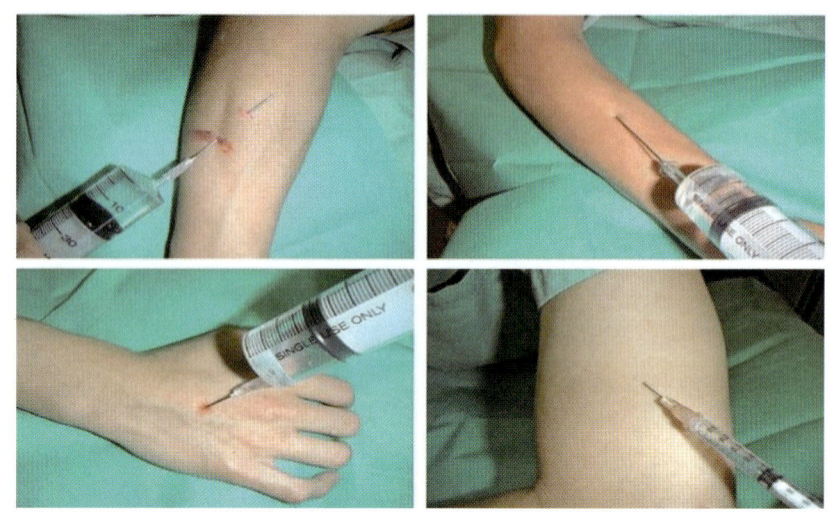

a. 実験に使用された写真

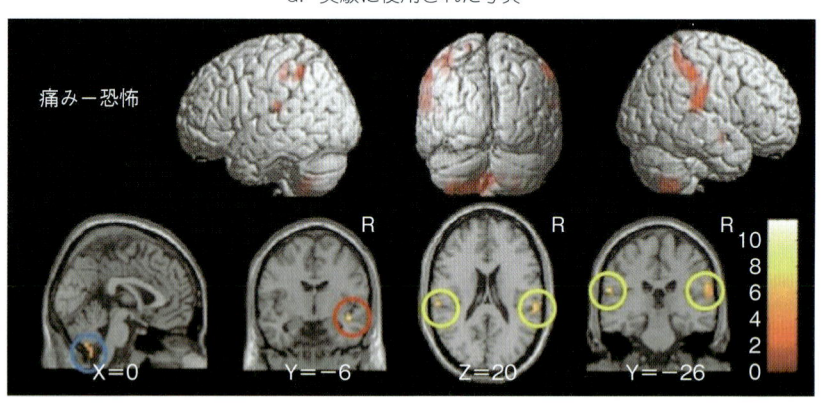

b. 痛み観察条件の脳活動から恐怖観察条件の脳活動を減算することで，痛み観察に特異的に賦活する領域を抽出したもの

図 2-41　他者の痛みの観察時の脳活動（文献 152）より引用）
小脳（青），右島皮質前部（赤），両側二次体性感覚野（黄）に賦活が認められた

言語システムと強く関係する貯蔵情報処理システムである．視空間性表象（visual-spatial representation）は，身体一般に共通する空間表象であり，身体の構造的情報を定義し，個々の部位の身体表面上での位置や境界線，範囲を特

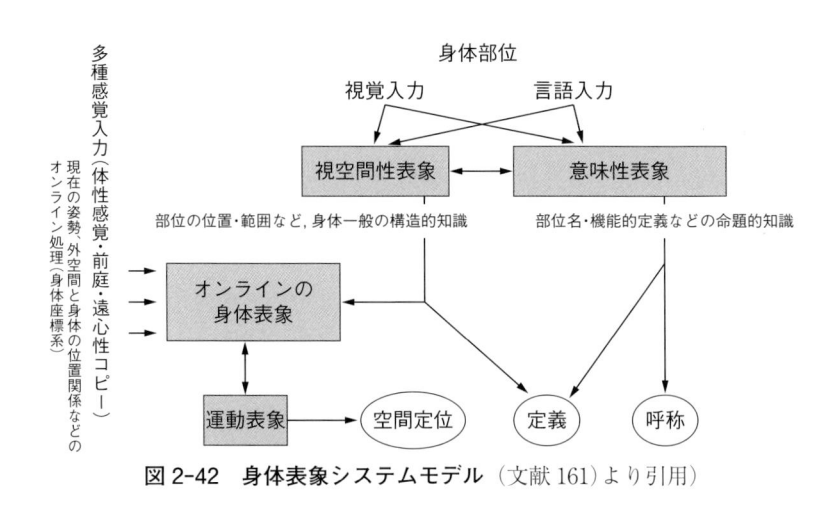

```
                          身体部位
                    視覚入力   言語入力
多
種                    ┌─────────┐   ┌─────────┐
感                    │視空間性表象│↔│ 意味性表象 │
覚                    └─────────┘   └─────────┘
入
力          部位の位置・範囲など，身体一般の構造的知識  部位名・機能的定義などの命題的知識
(
体現
性在 ┌──────┐
感の    │オンラインの│
覚姿    │ 身体表象 │
・勢    └──────┘
前・       ↕
庭外    ┌──────┐     ┌────┐  ┌────┐  ┌────┐
・空    │ 運動表象 │ →   │空間定位│  │ 定義 │  │ 呼称 │
遠間    └──────┘     └────┘  └────┘  └────┘
心と
性身
コ体
ピの
ー位
)置
 関
 係
 な
 ど
 の
```

図 2-42　身体表象システムモデル（文献 161）より引用）

定する．オンラインの身体表象（emergent body reference system）は，現在の自己身体の姿勢や姿勢の変化，外空間に対する位置変化などの動的な情報を体性感覚や前庭感覚情報に基づきオンラインで処理する．運動表象（motor representation）は，オンラインの身体表象の構築と維持に寄与し，より象徴的レベルでは身体部位の機能的・文脈的使用知識の形成に働きかける情報となる．さらに，Buxbaum ら[162]が提唱した 2 つの自己中心座標系のうち，視覚情報に基づく外的自己中心座標（extrinsic egocentric coordinates）は，Sirigu ら[160]による視空間性表象に相当し，内的自己中心座標（intrinsic egocentric coordinates）は，オンラインの身体表象に相当すると考えられるが，Schwoebel ら[163]は外的自己中心座標と内的自己中心座標のいずれもオンラインで身体部位間の空間位置を処理する機能をもつとしている．著者らも視空間性身体表象は，身体構造に関する情報をオンラインで処理する側面と貯蔵情報として処理する側面の両方が存在すると考えている．また身体構造は，それにより上下，左右，前後などの空間概念を形成する基盤となっているものであることから，身体構造に関する情報処理は，視空間性表象のみならず意味性表象にも含まれると考える．すなわち，意味性表象と視空間性表象にはオーバーラップがあり，意味性表象は貯蔵情報処理であり，視空間性表象は貯蔵情報処理の側面とオンライン情報処理の側面の両方が存在すると仮定できる．では，これら身体表象

システムはいかなる神経基盤から構築されているのであろうか.

身体部位失認は，主に左頭頂葉病変に起因し，自己および他者の身体部位の名称を答えたり，定位（ポインティング）することができない症状のことである．Semanza[164]は，意味性身体表象の障害として身体部位失認を記述した．Goldenberg[165]は，左半球頭頂葉損傷により観念運動失行における模倣障害を呈した症例に対しては，自己身体で模倣する障害だけでなく，マネキン人形を用いて模倣を行った場合においても障害が認められたと報告している．また，写真のターゲット動作をマッチングすることができないことも報告している[166]．このことから左頭頂葉には，身体構造に関する知識が貯蔵されている（ここには視空間性表象が含まれる）ことが考えられている．また身体部位失認患者の多くは，視空間性表象の障害により生じるとされ，それらは左頭頂葉損傷の患者で報告されている[160,167,168]．視空間表象の障害で出現した身体部位失認の症状（身体部位定位障害）は，自己身体のみならず，他者身体においても生じている．一方，鶴谷ら[161,169]が報告した身体部位失認患者は，自己身体のみに身体部位定位障害が生じており，それはオンラインの身体表象の障害（体性感覚性身体表象）により生じたとしている．そして，その検討のもとになった症例は，右優位の両側頭頂葉萎縮例であった．Wolpertら[170]は，左上頭頂葉損傷患者において，閉眼すると自己の右上肢・下肢が消えていくように感じる現象を報告した．この患者は開眼していると右上肢・下肢の存在を感じることができ，身体失認の症状はなかった．しかも体性感覚障害も認められなかった．すなわち，右上肢・下肢の体性感覚障害がないにもかかわらず，右上肢・下肢の感覚が維持できず，その位置関係や状態を意識することができなかったのである．Wolpertら[170]は，この患者の病態について身体の状態を正しく認知するには，体性感覚フィードバックと遠心性コピーの比較・照合を利用した再帰的更新の継続が必要であり，この患者は身体状態に関する内部モデルを維持する機能，すなわちオンラインの身体表象に問題が生じているとした．Schwoebelら[163]も，運動イメージから自動的に喚起された実際の運動を意識できない両側頭頂葉損傷例を，感覚情報の予測と実際の感覚フィードバックの比較・照合による身体状態に関する情報更新の障害，すなわちオンラインの身体表象の障害を呈した症例として報告している．

脳イメージング研究において，身体構造の言語化には左後頭側頭葉吻側部が

関与し，ダイナミックな姿勢表象や遠心性コピーと感覚フィードバックとの統合においては左上頭頂葉内側部および両側上頭頂葉背外側部が関与することが明らかになっている[171]．Chaminadeら[172]は，視空間性の身体表象には，左下頭頂小葉と島皮質が重要であることをfMRIによって明らかにしている．一方で，Felicianら[173]は身体部位定位処理は左上頭頂小葉よりも右上頭頂小葉が優位に関わることをfMRI研究で明らかにしている．その他の研究においてもオンラインの身体情報処理には，上頭頂葉が関与するとされている[174,175]．

これら臨床研究と脳イメージング研究による知見から，意味性表象は言語との関連性も強く，左半球下頭頂小葉との関連が指摘される．また，視空間性表象は身体部位失認の報告から左半球頭頂葉との関連が指摘される．そして，オンラインの身体表象は両側上頭頂小葉との関連が指摘される．

意図の表象

Desmurgetら[176]は，脳腫瘍の外科手術の際に，被験者の頭頂葉（ブロードマン7野，39野，40野）と運動前野（ブロードマン6野）を直接電気刺激し，どんな感じがするかを口頭で報告してもらうという研究を行った（**図2-43**）[176〜178]．結果，ある被験者は頭頂葉を低い強度で刺激すると「唇を舐めたくなる」と報告した．さらに電気刺激の強度を強くすると，「私は口を動かして話したが，何といった？」と報告した．しかしながら，実際の運動は生じなかったという結果を得た．つまり低い強度で頭頂葉を刺激すると運動の意図が生じ，さらに強度を上げると，筋電図上，筋収縮は生じていないにもかかわらず，動いていると感じる運動錯覚が生じた．そして，全被験者で「will」「desire」や「wanting to」という表現が報告された．これらは随意的な運動意図の表現である．一方，運動前野の刺激では手足や口が実際に動いたが，意識的な意図や自覚はなかった．ある被験者には実際の運動が生じたが，動きを感じたかと聞かれても否定した．刺激の強度を上げると運動も大きくなったが，同じく被験者は運動にまったく気づかなかった．すなわち，頭頂葉の刺激では運動の意図と運動錯覚を生じ，運動前野の刺激では実際に運動が生じたが，それを意識的に知覚できなかったということである．このことから，運動の意図と気づきは，運動が実行される前に頭頂葉で生成され，運動を実行しているという主観的な

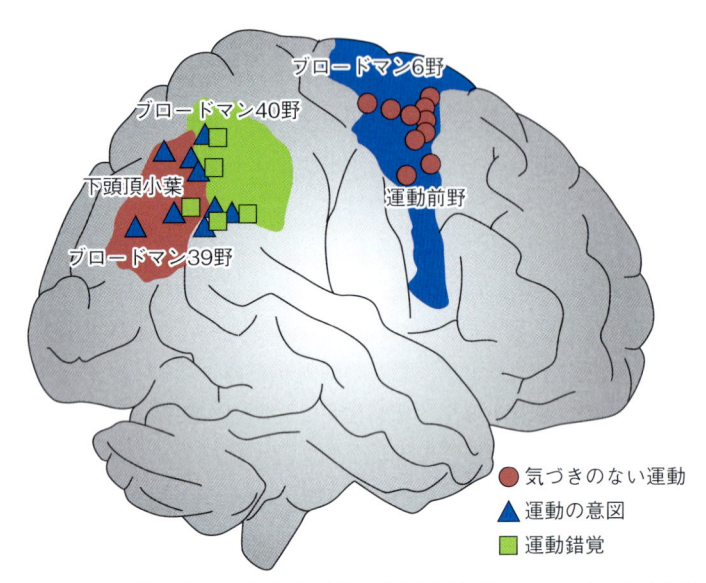

図 2-43　運動の意図を生成する頭頂連合野（文献 176〜178 より引用）

感覚は，運動それ自体からは生じず，それ以前の意識的な意図と予測の結果から生成されるということが示唆される．

補足運動野にも運動意図の生成への関わりが示唆されているが，これは自発的な意図とは異なり，強制的な意図であり，実際の運動も生じるという違いがある．よって，頭頂葉による意図は感覚フィードバックの予測と関係した処理で，補足運動野での意図は運動指令のほうにより関係すると考えられる．

Haggard[179]は，前述した結果を受けて，今後の課題は頭頂葉における感覚フィードバックの予測と関係した意図と前頭葉における運動に関連した意図が，どのように異なるのかを調査することだとしている．

身体表象を生み出す脳内ネットワーク

これまでの知見をもとに身体表象のネットワークを図示した（**図 2-44**）．ここで紹介した研究のほとんどは手・上肢運動を用いたものであり，身体全体を考慮すると，同じ頭頂葉でも上下領域の違いなどを考慮する必要がある．また，

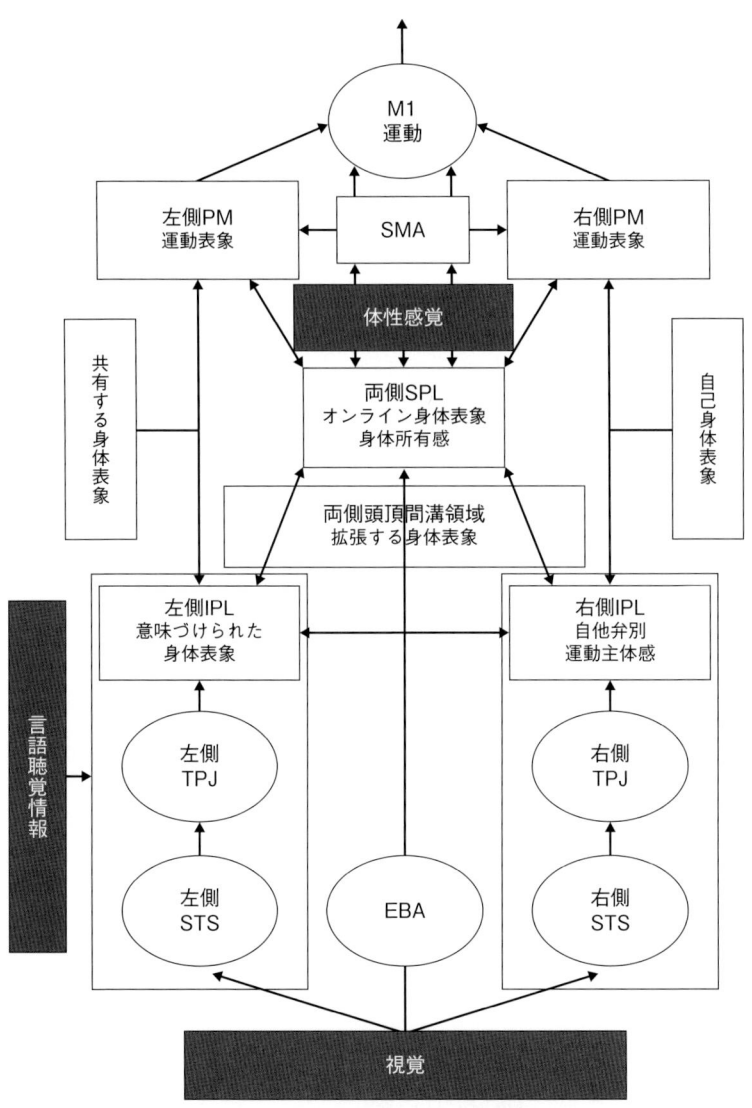

図 2-44　身体表象の神経機構
M1：一次運動野，SMA：補足運動野，PM：運動前野，SPL：上頭頂小葉，IPL：下頭頂小葉，TPJ：頭頂-側頭頂接合部，STS：上側頭溝領域，EBA：有線領外身体領域

従来考えられてきた身体表象は頭頂葉に存在するという見解は，狭義の意味では誤りではないが，一次運動野に対しても筋感覚からのフィードバックが入力され，運動知覚を惹起させることや，運動主体感の成立には前頭葉から頭頂葉への遠心性コピーが必要であることなどを考慮すると，頭頂葉単独に身体表象の神経基盤が存在するという言い方は正しくない．むしろ，前頭-頭頂領域を中心とした広範な脳内ネットワークで身体表象が構築されているといわざるを得ない．Merleau-Ponty[180]は，「自己の身体が統合され，全体として与えられるのは，知覚を通じてではなく，行動を通じてである．自己身体の統一性は，知覚を通じて認識されるのではなく，行動において生きられるものである」と述べたが，行為を形成する前頭-頭頂領域において，行為とともに身体は表象されているのである．

文　献

1) Mishkin M, et al：Two cortical visual systems：Ingle DJ, et al（eds）：Analysis of Visual Behavior. The MIT Press, Cambridge, 1982, pp549-586
2) Goodale MA, et al：Separate visual pathways for perception and action. *Trends Neurosci* **15**：20-25, 1992
3) Rizzolatti G, et al：Mirrors in the Brain-How Our Minds Share Actions and Emotions. Oxford University Press, Oxford, 2008
4) Galletti C, et al：Brain location and visual topography of cortical area V6A in the macaque monkey. *Eur J Neurosci* **11**：575-582, 1999
5) Galletti C, et al：The cortical connections of area V6：an occipito-parietal network processing visual information. *Eur J Neurosci* **13**：1572-1588, 2001
6) Rizzolatti G, et al：Two different streams form the dorsal visual system：anatomy and functions. *Exp Brain Res* **153**：146-157, 2003
7) Allison T, et al：Social perception from visual cues：role of the STS region. *Trends Cogn Sci* **4**：267-278, 2000
8) Perrett DI, et al：Visual analysis of body movements by neurones in the temporal cortex of the macaque monkey：a preliminary report. *Behav Brain Res* **16**：153-170, 1985
9) Perrett DI, et al：Frameworks of analysis for the neural representation of animate objects and actions. *J Exp Biol* **146**：87-113, 1989
10) Perrett DI, et al：Organization and functions of cells responsive to faces in the temporal cortex. *Philos Trans R Soc Lond B Biol Sci* **335**：23-30, 1992
11) Puce A, et al：Temporal cortex activation in humans viewing eye and mouth movements. *J Neurosci* **18**：2188-2199, 1998
12) Wicker B, et al：Brain regions involved in the perception of gaze：a PET study. *Neuroimage*

8：221-227, 1998
13) Hoffman EA, et al：Distinct representations of eye gaze and identity in the distributed human neural system for face perception. *Nat Neurosci* **3**：80-84, 2000
14) Calvert GA, et al：Activation of auditory cortex during silent lipreading. *Science* **276**：593-596, 1997
15) Puce A, et al：Differential processing of mobile and static faces by temporal cortex. *Neuroimage* **9**：S801, 1999
16) Bonda E, et al：Specific involvement of human parietal systems and the amygdala in the perception of biological motion. *J Neurosci* **16**：3737-3744, 1996
17) Grèzes J, et al：Top-down effect of strategy on the perception of human biological motion：A PET investigation. *Cogn Neuropsychol* **15**：553-582, 1998
18) Grèzes J, et al：The effects of learning and intention on the neural network involved in the perception of meaningless actions. *Brain* **122**：1875-1887, 1999
19) Grafton ST, et al：Localization of grasp representations in humans by positron emission tomography. 2. Observation compared with imagination. *Exp Brain Res* **112**：103-111, 1996
20) Rizzolatti G, et al：Localization of grasp representations in humans by PET：1. Observation versus execution. *Exp Brain Res* **111**：246-252, 1996
21) Neville HJ, et al：Cerebral organization for language in deaf and hearing subjects：biological constraints and effects of experience. *Proc Natl Acad Sci U S A* **95**：922-929, 1998
22) Howard RJ, et al：A direct demonstration of functional specialization within motion-related visual and auditory cortex of the human brain. *Curr Biol* **6**：1015-1019, 1996
23) Senior C, et al：The functional neuroanatomy of implicit-motion perception or representational momentum. *Curr Biol* **10**：16-22, 2000
24) Kourtzi Z, et al：Activation in human MT/MST by static images with implied motion. *J Cogn Neurosci* **12**：48-55, 2000
25) Grossman E, et al：Brain areas involved in perception of biological motion. *J Cogn Neurosci* **12**：711-720, 2000
26) Vaina LM, et al：Functional neuroanatomy of biological motion perception in humans. *Proc Natl Acad Sci U S A* **98**：11656-11661, 2001
27) 村田　哲，他：サル運動前野のミラーニューロンとBroca野の機能．神経進歩 **47**：684-693, 2003
28) Sakata H, et al：The TINS Lecture. The parietal association cortex in depth perception and visual control of hand action. *Trends Neurosci* **20**：350-357, 1997
29) 加藤元一郎，他：他者知覚プロセスの脳基盤―特に視線と右上側頭溝領域の役割について．神経理 **22**：53-61, 2006
30) 岩村吉晃：タッチ．山鳥　重，他（編）：神経心理学コレクション．医学書院, 2001
31) Sakata H, et al：Somatosensory properties of neurons in the superior parietal cortex（area 5）of the rhesus monkey. *Brain Res* **64**：85-102, 1973

32) Sakata H：Somatic sensory responses of neurons in the parietal association area（area 5） of monkeys. kornhuber HH（eds）：The somatosensory system. Georg Thime, Stuttgart, 1975
33) 酒田英夫：連合野—頭頂葉．入来正躬，他（編）：生理学Ⅰ．文光堂，1986，pp396-414
34) 伊藤正男（編）：脳と認識．平凡社，1982
35) Graziano MS, et al：Coding the location of the arm by sight. *Science* **290**：1782-1786, 2000
36) Leinonen L, et al：Ⅰ. Functional properties of neurons in lateral part of associative area 7 in awake monkeys. *Exp Brain Res* **34**：299-320, 1979
37) Leinonen L, et al：Ⅱ. Functional properties of cells in anterolateral part of area 7 associative face area of awake monkeys. *Exp Brain Res* **34**：321-333, 1979
38) Kawano K, et al：Response properties of neurons in posterior parietal cortex of monkey during visual-vestibular stimulation. I. Visual tracking neurons. *J Neurophysiol* **51**：340-351, 1984
39) Sakata H, et al：Functional properties of rotation-sensitive neurons in the posterior parietal association cortex of the monkey. *Exp Brain Res* **101**：183-202, 1994
40) Colby CL, et al：Ventral intraparietal area of the macaque：anatomic location and visual response properties. *J Neurophysiol* **69**：902-914, 1993
41) Paillard J（ed）：Brain and Space. Oxford Univ Press, Oxford, 1991
42) Duhamel JR, et al：Ventral intraparietal area of the macaque：congruent visual and somatic response properties. *J Neurophysiol* **79**：126-136, 1998
43) Leinonen L, et al：Functional properties of neurons in the temporo-parietal association cortex of awake monkey. *Exp Brain Res* **39**：203-215, 1980
44) Recanzone GH, et al：Correlation between the activity of single auditory cortical neurons and sound-localization behavior in the macaque monkey. *J Neurophysiol* **83**：2723-2739, 2000
45) 酒田英夫：頭頂葉．山鳥　重，他（編）：神経心理学コレクション．医学書院，2006
46) Kawashima R, et al：Direction of cross-modal information transfer affects human brain activation：a PET study. *Eur J Neurosci* **16**：137-144, 2002
47) Kitada R, et al：Multisensory activation of the intraparietal area when classifying grating orientation：a functional magnetic resonance imaging study. *J Neurosci* **26**：7491-7501, 2006
48) Maravita A, et al：Multisensory integration and the body schema：close to hand and within reach. *Curr Biol* **13**：R531-539, 2003
49) Iriki A, et al：Coding of modified body schema during tool use by macaque postcentral neurones. *Neuroreport* **7**：2325-2330, 1996
50) Iriki A, et al：Self-images in the video monitor coded by monkey intraparietal neurons. *Neurosci Res* **40**：163-173, 2001
51) Obayashi S, et al：Macaque prefrontal activity associated with extensive tool use. *Neuroreport* **13**：2349-2354, 2002

52) Hihara S, et al：Rapid learning of sequential tool use by macaque monkeys. *Physiol Behav* **78**：427-434, 2003
53) Naito E, et al：Dominance of the right hemisphere and role of area 2 in human kinesthesia. *J Neurophysiol* **93**：1020-1034, 2005
54) Naito E, et al：Human limb-specific and non-limb-specific brain representations during kinesthetic illusory movements of the upper and lower extremities. *Eur J Neurosci* **25**：3476-3487, 2007
55) 内藤栄一：身体像の生成と運動学習の脳内機構．大西秀明，他（編）：理学療法MOOK16 脳科学と理学療法．三輪書店，2009，pp81-98
56) Naito E, et al：Somatic sensation of hand-object interactive movement is associated with activity in the left inferior parietal cortex. *J Neurosci* **26**：3783-3790, 2006
57) Kimura D, et al：Motor functions of the left hemisphere. *Brain* **97**：337-350, 1974
58) Perenin MT, et al：Optic ataxia：a specific disruption in visuomotor mechanisms. I. Different aspects of the deficit in reaching for objects. *Brain* **111**：643-674, 1988
59) Faillenot I, et al：Visual pathways for object-oriented action and object recognition：functional anatomy with PET. *Cereb Cortex* **7**：77-85, 1997
60) Murata A, et al：Object representation in the ventral premotor cortex（area F5）of the monkey. *J Neurophysiol* **78**：2226-2230, 1997
61) Binkofski F, et al：A fronto-parietal circuit for object manipulation in man：evidence from an fMRI-study. *Eur J Neurosci* **11**：3276-3286, 1999
62) Murata A, et al：Selectivity for the shape, size, and orientation of objects for grasping in neurons of monkey parietal area AIP. *J Neurophysiol* **83**：2580-2601, 2000
63) Schmitz C, et al：Brain activity during predictable and unpredictable weight changes when lifting objects. *J Neurophysiol* **93**：1498-1509, 2004
64) Johnson-Frey SH, et al：A distributed left hemisphere network active during planning of everyday tool use skills. *Cereb Cortex* **15**：681-695, 2005
65) Naito E, et al：Human superior parietal lobule is involved in somatic perception of bimanual interaction with an external object. *J Neurophysiol* **99**：695-703, 2007
66) Gallagher II：Philosophical conceptions of the self：implications for cognitive science. *Trends Cogn Sci* **4**：14-21, 2000
67) 横澤一彦：視覚科学．勁草書房，2010
68) Botvinick M, et al：Rubber hands 'feel' touch that eyes see. *Nature* **391**：756, 1998
69) Shimada S, et al：Rubber hand illusion under delayed visual feedback. *PLoS One* **4**：e6185, 2009
70) Ehrsson HH, et al：That's my hand! Activity in premotor cortex reflects feeling of ownership of a limb. *Science* **305**：875-877, 2004
71) Graziano MS, et al：Coding of visual space by premotor neurons. *Science* **266**：1054-1057, 1994
72) Shimada S, et al：The parietal role in the sense of self-ownership with temporal discrepancy

between visual and proprioceptive feedbacks. *Neuroimage* **24**：1225-1232, 2005
73) Ehrsson HH, et al：Touching a rubber hand：feeling of body ownership is associated with activity in multisensory brain areas. *J Neurosci* **25**：10564-10573, 2005
74) Honma M, et al：Double tactile sensations evoked by a single visual stimulus on a rubber hand. *Neurosci Res* **65**：307-311, 2009
75) Snyder LH, et al：Coding of intention in the posterior parietal cortex. *Nature* **386**：167-170, 1997
76) Galletti C, et al：Arm movement-related neurons in the visual area V6A of the macaque superior parietal lobule. *Eur J Neurosci* **9**：410-413, 1997
77) Ferraina S, et al：Visual control of hand-reaching movement：activity in parietal area 7 m. *Eur J Neurosci* **9**：1090-1095, 1997
78) Kurata K, et al：Premotor cortex of rhesus monkeys：set-related activity during two conditional motor tasks. *Exp Brain Res* **69**：327-343, 1988
79) Wise SP：The primate premotor cortex：past, present, and preparatory. *Annu Rev Neurosci* **8**：1-19, 1985
80) Boussaoud D：Primate premotor cortex：modulation of preparatory neuronal activity by gaze angle. *J Neurophysiol* **73**：886-890, 1995
81) Tanné J, et al：Direct visual pathways for reaching movements in the macaque monkey. *Neuroreport* **7**：267-272, 1995
82) Mountcastle VB, et al：Posterior parietal association cortex of the monkey：command functions for operations within extrapersonal space. *J Neurophysiol* **38**：871-908, 1975
83) MacKay WA：Properties of reach-related neuronal activity in cortical area 7A. *J Neurophysiol* **67**：1335-1345, 1992
84) Paulignan Y, et al：Selective perturbation of visual input during prehension movements. 1. The effects of changing object position. *Exp Brain Res* **83**：502-512, 1991
85) Paulignan Y, et al：Selective perturbation of visual input during prehension movements. 2. The effects of changing object size. *Exp Brain Res* **87**：407-420, 1991
86) 八木文雄：神経心理学―認知・行為の神経機構とその障害．放送大学教育振興会，2006
87) Jeannerod M, et al：Grasping objects：the cortical mechanisms of visuomotor transformation. *Trends Neurosci* **18**：314-320, 1995
88) Sakata H, et al：Neural mechanisms of visual guidance of hand action in the parietal cortex of the monkey. *Cereb Cortex* **5**：429-438, 1995
89) 泰羅雅登：手の運動の視覚性運動制御．神経進歩 **42**：86-97，1998
90) Taira M, et al：Parietal cortex neurons of the monkey related to the visual guidance of hand movement. *Exp Brain Res* **83**：29-36, 1990
91) Murata A, et al：Parietal neurons related to memory-guided hand manipulation. *J Neurophysiol* **75**：2180-2186, 1996
92) 村田　哲：腹側運動前野と手の運動の空間的制御．神経進歩 **42**：49-58，1998
93) Murata A, et al：Selectivity for the shape, size, and orientation of objects for grasping in

neurons of monkey parietal area AIP. *J Neurophysiol* **83**：2580-2601, 2000
94) von Holst E：Relation between the central nervous system and peripheral. *J Anim Behav* **2**：84-94, 1953
95) Sperry RW：Neural basis of the spontaneous optokinetic response produced by visual inversion. *J Comp Physiol Psychol* **43**：482-489, 1950
96) Wolpert DM：Computational approaches to motor control. *Trends Cogn Sci* **1**：209-216, 1997
97) Blakemore SJ, et al：Abnormalities in the awareness of action. *Trends Cogn Sci* **6**：237-242, 2002
98) Blakemore SJ, et al：Spatio-temporal prediction modulates the perception of self-produced stimuli. *J Cogn Neurosci* **11**：551-559, 1999
99) Murata A, et al：Representation of Bodily Self in the Multimodal Parieto-Premotor Network. Funahashi S（ed）：Representation and Brain. Springer, New York, 2007, pp151-176
100) 村田　哲：脳の中にある身体．開　一夫，他（編）：ソーシャルブレインズ―自己と他者を認知する脳．東京大学出版会，2009．pp79-108
101) Sato A, et al：Illusion of sense of self-agency：discrepancy between the predicted and actual sensory consequences of actions modulates the sense of self-agency, but not the sense of self-ownership. *Cognition* **94**：241-255, 2005
102) Balslev D, et al：Right temporoparietal cortex activation during visuo-proprioceptive conflict. *Cereb Cortex* **15**：166-169, 2005
103) Shimada S, et al：Detection of visual feedback delay in active and passive self-body movements. *Exp Brain Res* **201**：359-364, 2010
104) Balslev D, et al：Similar brain networks for detecting visuo-motor and visuo-proprioceptive synchrony. *Neuroimage* **31**：308-312, 2006
105) Farrer C, et al：Experiencing oneself vs another person as being the cause of an action：the neural correlates of the experience of agency. *Neuroimage* **15**：596-603, 2002
106) Farrer C, et al：Modulating the experience of agency：a positron emission tomography study. *Neuroimage* **18**：324-333, 2003
107) Graziano MS, et al：How the brain represents the body：insights from neurophysiology and psychology：Prinz W, et al（eds）：Common Mechanisms in Perception and Action. Oxford University Press, Oxford, 2002, pp136-157
108) Berlucchi G, et al：The body in the brain：neural bases of corporeal awareness. *Trends Neurosci* **20**：560-564, 1997
109) Halligan PW, et al：Three arms：a case study of supernumerary phantom limb after right hemisphere stroke. *J Neurol Neurosurg Psychiatry* **56**：159-166, 1993
110) Sellal F, et al：The man with 6 arms. An analysis of supernumerary phantom limbs after right hemisphere stroke. *Rev Neurol*（Paris）**152**：190-195, 1996
111) 大東祥孝：病態失認の捉え方．高次脳機能研究　**29**：295-303，2009
112) Edelman GM：Wider than the sky：the phenomenal gift of consciousness. Yale University

Press, New Haven and London, 2004
113) Daprati E, et al : Looking for the agent : an investigation into consciousness of action and self-consciousness in schizophrenic patients. *Cognition* **65** : 71-86, 1997
114) Spence SA, et al : A PET study of voluntary movement in schizophrenic patients experiencing passivity phenomena (delusions of alien control). *Brain* **120** : 1997-2011, 1997
115) Ehrsson HH : The experimental induction of out-of-body experiences. *Science* **317** : 1048, 2007
116) Lenggenhager B, et al : Video ergo sum : manipulating bodily self-consciousness. *Science* **317** : 1096-1099, 2007
117) Lenggenhager B, et al : Spatial aspects of bodily self-consciousness. *Conscious Cogn* **18** : 110-117, 2009
118) Blanke O, et al : Stimulating illusory own-body perceptions. *Nature* **419** : 269-270, 2002
119) Blanke O : Out of body experiences and their neural basis. *BMJ* **329** : 1414-1415, 2004
120) Blanke O, et al : Out-of-body experience and autoscopy of neurological origin. *Brain* **127** : 243-258, 2004
121) Blanke O, et al : The out-of-body experience : disturbed self-processing at the temporo-parietal junction. *Neuroscientist* **11** : 16-24, 2005
122) Arzy S, et al : Induction of an illusory shadow person. *Nature* **443** : 287, 2006
123) Rizzolatti G, et al : Premotor cortex and the recognition of motor actions. *Brain Res Cogn Brain Res* **3** : 131-141, 1996
124) Ferrari PF, et al : Mirror neurons responding to the observation of ingestive and communicative mouth actions in the monkey ventral premotor cortex. *Eur J Neurosci* **17** : 1703-1714, 2003
125) Fogassi L, et al : Neurons responding to the sight of goal-directed hand/arm actions in the parietal area PF (7b) of the macaque monkey. *Society for Neuroscience Abstracts* **24** : 654, 1998
126) Jellema T, et al : Neural representation for the perception of the intentionality of actions. *Brain Cogn* **44** : 280-302, 2000
127) Kohler E, et al : Hearing sounds, understanding actions : action representation in mirror neurons. *Science* **297** : 846-848, 2002
128) Keysers C, et al : Audiovisual mirror neurons and action recognition. *Exp Brain Res* **153** : 628-636, 2003
129) Umiltà MA, et al : I know what you are doing. a neurophysiological study. *Neuron* **31** : 155-165, 2001
130) Fogassi L, et al : Parietal lobe : from action organization to intention understanding. *Science* **308** : 662-667, 2005
131) Buccino G, et al : Action observation activates premotor and parietal areas in a somatotopic manner : an fMRI study. *Eur J Neurosci* **13** : 400-404, 2001
132) Buccino G, et al : Neural circuits involved in the recognition of actions performed by non-

conspecifics : an FMRI study. *J Cogn Neurosci* **16** : 114-126, 2004
133) Iacoboni M, et al : Grasping the intentions of others with one's own mirror neuron system. *PLoS Biol* **3** : e79, 2005
134) Iacoboni M, et al : Cortical mechanisms of human imitation. *Science* **286** : 2526-2528, 1999
135) Nishitani N, et al : Temporal dynamics of cortical representation for action. *Proc Natl Acad Sci U S A* **97** : 913-918, 2000
136) Nishitani N, et al : Viewing lip forms : cortical dynamics. *Neuron* **36** : 1211-1220, 2002
137) Calvo-Merino B, et al : Action observation and acquired motor skills : an FMRI study with expert dancers. *Cereb Cortex* **15** : 1243-1249, 2005
138) Calvo-Merino B, et al : Seeing or doing? Influence of visual and motor familiarity in action observation. *Curr Biol* **16** : 1905-1910, 2006
139) Liberman AM, et al : The motor theory of speech perception revised. *Cognition* **21** : 1-36, 1985
140) Fadiga L, et al : Speech listening specifically modulates the excitability of tongue muscles : a TMS study. *Eur J Neurosci* **15** : 399-402, 2002
141) Watkins KE, et al : Seeing and hearing speech excites the motor system involved in speech production. *Neuropsychologia* **41** : 989-994, 2003
142) Wilson SM, et al : Listening to speech activates motor areas involved in speech production. *Nat Neurosci* **7** : 701-702, 2004
143) Meister IG, et al : The essential role of premotor cortex in speech perception. *Curr Biol* **17** : 1692-1696, 2007
144) Pettito LA, et al : Speech-like cerebral activity in profoundly deaf people processing signed languages : Implications for the neural basis of human language. *Proc Natl Acad Sci U S A* **97** : 13961-13966, 2000
145) Emmorey K, et al : The neural correlates of sign versus word production. *Neuroimage* **36** : 202-208, 2007
146) Keysers C, et al : A touching sight : SII/PV activation during the observation and experience of touch. *Neuron* **42** : 335-346, 2004
147) Blakemore SJ, et al : Somatosensory activations during the observation of touch and a case of vision-touch synaesthesia. *Brain* **128** : 1571-1583, 2005
148) Wicker B, et al : Both of us disgusted in My insula : the common neural basis of seeing and feeling disgust. *Neuron* **40** : 655-664, 2003
149) Singer T, et al : Empathy for pain involves the affective but not sensory components of pain. *Science* **303** : 1157-1162, 2004
150) Singer T, et al : Empathic neural responses are modulated by the perceived fairness of others. *Nature* **439** : 466-469, 2006
151) Jackson PL, et al : How do we perceive the pain of others? A window into the neural processes involved in empathy. *Neuroimage* **24** : 771-779, 2005

152) Ogino Y, et al : Inner experience of pain ; imagination of pain while viewing images showing painful events forms subjective pain representation in human brain. *Cereb Cortex* **17** : 1139-1146, 2007
153) Platek SM, et al : Neural substrates for functionally discriminating self-face from personally familiar faces. *Hum Brain Mapp* **27** : 91-98, 2006
154) Sugiura M, et al : Multiple brain networks for visual self-recognition with different sensitivity for motion and body part. *Neuroimage* **32** : 1905-1917, 2006
155) Devue C, et al : Here I am ; the cortical correlates of visual self-recognition. *Brain Res* **1143** : 169-182, 2007
156) Morita T, et al : The role of the right prefrontal cortex in self-evaluation of the face : a functional magnetic resonance imaging study. *J Cogn Neurosci* **20** : 342-355, 2008
157) Uddin LQ, et al : Self-face recognition activates a frontoparietal "mirror" network in the right hemisphere ; an event-related fMRI study. Neuroimage **25** : 926-935, 2005
158) Sugiura M, et al : Cortical mechanisms of visual self-recognition. *Neuroimage* **24** : 143-149, 2005
159) Reed CL : What is the body schema? Meltzoff AN, et al (eds) : The imitative mind Development, Evolution, and Brain Bases. Cambridge University Press, Cambridge, 2002, pp233-243
160) Sirigu A, et al : Multiple representations contribute to body knowledge processing. Evidence from a case of autotopagnosia. *Brain* **114** : 629-642, 1991
161) 鶴谷奈津子，他：自己身体部位失認の1例における身体情報処理過程の検討．神経心理学 **23** : 209-219，2007
162) Buxbaum LJ, et al : The role of the dynamic body schema in praxis ; evidence from primary progressive apraxia. *Brain Cogn* **44** : 166-191, 2000
163) Schwoebel J, et al : The man who executed "imagined" movements ; evidence for dissociable components of the body schema. *Brain Cogn* **50** : 1-16, 2002
164) Semenza C : Impairment in localization of body parts following brain damage. *Cortex* **24** : 443-449, 1988
165) Goldenberg G : Imitating gestures and manipulating a manikin ; the representation of the human body in ideomotor apraxia. *Neuropsychologia* **33** : 63-72, 1995
166) Goldenberg G : Matching and imitation of hand and finger postures in patients with damage in the left or right hemispheres. *Neuropsychologia* **37** : 559-566, 1999
167) Buxbaum LJ, et al : Specialised structural descriptions for human body parts ; Evidence from autotopagnosia. *Cogn Neuropsychol* **18** : 289-306, 2001
168) Guariglia C, et al : Is autotopoagnosia real? EC says yes. A case study. *Neuropsychologia* **40** : 1744-1749, 2002
169) 鶴谷奈津子，他：自己身体に選択的な定位障害を呈した頭頂葉萎縮例—自己身体部位失認の身体特異性の検証．神経心理学 **22** : 252-259，2006
170) Wolpert DM, et al : Maintaining internal representations ; the role of the human superior

parietal lobe. *Nat Neurosci* **1**：529-533, 1998
171) McCrea SM：A functional magnetic resonance imaging study of the body schema using full human line-drawing figures in an on-line verbal naming and localization task of single body part words. *Behav Brain Res* **180**：235-240, 2007
172) Chaminade T, et al：An fMRI study of imitation：action representation and body schema. *Neuropsychologia* **43**：115-127, 2005
173) Felician O, et al：The role of human left superior parietal lobule in body part localization. *Ann Neurol* **55**：749-751, 2004
174) Felician O, et al：Pointing to body parts：a double dissociation study. *Neuropsychologia* **41**：1307-1316, 2003
175) Pellijeff A, et al：Parietal updating of limb posture：an event-related fMRI study. *Neuropsychologia* **44**：2685-2690, 2006
176) Desmurget M, et al：Movement intention after parietal cortex stimulation in humans. *Science* **324**：811-813, 2009
177) Desmurget M, et al：A parietal-premotor network for movement intention and motor awareness. *Trends Cogn Sci* **13**：411-419, 2009
178) Sirigu A, et al：Response to Comment on Movement Intention After Parietal Cortex Stimulation in Humans. *Science* **327**：1200, 2010
179) Haggard P：Neuroscience. The sources of human volition. *Science* **324**：731-733, 2009
180) Merleau-Ponty M（著），中島盛夫（訳）：知覚の現象学．法政大学出版局，1982

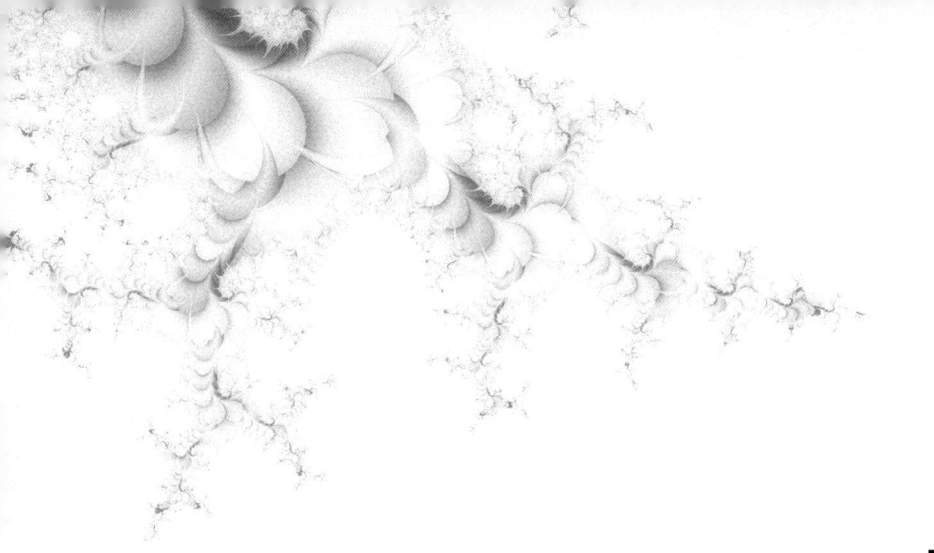

第3章
行動の神経学的過程としての運動イメージ

運動イメージの定義

1. 運動イメージとは

 イメージとは,外界からの感覚情報に依存しない心の中(脳内)における体験の(再)創造(表象)であり,視覚,聴覚,触覚,嗅覚,運動感覚など種々のイメージが存在する.Farah[1]はイメージとは長期記憶からの再生であり,ワーキングメモリーを必要とする認知過程であるとしている.このうち「運動イメージ」とは,ワーキングメモリー(認知過程)によって再生される身体運動を伴わない心的な運動の表象であるといえる.あるいは,運動の準備と実行と同様の脳活動の意識的な活性化であり,その活性化による運動実行の随意的な抑制であるともされている[2,3].また,ヒトは自身が「未経験な運動」については運動を表象することが困難であるため,運動イメージには運動行動(motor action)における運動感覚だけでなく,前述した記憶情報を認知処理過程に呼び出す必要がある.そのため感覚-記憶-認知,そして実際の運動に関わる神経機構が含まれる.しかしながら,ヒトは「みたことのある運動」であれば視覚を利用することにより運動イメージが可能であり,運動イメージは視覚イメージとの関連が強い.したがって,運動イメージはあたかも自身が運動を行っているような筋感覚的運動イメージ(kinesthetic motor imagery)と他者が運動を行っているのをみているような視覚的運動イメージ(visual motor imagery)に分けられ,前者を一人称的運動イメージ,後者を三人称的運動イメージとも呼んでいる.しかしながら,狭義の意味では筋感覚的運動イメージを運動イメージと定義することが多い.

2. 運動準備(シミュレート)としての運動イメージ

 筋感覚的運動イメージの観点から,心理学者であるJeannerodとDecetyら[4~6]は「運動イメージと運動準備は,異なる脳内過程ではなく運動に関する脳内処理過程における程度の相違に過ぎない」としている.つまり,運動イメージとは運動を実際に発現する前に,随意的かつ内的に運動をシミュレートする過程であり,「運動の準備をしながらも,実際の運動を行わない内的過程」と定義づけることができる.さらに,内藤[7]は運動イメージを「運動パラメータの

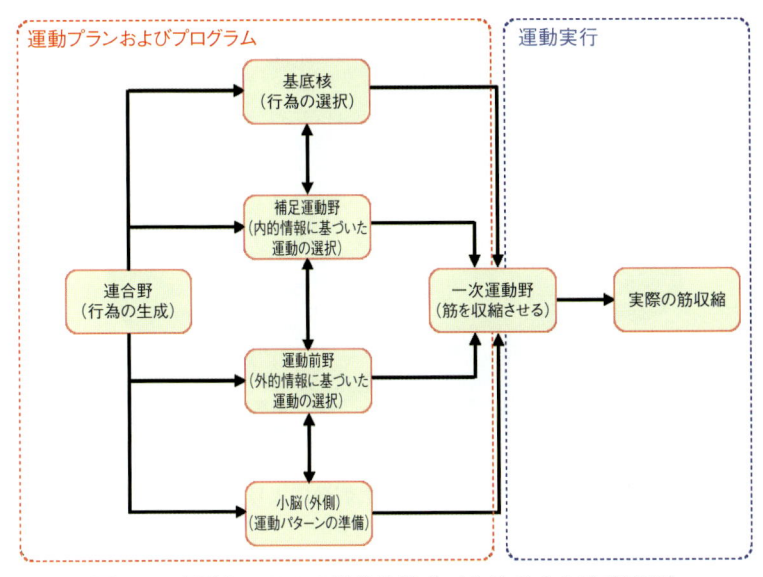

図 3-1 運動システムの機能的構成（文献 8）より改変引用）
運動イメージ中には「運動プランおよびプログラム」に関わる領域が活動する．

シミュレート」に関与するシステムと「運動感覚のシミュレート」に関与する2つのシステムを提示している．運動パラメータのシミュレートは，運動実行に必要な「どの筋を選択し，その方向に運動を行うのか」などの運動実行までのプランおよびプログラムの生成段階である（**図 3-1**）[8]．これには，大脳皮質だけでなく，基底核および小脳も関与しており，運動イメージ中にこれらの領域も活性化されることが報告されている[9〜13]．一方で，運動感覚のシミュレートでは運動準備段階から期待される運動感覚に基づいて運動プログラムが作成されると考えられ，いわゆる感覚-記憶-認知を踏まえた運動関連領野のネットワークが関与している．このことは，振動刺激を用いた運動錯覚中に高次運動野や一次運動野，および頭頂連合野などを含めた活性化が認められており[14]，この運動錯覚の程度が運動イメージの影響を受けることからも運動イメージが運動シミュレートを表象していると考えられている．さらには，下頭頂小葉（ブロードマン 39 野，40 野）の電気刺激によって主観的な運動感覚が生じることが報告されており[15]，運動イメージが「期待される運動感覚」を運動準備段階

第 3 章　行動の神経学的過程としての運動イメージ　　*103*

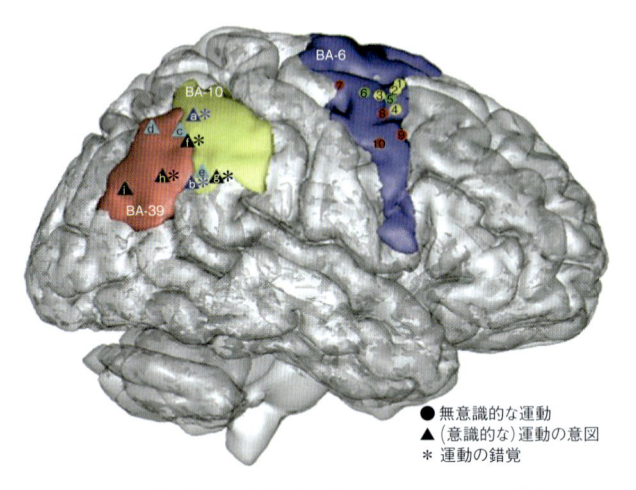

図 3-2 大脳皮質への直接的電気刺激により運動感覚が出現する領域（文献 15）より引用）
運動前野（○）への電気刺激では運動が生じるが，その運動している感覚が意識されない．下頭頂小葉（△）への電気刺激では「運動の意図」あるいは「錯覚運動感覚」を知覚する

● 無意識的な運動
▲ （意識的な）運動の意図
＊ 運動の錯覚

にてシミュレートしていると考えることができる（**図 3-2**）．このことは，下頭頂小葉を中心とした頭頂連合野と高次運動野との神経結合の存在からも考えることができる（**図 3-3**）[16]．

運動イメージのタイプと運動観察

1. 筋感覚的（一人称的）運動イメージと視覚的（三人称的）運動イメージ

　狭義の運動イメージとは，あたかも自身が運動を行っているような筋感覚的運動イメージである一人称的運動イメージとされるが，広義の意味では他者が運動を行っているのをみているような視覚的運動イメージである三人称的運動イメージも含まれる．ここでは，この2つの運動イメージについて神経機構を踏まえて述べる．
　一人称的運動イメージとは，JeannerodとDecetyが述べている運動シミュレートの過程であると考えられる．つまり，運動パラメータの生成と運動の期

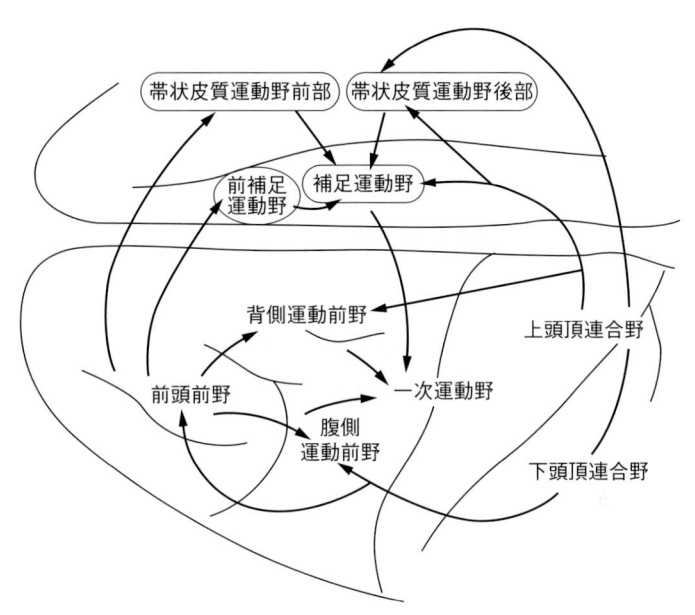

図 3-3　運動野および頭頂連合野の神経線維連絡(文献16)より引用)
　背側運動前野は上頭頂連合野との線維連絡が強く，腹側運動前野は下頭頂連合野との線維連絡が強い

待される運動感覚に基づく運動プログラムの生成段階であるため，筋感覚的な表象が重要となる．ただし，この一人称的運動イメージは筋感覚(記憶と期待)だけでは明確なイメージが難しく，そのイメージには視覚的な表象も伴うことが考えられる．この運動イメージのタイプの違いについては上肢運動課題について多く検証されており，一人称的運動イメージ中には，運動実行中とほぼ同様の脳活動領域として大脳皮質レベルでは運動前野，前補足運動野および補足運動野，一次運動野，一次体性感覚野，そして上頭頂小葉および下頭頂小葉などが報告されている[10]．ただし，一次運動野の活性化に関しては活性化を認めない報告もあり，いまだ議論の最中である．皮質下レベルでは基底核[10]および小脳[9,13]の活性化が報告されており，いずれも運動準備段階としての皮質ループとしての関与が考えられる．これらのうち，補足運動野は運動実行とともにオーバーラップした活性化領域として認められており[17,18]，一次運動野の活動，

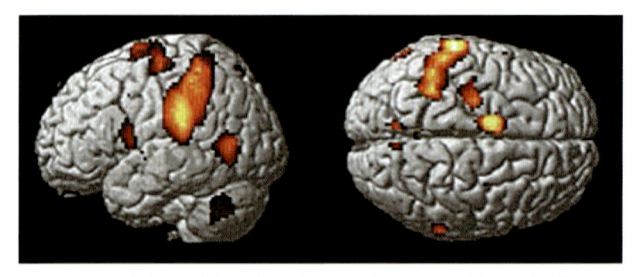

a．一人称的運動イメージ（コントロール条件との比較）

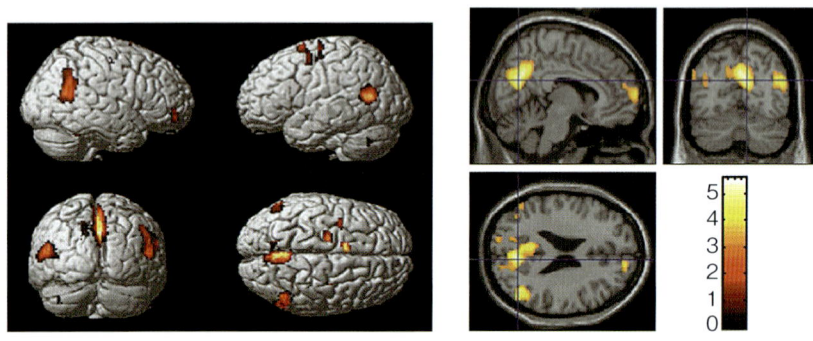

b．三人称的運動イメージ（コントロール条件との比較）　　c．三人称的運動イメージ（一人称的運動イメージ条件との比較）

図 3-4　一人称的運動イメージと三人称的運動イメージ中の脳活動（文献 20）より引用）
- a．左半球における下頭頂葉，中心前回，上前頭回（補足運動野），後頭側頭葉〔後頭-側頭結合部（MT 野）〕，前部島および右小脳半球にて活動増加
- b．両側楔前部，左半球における上前頭回（前補足運動野），後頭側頭葉〔後頭-側頭結合部（MT 野）〕，下頭頂小葉および右半球の前縁上回にて活動増加
- c．左後部帯状回，右下頭頂小葉，楔前部（頭頂葉内側面後方の脳回）および前頭極回にて活動増加

つまり運動実行を抑制する働きを担っていることが示唆されている[19]．

　これに対し，三人称的運動イメージに関しては，他者が運動を行っているのをみることによるものであるため，自身の筋感覚よりも視覚的なイメージが強調されると考えられる．この違いに関する脳イメージング研究では，Ruby ら[20]が三人称的運動イメージ中にも，（前）補足運動野や楔前部および下頭頂小葉などの活性化が認められるものの，一人称的運動イメージ中と比較して，その活性化は低かったとしている（**図 3-4**）．しかしながら，右下頭頂小葉，帯状回後

部，そして前頭極回（ブロードマン10野）においては活動増加が認められたとしている．さらに，Guillotら[21]は一人称的運動イメージ中には下頭頂小葉の活性化が強く，三人称的運動イメージ中では上頭頂小葉の活性化が強かったと報告している．また，経頭蓋磁気刺激（TMS：transcranial magnetic stimulation）を用いた運動誘発電位によってもこの違いが検証されている．Stinearら[22]は筋感覚的運動イメージおよび視覚的運動イメージ条件において，TMSによる短母指外転筋の誘発電位を計測し，視覚的運動イメージと比較して筋感覚的運動イメージ条件においてより強い皮質脊髄路の興奮性が得られたと報告している．しかしながら，Fourkasら[23]は同様にTMSを用い，第一背側骨間筋と小指外転筋の誘発電位を計測した結果，筋感覚的運動イメージおよび視覚的運動イメージのどちらの条件においても，単純な視覚イメージなどと比較して皮質脊髄路の興奮性促進が認められたと報告しており，AnquetilとJeannerod[24]も同様の結果を報告している．

　一方で，この運動イメージの違いは歩行に関しても検証されている．歩行イメージ中の脳活動の計測では，実際の歩行時と同様に補足運動野を中心に運動前野などの活性化が確認されている[25～27]．そして，Isekiら[28]は被験者に他者が歩行している映像（三人称的運動イメージ）とあたかも自身が歩行しているような映像（一人称的運動イメージ）を提示し，その時の脳活動を機能的磁気共鳴画像（fMRI：functional magnetic resonance imaging）にて計測した．その結果，一人称的運動イメージでは背側運動前野，補足運動野，帯状皮質運動野および海馬傍回と皮質下の活性化を認め，三人称的運動イメージ（観察）では背側運動前野，補足運動野そして下前頭回と下頭頂小葉の活性化を認め，共通した活性化領域は背側運動前野と補足運動野であったと報告している．

　さらに，Solodkinら[29]は単純な手指対立運動において運動実行と筋感覚的運動イメージ，そして視覚的運動イメージの違いに関してfMRIを用い神経ネットワークモデルを作成している（**図3-5**）．これによると，運動実行では運動野に対し補足運動野，体性感覚野，小脳，そして下前頭回（腹側運動前野）からの結合は弱く，背側運動前野と上頭頂小葉から強い結合が認められている．加えて，上頭頂小葉と背側運動前野および体性感覚野の結合が強く，小脳から上頭頂小葉への強い結合も認められている．一方，筋感覚的運動イメージでは上頭頂小葉から他の領域への強い出力が認められ，小脳から上頭頂小葉への強い

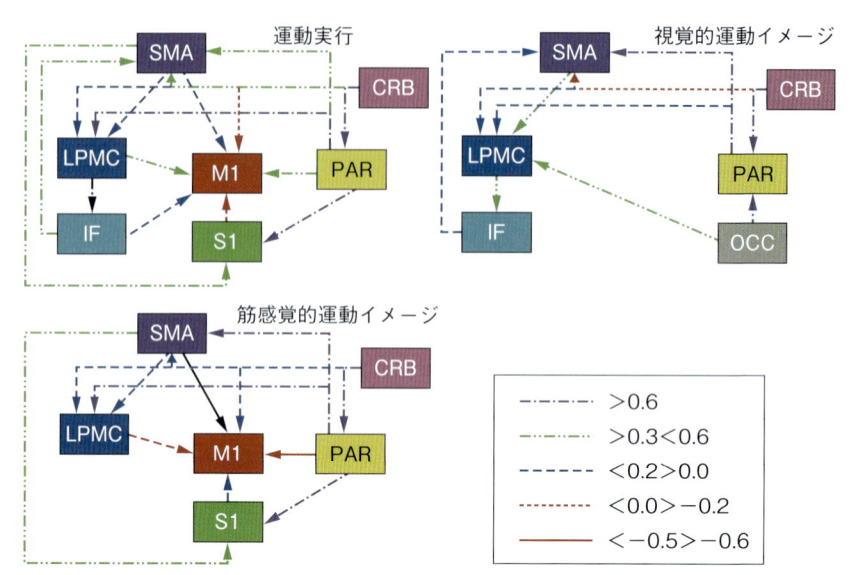

図 3-5 運動実行中とイメージ中の神経ネットワークの違い（文献 29）より引用）
SMA：補足運動野，LPMC：背側運動前野，M1：（一次）運動野，IF：下前頭回（腹側運動前野を含む），S1：（一次）体性感覚野，CRB：小脳，PAR：上頭頂小葉，OCC：視覚野

結合も認められている．しかしながら背側運動前野と小脳，そして体性感覚野から運動野への結合は弱いものであったことが示されている．これに対して，視覚的運動イメージでは，視覚野から上頭頂小葉と背側運動前野への神経結合が含められている．これらのことから，運動実行と筋感覚的運動イメージにおけるネットワークは非常に類似しており，視覚的運動イメージは異なるネットワークであるとしているが，どちらのイメージも上頭頂小葉と小脳から補足運動野への入力には変化がないとしている．一方，最近の報告では，筋感覚的運動イメージは視覚的運動イメージと比較して体性感覚野の興奮性をより促進するともいわれている[35]．現在のところ，こうした研究背景から神経科学的には筋感覚的および視覚的運動イメージの相違は明確でない．

2. 運動イメージのタイプによるパフォーマンスの違い

　一人称的運動イメージでは自身の運動の筋感覚に関連しているが，三人称的運動イメージでは視覚的であるため，環境における空間的な運動（あるいは動き）の協調に関連していると考えられる．したがって，三人称的運動イメージでは「自身の動き」または「他者の動き」あるいは「対象物の動き（操作）」のイメージとも捉えることができる[31,32]．これらの違いは前述したものも含め，神経心理学的および脳イメージング研究から三人称的運動イメージよりも一人称的運動イメージによって運動システムをより高めるとされている[33,34]．しかしながら，これら運動イメージのタイプは課題の特性と学習段階に影響を受けると考えられている[35]．Féryら[36]は新しい運動の学習段階において，視覚的運動イメージが「運動フォーム」を強調するような課題においてより好ましいことを示したが，運動のタイミングあるいは協調が必要な課題については筋感覚的運動イメージが好ましいとしている．つまり，学習の初期段階および姿勢の安定性向上に関わる課題においては空間的な運動の協調が要求されるため，筋感覚的運動イメージよりも視覚的運動イメージが有効ではないかと考えられる．一方で，ダンスエキスパートの学習や歩行については，身体全体の動きに関する筋感覚的により運動イメージされやすいことが示唆されている[37,38]．他方，課題の特性として，筋感覚的運動イメージは，閉じた環境下でのスキルの学習（上肢を中心とした運動の協調性や正確性の学習）に効果的であり，視覚的運動イメージは開いた環境下でのスキルの学習（空間における運動パターンの学習）に効果的であるという考え方もある[39~41]．

　この運動イメージのタイプによる違いは，リハビリテーション分野においても検証されており，報告の多くは視覚的（三人称的）運動イメージと比較して筋感覚的（一人称的）運動イメージが運動パフォーマンスを向上させることを示唆している[42~46]．しかしながら，筋感覚的運動イメージが明示的でない場合でも，日常生活動作（ADL：activities of daily living）を含めたパフォーマンスの改善が認められており[47]，この改善は筋感覚的ではなく運動を観察することによる視覚的な効果によるものと考えられている．

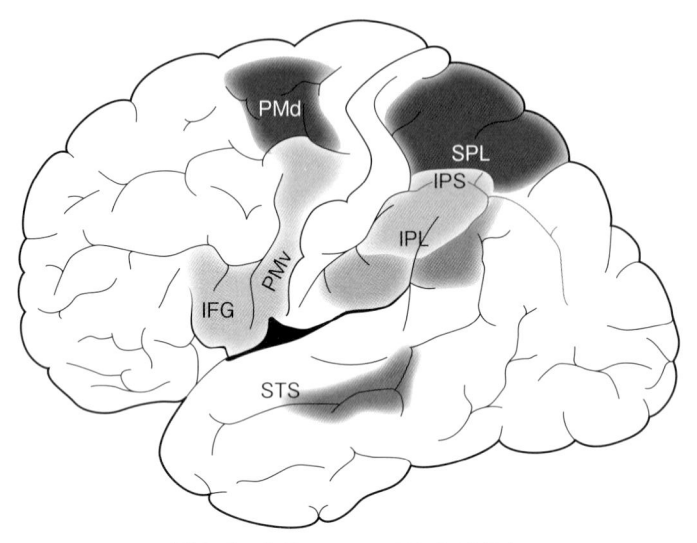

図 3-6　ミラーニューロンシステム
IFG：下前頭回，PMv：腹側運動前野，PMd：背側運動前野，IPL：下頭頂小葉，IPS：頭頂間溝，SPL：上頭頂小葉，STS：上側頭溝

3. 運動イメージと運動観察

　先の運動イメージの定義で述べたように，運動イメージとは心的（内的）な運動のシミュレートである．この心的シミュレートを可能としている神経メカニズムとして，ミラーニューロンシステムが重要な働きを担っていると考えられている．ミラーニューロンとは，他者の行為を観察している時に，自己がその行為を遂行する場合と類似した神経活動が生じる活動である．この活動は単なる観察ではなく，他者の行為の再認・予測（意図の推測）に関与しており，下頭頂小葉および上側頭溝を含み，ミラーニューロンシステム（**図 3-6**）としての存在が考えられている[48〜50]．そして，このミラーニューロンシステムを活動させる運動観察が，運動イメージを促進あるいは補完していると考えられる．

　この運動イメージと運動観察の関係性について，運動スキル学習において運動イメージが「トップダウン過程（記憶からの処理）」であるのに対し，運動観察は「ボトムアップ過程（知覚からの処理）」と考えられる．ただし，これらの処理は明確に分けられるものでなく，互いが補完しあうことで「フォワードモ

デル」を構築させるものと考えられる[51]．実際に，運動観察時には上肢の目標到達運動の観察中に運動前野，中側頭回，下前頭回および中前頭回，そして頭頂葉（体性感覚野，上頭頂小葉および下頭頂小葉）の活動増加が確認されている[52~57]．つまり，運動イメージ時と同様に，実際の運動実行を伴わずに心的に運動実行に関わる神経メカニズムを活性化させることができる．Buccinoら[58]はfMRIを用い，口や上肢・下肢の動きを観察している際の脳活動を計測し，実際の運動時と観察時で体部位再現性に運動前野の活性化を認めている．また，多くの報告で単純な動きに関して，観察またはイメージが実際の運動を調整させることが示されており[59~61]，Buccinoら[62]もfMRIを用い観察と実行における脳活動の変化を報告している．さらに，この運動観察による一次運動野の活性化も報告されている[63~65]．

このミラーニューロンシステムを活性化させるための観察課題としては，目標指向型課題が必要であると指摘されており[66]，以下に示す4つの行動レベルを含めた運動システムの階層性が必要であるとされている[67]．その4つの行動レベルとは，①運動意図（または行動の長期的な目標），②運動目標（または意図を認識するために必要な短期目標），③運動空間（または時空間性における手および上肢の形状），④目標を実行させるための筋パターンである．これらを踏まえ，運動観察において運動の意図と文脈，そして手と物体の相互作用などに基づいて運動前野および下頭頂小葉などの活性化が認められている[68~70]．このことは，先に述べた運動イメージと「期待される運動感覚」および「運動の意図」と関連している．

運動スキル学習手段としての運動イメージへの影響要因

1．PETLEPモデル

運動スキル学習において，運動イメージをより効果的に働かせるにはさまざまな要因を考慮する必要がある．この要因について，HolmesとCollins[71]は「身体（physical）」「環境（environment）」「課題（task）」「タイミング（timing）」「学習（learning）」「情動（emotion）」「志向性（perspective）」という7つの要素からなるPETTLEPモデルを提唱しており（図3-7），以下にその7つの要

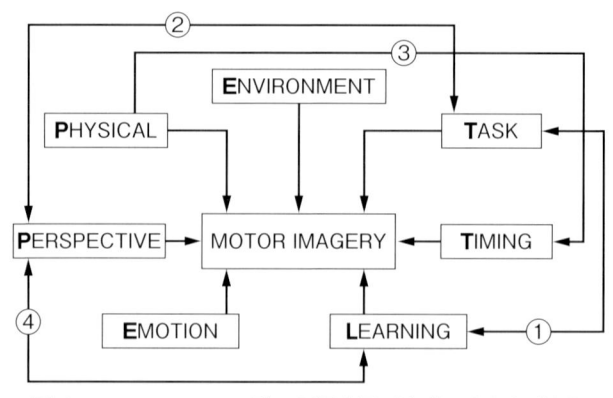

図3-7 PETTLEP モデルの概略図 （文献71）より引用）

素を述べる．

「身体」とは「イメージにおける身体的性質」として，「意識（注意）またはリラクセーション」に関連した要素である．Holmes と Collins は運動イメージの前にリラクセーションが必要であると述べ，そのための戦略が重要であり，このリラクセーションにより自身の身体への意識（注意）がもたらされるとしている．この身体への意識がより運動イメージを鮮明にさせ，運動の心的シミュレートを活性化させる．

「環境」とは「イメージのためのパフォーマンスに関する刺激」である．運動イメージを鮮明にさせるためには「刺激（提示）」が必要であり，その刺激は個人によってカスタマイズされるべきであるとしている．つまり，慣れた環境かつ視覚的なパフォーマンスの提示などによって，より正確な運動イメージが可能であると述べている．

「課題」とは「イメージする課題の性質」である．運動イメージによって実際の運動実行に関わる脳領域の活性化が報告されているが，補足運動野を中心にその活性化は課題の性質によって変化することが認められている[72]．また，この課題の性質はイメージするものの影響を受ける．つまり，ある課題に対してエキスパートであればより鮮明なイメージが可能であるが，そうでないものに対しては同様の方法が効果を示さないと指摘している．

「タイミング」とは「実際の運動実行時間とイメージの時間」である．運動実

行と心的シミュレーション（運動イメージ）が同様の神経活動をもたらすのであれば，それは時間的な一致性をみる処理過程である．実際，DecetyとJeannerod[73]は，運動実行と運動イメージのそれぞれの課題遂行までの時間的な差について検証し，その差が1秒前後の誤差であり，運動実行と運動イメージの時間一致性を報告している．したがって，運動イメージには課題の時間的要素（タイミング）を考慮することが必要である．

「学習」とは「新たな運動スキルの概要および正確性の獲得」であり，運動実行による学習によって運動イメージもそれに一致して変化していく[74]．したがって，運動イメージを手段として用いるには学習段階を考慮する必要がある．

「情動」とは「イメージに関わる感情」であり，イメージを調整する重要な要素である．運動イメージが自律神経系の反応に影響を及ぼすことが報告されており[75]，運動イメージが単なる運動の心的シミュレートだけでなく身体全体に反応することに考慮する必要があることはいうまでもない．特に，スポーツ分野においては学習すべき課題だけでなく外部環境状況の設定が必要である．

「志向性」とは「状況に応じた視覚的なイメージの使用」である．つまり，運動イメージを促進および補完するための運動観察とほぼ同意語と捉えることができる．この運動観察は前述したとおり，運動イメージ時と同様の脳活動が認められているため，より心的シミュレートを促進させる要素としてあげられる．

いずれにしても，運動スキル学習における手段としての運動イメージの利用には，単に「運動をイメージしましょう」といった指示のみでは不十分であり，最低限これらの要因を考慮する必要がある．実際に，スポーツ分野を中心にこのPETTLEPモデルを踏まえた運動イメージの効果が報告されており，Smithら[76]は体操選手のバランス学習において，身体練習とPETTLEPモデルを用いた運動イメージおよびいわゆる運動イメージの効果を検証し，身体練習とPETTLEPモデルを用いた運動イメージにおいて効果が認められたとしている．その中でも，特に7つの要素のうち環境あるいは志向性を含んだ「自己観察」による効果が報告されている[77,78]．また，2011年のSchusterら[79]の運動イメージトレーニングにおける構成要素に関するレビューでは，これらを含めた要素によって運動イメージの効果が促進されることが報告されている．

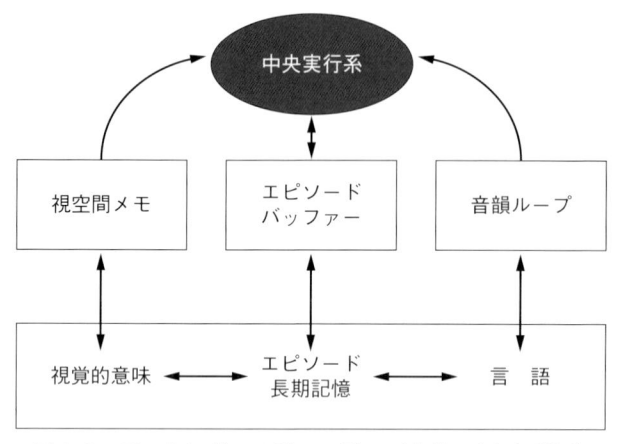

図 3-8　ワーキングメモリーモデル（文献 81）より引用）

2. その他の影響要因

運動イメージには，さまざまな要因が影響することを PETTLEP モデルから述べたが，このモデルだけでは不十分であり，このモデルを補足する形でさらなる要因を考慮する必要がある．以下にそれら要因を述べる．

1) ワーキングメモリーとイメージ能力

前述したように，運動イメージは運動実行に関わる長期記憶からの再生と，その再生過程における認知過程ワーキングメモリーによって再生される身体運動を伴わない心的な運動の表象である．つまり，イメージには認知処理過程としてワーキングメモリーが必要である．ワーキングメモリーは「言語理解，学習，推論といった複雑な認知課題の解決のために必要な情報（外部から与えられたもの，あるいは記憶から呼び出したもの）を必要な時間だけアクティブに保持し，それに基づいて情報の操作をする機構」のことであり[80]．その構成としては1つの中央実行形と視空間メモ，エピソードバッファー，音韻ループという3つの従属システムからなるモデルが提唱されている（**図 3-8**）．いずれにしても，運動実行に関わる長期記憶からの操作（認知処理）にはとても重要な要素である．実際に，運動イメージ中の脳活動においても前頭前野の活性化が

報告されており[17,82,83]，ワーキングメモリーと運動イメージの関係性についても検証されている．Malouinら[84]は脳卒中患者の立ち上がり動作において，身体練習と運動イメージを組み合わせた介入効果をワーキングメモリーの障害の程度によって検証した．その結果，ワーキングメモリーの成績と運動機能の回復には強い相関が認められたとして，運動イメージを働かせるうえで情報の維持と操作におけるワーキングメモリーの重要性を指摘している．

さらに運動イメージには，このワーキングメモリーを含んだ「イメージ能力」が影響を及ぼす．このイメージ能力はmovement imagery questionnaire（MIQ）やvividness of motor imagery questionnaire（VMIQ），the kinesthetic and visual imagery questionnaire（KVIQ）などによって評価され（第5章を参照），このイメージ能力が高いほど，運動イメージ効果が良好であるという関係性が報告されている[85]．また，Malouinら[86]はこのイメージ能力とワーキングメモリーおよび加齢の影響を検証し，運動イメージの鮮明さは加齢およびワーキングメモリーの低下と関連しているとしている．この加齢による影響についてはMulderら[87]も検証しており，加齢に伴いイメージ能力（VMIQ）の低下がみられ，特に一人称的運動イメージ能力が若年者と比べ低下していたと報告している．

2）感覚モダリティ

運動イメージの鮮明さには，筋感覚（体性感覚），視覚，聴覚などの外部からの合図（PETTLEPモデルにおける環境に相当する要因）が影響を及ぼす．このうち，筋感覚および視覚に関しては前述した一人称的運動イメージと三人称的運動イメージのことである．また，聴覚的な合図も運動イメージに影響を及ぼすことが示されている．Heremansら[88]は，目標指向型の上肢運動課題において運動イメージにおける視覚的および聴覚的な合図の効果を検証し，空間的な課題の正確性には視覚的合図が効果的であったが，時間的な正確性には聴覚的合図のほうが効果的であったことを報告している．この聴覚的合図の影響については，脳卒中患者を対象とした歩行能力の改善においても確認されている[89]．やはり，運動イメージを鮮明にするために，多様な感覚モダリティを通じた刺激の影響を考慮する必要がある．

3) 課 題

　PETTLEPモデルで述べたとおり，運動イメージはイメージすべき課題の特性の影響を強く受ける．この課題の特性としてまず考慮すべき要因は，課題への親和性および経験である．実際に内藤[90]は，まったく経験したことがない課題では運動イメージよりも視覚イメージが優位となり心的シミュレートとしての脳活動が得られにくいとしている．Olssonら[91]もスポーツにおけるエキスパートと初心者における運動イメージの違いをfMRIにて検証し，エキスパートでは運動前野や補足運動野，小脳の活動が確認できたが，初心者では頭頂葉や視覚野の活動が優位であったと報告している．また，運動スキル学習においても，Mulderら[92]が学習すべき課題の経験の有無によって運動イメージによる効果に差が生じることを明らかにしている．

　さらに，この課題の特性としては課題そのものの難易度（複雑性）も関与することが報告されている．Szameitatら[93]は，運動イメージ課題として上肢運動課題（ナイフとフォークで肉を食べる，ハサミで指の爪を切る，書字，トランプをまぜる配る，靴紐を結ぶ，髪の毛をブラシする，シャツまたはブラウスのボタンを留める）と全身運動課題（泳ぐ，床からテーブルへ重い箱を持ち上げる，走る，ダンス，ボールを投げて蹴る，スコップを使って穴を掘る，掃除機を使用する）における脳活動の違いを検証している．その結果，全身運動課題での補足運動野を中心とした活動に対し，上肢運動課題では体性感覚野を中心とした活動が認められることが明らかになり，課題による違いが指摘されている．加えて，この運動イメージを促進あるいは補完する運動観察に関しては，前述したように課題における文脈や意図による相違が認められているため，これらの要素も考慮すべきであると考える．

4) モチベーション

　モチベーションは運動イメージに限らず考慮すべき要因であるが，運動イメージの認知処理過程には情報の随意的な操作および維持が必要であり，この処理を円滑にするためにも重要である．このモチベーションが運動イメージに及ぼす影響についてはスポーツ分野において検証されており，Cummingら[94]は質問紙表によりモチベーションが高い者は低い者と比較して，運動イメージ能力が良好であったと報告している．また，モチベーションに関わる要因とし

て，精神的な不安も影響することが示唆されており[95]，自己効力感[96]なども含めたモチベーションの向上によってスキル学習における運動イメージをより良好なものにすると考える．

文 献

1) Farah MJ：The neural basis of mental imagery. *Trends Neurosci* **12**：395-399, 1989
2) Abbruzzese G, et al：Change of intracortical inhibition during motor imagery in human subjects. *Neurosci Lett* **263**：113-116, 1999
3) Stinear CM, et al：Modulation of corticospinal excitability and intracortical inhibition during motor imagery is task-dependent. *Exp Brain Res* **157**：351-358, 2004
4) Jeannerod M：The representing brain：neural correlates of motor intention and imagery. *Behav Brain Sci* **17**：187-245, 1994
5) Jeannerod M, et al：Mental motor imagery：a window into the representational satge of action. *Curr Opin Neurobiol* **5**：727-732, 1995
6) Decety J：The neurophysiological basis of motor imagery. *Behav Brain Res* **77**：45-52, 1996
7) 内藤栄一：運動の準備と発現 随意運動の制御．西平賀昭，他（編）：運動と高次神経機能—運動の脳内機能を探検する．杏林書院，2005，pp7-13
8) Gazzaniga MS, et al：Cognitive Neuroscience：The Biology of The Mind 3rd ed. W. W. Norton & Company, New York, 2008
9) Decety J, et al：The cerebellum participates in mental activity：tomographic measurements of regional cerebral blood flow. *Brain Res* **535**：313-317, 1990
10) Bonda E, et al：Neural correlates of mental transformations of the body-in-space. *Proc Natl Acad Sci USA* **92**：11180-11184, 1995
11) Lotze M, et al：Activation of cortical and cerebellar motor area during executed and imagined hand movements：a fMRI study. *J Cogn Neurosci* **11**：491-501, 1999
12) Gerardin E, et al：Partially overlapping neural networks for real and imagined hand movements. *Cereb Cortex* **10**：1093-1104, 2000
13) Lorey B, et al：Activation of the parieto-premotor network is associated with vivid motor imagery-a parametric fMRI study. *PLoS One* **6**：e20368, 2011
14) Naito E, et al：internally simulated movement sensations during motor imagery activate cortical motor area and the cerebellum. *J Neurosci* **22**：3683-3691, 2002
15) Desmurget M, et al：Movement intention after parietal cortex stimulation in humans. *Science* **324**：811-813, 2009
16) 丹治 順：運動系の生理学．川人光男，他：認知科学4 運動．岩波書店，1994，pp31-72
17) Deiber MP, et al：Cerebral structures participating in motor preparation in humans：a positron emission tomography study. *J Neurophysiol* **75**：233-247, 1996
18) Stephan KM, et al：Functional anatomy of the mental representation of upper extremity movements in healthy subjects. *J Neurophysiol* **73**：373-386, 1995

19) Kasess CH, et al : The suppressive influence of SMA on M1 in motor imagery revealed by fMRI and dynamic causal modeling. *NeuroImage* **40** : 828-837, 2008
20) Ruby P, et al : Effect of subjective perspective taking during simulation of action : a PET investigation of agency. *Nat Neurosci* **4** : 546-550, 2001
21) Guillot A, et al : Brain activity during visual versus kinesthetic imagery : an fMRI study. *Human Brain Mapp* **30** : 2157-2172, 2009
22) Stinear CM, et al : Kinesthetic, but not visual, motor imagery modulates corticomotor excitability. *Exp Brain Res* **168** : 157-164, 2006
23) Fourkas AD, et al : Corticospinal facilitation during first and third person imagery. *Exp Brain Res* **168** : 143-151, 2006
24) Anquetil T, et al : Simulated actions in the first and in the third person perspectives shre common representations. *Brain Res* **1130** : 125-129, 2007
25) Malouin F, et al : Brain Activations During Motor Imagery of Locomotor-Related Tasks : A PET Study. *Hum Brain Mapp* **19** : 47-62, 2003
26) Jahn K, et al : Brain activation patterns during imagined stance and locomotion in functional magnetic resonance imaging. *Neuroimage* **22** : 1722-1731, 2004
27) Bakker M, et al : Cerebral correlates of motor imagery of normal and precicion gait. *Neuroimage* **41** : 998-1010, 2008
28) Iseki K, et al : Neural mechanisms involved in mental imagery and observation of gait. *Neuroimage* **41** : 1021-1031, 2008
29) Solodkin A, et al : Fine modulation in netwaork activation during motor execution and motor imagery. *Cereb Cortex* **14** : 1246-1255, 2004
30) Voisin JA, et al : Is somatosensory excitability more affected by the perspective or modality content of motor imagery? *Neurosci Lett* **493** : 33-37, 2011
31) Callow N, et al : The relationship between the use of kinaesthetic imagery and different visual imagery perspectives. *J Sports Sci* **22** : 167-177, 2004
32) Stevens JA : Interference effects demonstrate distinct roles for visual and motor imagery during the mental representation of human action. *Cognition* **95** : 329-350, 2005
33) Sirigu A, et al : Motor and visual imagery as two complementary but neurally dissociable mental processes. *J Cogn Neurosci* **13** : 910-919, 2001
34) Jackson PL, et al : Neural circuits involved in imitation and perspective-taking. *Neuroimage* **31** : 429-439, 2006
35) Dickstein R, et al : Motor imagery in physical therapist practice. *Phys Ther* **87** : 942-953, 2007
36) Féry YA : Differentiating visual and kinesthetic imagery in mental practice. *Can J Exp Psychol* **57** : 1-10, 2003
37) Golomer E, et al : Effects of mental magery styles on shoulder and hip rotations during preparation of pirouettes. *J Mot Behav* **40** : 281-290, 2008
38) Sacco K, et al : Motor imagery of walking following training in locomotor attention. The

effect of thetango lesson. *Neuroimage* **32**：1441-1449, 2006
39) Hall C, et al：Imagery and the acquisition of motor skills. *Can J Sport Sci* **17**：19-27, 1992
40) Farahat E, et al：Effect of visual and kinesthetic imagery on the learning of a patterned movement. *Int J Sport Psychol* **35**：119-132, 2004
41) White A, et al：Use of different imagery perspectives on the learning and performance of different motor skills. *Br J Psychol* **86**：169-180, 1995
42) Page SJ, et al：A randomized efficacy and feasibility study of imagery in acute stroke. *Clin Rehabil* **15**：233-240, 2001
43) Crosbie JH, et al：The adjunctive role of mental practice in the rehabilitation of the upper limb after hemiplegic stroke：a pilot study. *Clin Rehabil* **18**：60-68, 2004
44) Dijkerman HC, et al：Does motor imagery training improve hand function in chronic stroke patients? A pilot study. *Clin Rehabil* **18**：538-549, 2004
45) Cramer SC, et al：Effects of motor imagery training after chronic complete spinal cord injury. *Exp Brain Res* **177**：233-242, 2007
46) Page SJ, et al：Mental practice in chronic stroke：results of a randomized, placebo-controlled trial. *Stroke* **38**：1293-1297, 2007
47) Liu KP, et al：Mental imagery for promoting relearning for people after stroke：a randomized controlled trial. *Arch Phys Med Rehabil* **85**：1403-1408, 2004
48) Rizzolatti G, et al：Premotor cortex and the recognition of motor actions. *Brain Res Cogn Brain Res* **3**：131-141, 1996
49) Fogassi L, et al：Parietal lobe：from action organization to intention understanding. *Science* **308**：662-667, 2005
50) Rizzolatti G, et al：The mirror neuron system. *Ann Rev Neurosci* **27**：169-192, 2004
51) Holmes PS, et al：A neuroscientific review of imager and observation use in sport. *J Mot Behav* **40**：433-445, 2008
52) Gallese V, et al：Action recognition in the premotor cortex. *Brain* **119**：593-609, 1996
53) Gallese V, et al：Mirror neurons and the simulation theory of mind-reading. *Trends Cogn Sci* **12**：493-501, 1998
54) Grèzes J, et al：Functional anatomy of execution, mental simulation, observation and verb generation of action：a meta-analysis. *Hum Brain Mapp* **12**：1-19, 2001
55) Dinstein I, et al：Brain area selective for both observed and executed movements. *J Neurophysiol* **98**：1415-1427, 2007
56) Chong TT, et al：fMRI adaptation reveals mirror neurons in human inferior parietal cortex. *Curr Biol* **18**：1576-1580, 2008
57) Gazzola V, et al：The observation and execution of action share motor and somatosensory voxels in all tested subjects：single-subject analyses of unsmoothed fMRI data. *Cereb Cortex* **19**：1239-1255, 2009
58) Buccino G, et al：Action observation activates premotor and parietal area in a somatotopic manner：a fMRI study. *Eur J Neurosci* **13**：400-404, 2001

59) Edwards MG, et al : Motor facilitation following action observation : a behavioural study in prehensile action. *Brain Cogn* **53** : 495-502, 2003
60) Dijkerman HC, et al : Interference of grasping observation during prehension, a behavioural study. *Exp Brain Res* **176** : 387-396, 2007
61) Ramsey R, et al : Performance modulation following action imagery : a movement kinematic study of grasping. *Exp Brain Res* **269** : 3-4, 2008
62) Buccino G, et al : Neural circuits involved in the recognition of actions performed by noncon-specifics : an fMRI study. *J Cogn Neurosci* **16** : 114-126, 2004
63) Gangitano M, et al : Phase-specific modulation of cortical motor output during movement observation. *Neuroreport* **12** : 1489-1492, 2001
64) Maeda F, et al :. Motor facilitation while observing hand actions : Specificity of the effect and role of observer's orientation. *J Neurophysiol* **87** : 1329-1335, 2002
65) Stefan K, et al : Formation of a motor memory by action observation. *J Neurosci* **25** : 9339-9346, 2005
66) Iacoboni M, et al : Grasping the intentions of others with one's own mirror neuron system. *PLoS Biol* **3** : e79, 2005
67) Garrison KA, et al : The mirror neuron system : a neural substrate for methods in stroke rehabilitation. *Neurorehabil Neural Repair* **24** : 404-412, 2010
68) Grafton ST, et al : Evidence for a distributed hierarchy of action representation in the brain. *Hum Mov Sci* **26** : 590-616, 2007
69) Hamilton AF, et al : Action outcomes are represented in human inferior frontoparietal cortex. *Cereb Cortex* **18** : 1160-1168, 2008
70) Hamilton AF, et al : Goal representation in human anterior intraparietal sulcus. *J Neurosci* **26** : 1133-1137, 2006
71) Holmes PS, et al : The PETTLEP approach to motor imagery : a functional equivalence model for sport psychologist. *J App Sport Psychol* **13** : 60-83, 2001
72) Decety J, et al : Mapping motor representations with positron emission tomography. *Nature* **371** : 600-602, 1994
73) Decety J, et al : The timing of mentally represented actions. *Behav Brain Res* **34** : 35-42, 1989
74) Pascual-Leone A, et al : Modulation of motor responses evoked by transcranial magnetic stimulation during the acquisition of new fine motor skills. *J Neurophysiol* **74** : 1037-1045, 1995
75) Decety, J : Do imagined and executed actions share the same neural substrate? *Brain Res Cogn Brain Res* **3** : 87-93, 1996
76) Smith D, et al : It's all in the mind : PETTLEP-based imagery and sports performance. *J App Sport Psychol* **19** : 80-92, 2007
77) Ram N, et al : A comparison of modeling and imagery in the acquisition and retention of motor skills. *J Sport Sci* **25** : 587-597, 2007

78) Caliari P : Enhancing forehand acquisiton in table tennis : the role of mental practice. *J App Sport Psychol* **20** : 88-96, 2008
79) Schuster C, et al : Best practice for motor imagery : a systematic literture review on motor imagery training elements in five different disciplines. *BMC Med* **9** : 75, 2011
80) 渡邊正孝：思考と脳—考える脳のしくみ．サイエンス社，2005
81) Baddeley A : Fractionating the central executive. Stuss DT, et al（eds）: Principles of frontal lobe function. Oxford University Press, New York, 2002, pp246-260
82) Roland PE, et al : Supplementary motor area and other cortical areas in organization of voluntary movements in man. *J Neurophysiol* **43** : 118-136, 1980
83) Gerardin E, et al : Partially overlapping neural networks for real and imagined hand movements. *Cereb Cortex* **10** : 1093-1104, 2000
84) Malouin F, et al : Working memory and mental practice outcomes after stroke. *Arch Phys Med Rehabil* **85** : 177-183, 2004
85) Goss S, et al : Imagery ability and the acquisition and retention of movement. *Mem Cognit* **14** : 469-477, 1986
86) Malouin F, et al : normal aging and motor imagery vividness : implications for mental practice training in rehabilitation. *Arch Phys Med Rehabil* **91** : 1122-1127, 2010
87) Mulder T, et al : Motor imagery : the relation between age and imagery capacity. *Human Mov Sci* **26** : 203-211, 2007
88) Heremans E, et al : Facilitation of motor imagery through movement-related cueing. *Brain Res* **1278** : 50-58, 2009
89) Kim JS, et al : Visual and kinesthetic locomotor imagery training integrated with auditory step rhythm for walking performance of patients with chronic stroke. *Clin Rehabil* **25** : 134-145, 2011
90) 内藤栄一：運動習熟のメカニズム．臨床スポーツ医学 **21** : 1057-1065, 2004
91) Olsson CJ, et al : Internal imagery training in active high jumpers. *Scand J Psychol* **49** : 133-140, 2008
92) Mulder T, et al : The role of motor imagery in learning a totally novel movement. *Exp Brain Res* **154** : 211-217, 2004
93) Szameitat AJ, et al : Motor imagery of complex everyday movements. An fMRI study. *Neuroimage* **34** : 702-713, 2007
94) Cumming J, et al : Motivational orientations and imagery use : a goal profiling analysis. *J Sports Sci* **20** : 127-136, 2002
95) Halvari H : Effects of mental practice on performance are moderated by cognitive anxiety as measured by the Sport Competition Anxiety Test. *Percept Mot Skills* **83** : 1375-1383, 1996
96) Short SE, et al : Imagery use in sport : mediational effects for efficacy. *J Sports Sci* **23** : 951-960, 2005

第4章
運動イメージの神経基盤

運動イメージに関する脳イメージング研究

　運動イメージ（motor imagery）は，与えられた運動の表象を，一切の運動出力なしで，ワーキングメモリー内で内的にリハーサルされる時の動的状態と定義される[1]．Mahoneyら[2]によれば，運動行為の心的表象には，2つの種類があり，一つは，被験者自身が運動を行っていると感じるような筋感覚的運動イメージである内的または一人称的な心的表象，もう一つは行為の視覚的な表象を含む外的または三人称的な心的表象である視覚的運動イメージに分けられている．心的リハーサルである運動イメージは，実際の運動と異なり，行動を伴わないため，イメージの実行については客観的な評価や定量化が難しく，被験者の内省に依存する．したがって，以前は運動や知覚に関する脳内神経機構の検討方法として，脳損傷後の障害と損傷部位との関連や侵襲的に設置した微小電極による大脳皮質の局在機能の検討が行われてきた．しかしながら，1980年代以降，脳機能イメージング装置の進歩により，非侵襲的に脳機能を視覚化することが可能となった．そして，運動や動作のイメージが，実際の運動実行と類似した脳領域において，活動性の増加や減少が認められるということが知られてきた．

　Jeannerod[3,4]によると，運動イメージは運動を行う意図・内容への意識的な接近の結果を表し，通常は動作の準備中に無意識に行われるとした．そして，意識的な運動イメージと無意識の運動準備は共通する機序を有しており，機能的に等価であると結論づけている．これは，運動の準備は通常すぐその後に実際の運動が実行されるため，運動準備が意識されることはない．一方，運動イメージは直後に運動が実行されず時間的に解離しているため，意識されやすいということを示す．したがって，運動実行とイメージに関連する脳領域も多くの共通部分があると考えられる．以下，実際の運動イメージに関する先行研究を紹介し，運動イメージと運動準備，運動実行との関連について記載する．

　脳機能イメージング装置を用いた運動イメージ研究の最初は，ポジトロン断層法（PET：positron emission tomography）によるものであった．Ingvarら[5]は，右手を律動的に握りしめる課題に関し，イメージと実際の運動における脳血流量を測定した．結果，運動イメージ課題では，前頭前野，運動前野および下頭頂小葉に増加が認められた．しかしながら，実際の運動課題中に増加した

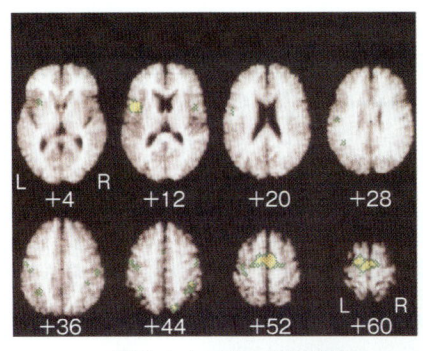

a. 運動イメージ vs 運動準備 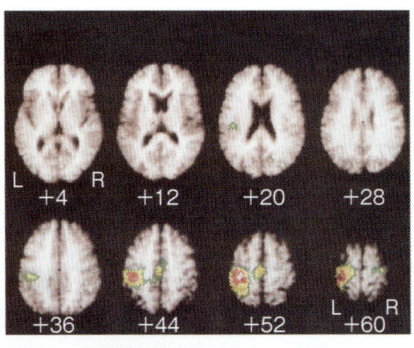　　　　b. 運動実行 vs 運動イメージ

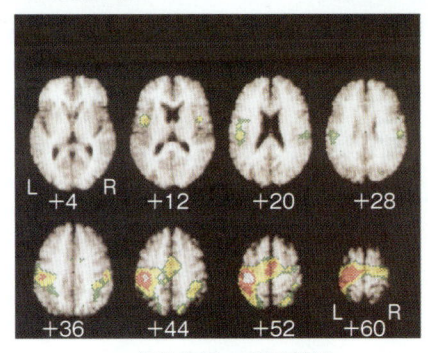

c. 運動実行 vs 運動準備

図 4-1　ジョイスティック操作時の脳活動（文献 6）より引用）
　　a. 運動準備と比較し，運動イメージで増加した領域
　　b. 運動イメージと比較し，運動実行で増加した領域
　　c. 運動準備と比較し，運動実行で増加した領域

脳部位とは異なる場所もあり，運動イメージの中枢と実際の運動調節に関わる脳部位とは異なると報告している．Stephanら[6]は，PETを使用して右上肢により4方向へジョイスティックを操作する運動イメージと実際の運動における脳血流の領域について検証した．結果，運動イメージでは運動準備と比較し，内側・外側運動前野，前帯状回，腹側弁蓋運動前野，そして上頭頂小葉，下頭頂小葉の両側の活動が認められた．実際の運動では，運動イメージに加え，左一次感覚運動皮質と内側・外側運動前皮質の背側部付近，帯状回付近，左上頭頂小葉の吻側部に活動が認められた（**図 4-1**）．また，Hanakawaら[7]は視覚的に表示される数字にしたがって手指タッピングを行う課題における運動イメー

ジで，頭頂弁蓋と小脳前葉および運動前野に活動を認めたが，一次運動野には認めなかった．実際の動作時に顕著な活動は，一次体性感覚野と一次運動野，頭頂弁蓋，そしてイメージに関連した活動がほとんどなかった小脳前部に認められた．イメージに顕著な領域は，中前頭回レベルでの中心前溝，後上頭頂皮質，楔前部であった（図 4-2）．さらに，上中心前溝と内側頭頂間溝領域の活動は，主に左側でイメージ課題の正確性と関連した．Solodkin ら[8]も手指タッピング課題を使用し運動実行，運動イメージ，視覚的イメージを行った．利き手と反対側において，運動実行時には一次運動野，一次体性感覚野，上頭頂小葉，背外側運動前皮質，補足運動野，小脳，後頭部領域に活動が認められた．運動イメージでは，背外側運動前皮質，一次運動野，一次体性感覚野，補足運動野，小脳，上頭頂小葉に認められた．視覚的イメージでは，背外側運動前皮質，上頭頂小葉，補足運動野，後頭部領域，小脳に活動が認められた（図 4-3）．Stippich ら[9]は，異なる身体部位（足，手，舌）の運動イメージは体部位の種類において中心前回を活動させた．類似した結果は Ehrsson ら[10]によっても報告された．それは，手指・舌・足指の運動イメージが，一次運動野の体部位性に組織化された領域を活動させた．つまり，手指の運動イメージは手指の領域を活動させ，足指の運動イメージは反対側の補足運動野後方と反対側の一次運動野の足指の領域を活動させた．舌の運動イメージは，一次運動野の舌の領域を活動させた（図 4-4）．これらの結果は，イメージされた身体部位が皮質活動のパターンにおいて直接的に反映することを示唆する．この結果について，例えば前腕屈曲の運動イメージは，主動作筋である上腕二頭筋の運動誘発電位（MEP：motor evoked potential）を高めるが，前腕伸展のイメージ中は起こらなかった．したがって，運動イメージは全身の筋の喚起ではなく，動きに特有な中枢性の活動様式を引き起こす[11]．

　運動イメージにおける一次運動野の活動について，いくつかの機能的磁気共鳴画像（fMRI：functional magnetic resonance imaging）を使用した研究では，運動イメージ時に一次運動野における活動が認められたと報告する先行研究がある[12,13]．例えば，Spiegler ら[14]の研究では舌の突出の運動イメージ中，一次運動野における両側性の活動を示した．しかしながら，運動イメージ中の一次運動野の活動については，さまざまな報告があり，他の先行研究では活動は認められていない[7,15]．

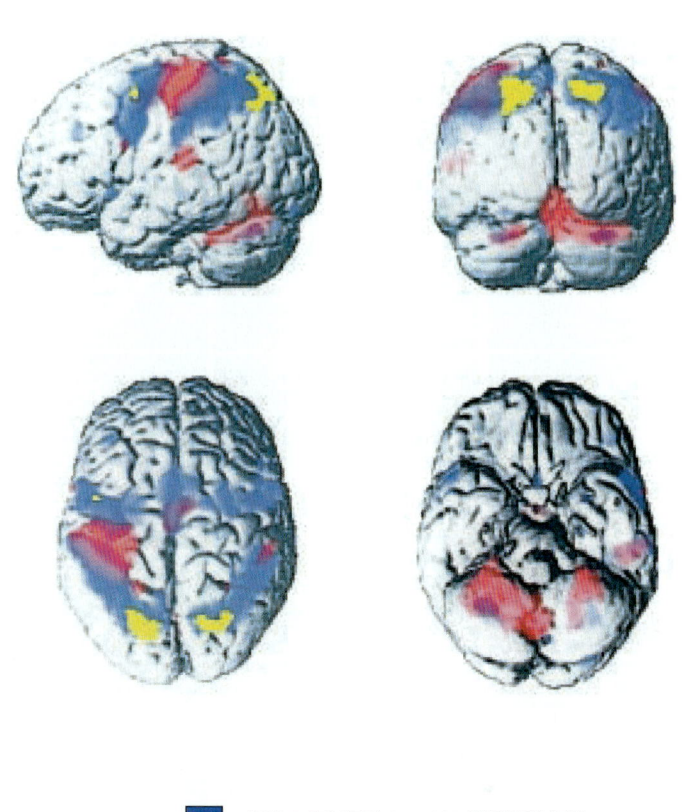

■ 運動実行と運動イメージの共通活動領域

■ 運動実行中の主な活動領域

■ 運動イメージ中の主な活動領域

図4-2　手指タッピング運動時の脳活動（文献7）より引用）
　運動イメージでは，頭頂弁蓋と小脳前葉および運動前野に活動を認めたが，一次運動野には認めなかった

　運動イメージによる脊髄レベルへの影響に関し，Liら[16]は，9名の健常成人に対し，手指の屈曲・伸展運動のイメージを行わせた．その結果，脊髄運動神経の閾値下での活動を示し，運動イメージが脊髄分節の興奮性に影響を及ぼすことを報告した．また，Stinearら[17]の研究では視覚的運動イメージではなく，

第4章　運動イメージの神経基盤

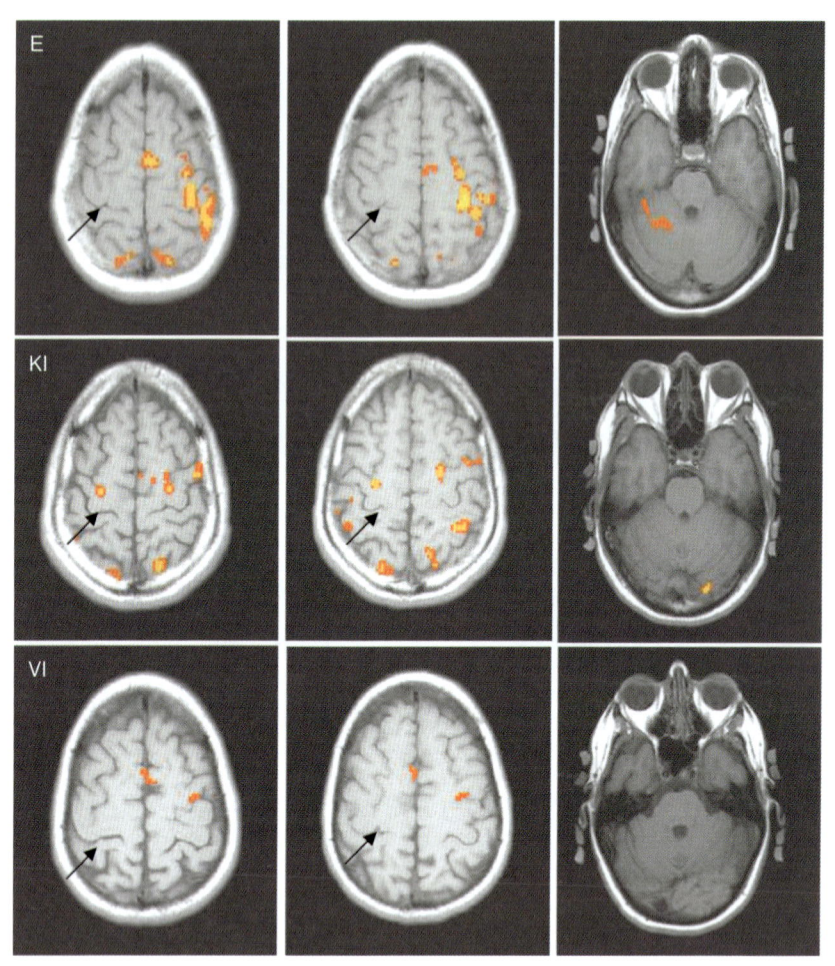

図4-3 手指タッピング運動時の脳活動（被験者1名）（文献8）より引用）
E：運動実行，KI：運動イメージ，VI：視覚的イメージ．矢印は中心溝を示す．左列，中央：手の運動野レベル，右列：小脳レベル．運動イメージにおいて，背外側運動前皮質，一次運動野，一次体性感覚野，補足運動野，小脳，上頭頂小葉の活動が認められた

　筋感覚的運動イメージは皮質運動興奮性，特に脊髄上位のレベルでの活動を示した．この結果は，実施される運動イメージの様式により活動領域だけでなく，活動の程度へも影響を与えることを示した．これらの結果は，筋感覚的運動イメージは視覚的運動イメージより運動学習のために効果的である可能性を示唆

effect of thetango lesson. *Neuroimage* **32**：1441-1449, 2006
39) Hall C, et al：Imagery and the acquisition of motor skills. *Can J Sport Sci* **17**：19-27, 1992
40) Farahat E, et al：Effect of visual and kinesthetic imagery on the learning of a patterned movement. *Int J Sport Psychol* **35**：119-132, 2004
41) White A, et al：Use of different imagery perspectives on the learning and performance of different motor skills. *Br J Psychol* **86**：169-180, 1995
42) Page SJ, et al：A randomized efficacy and feasibility study of imagery in acute stroke. *Clin Rehabil* **15**：233-240, 2001
43) Crosbie JH, et al：The adjunctive role of mental practice in the rehabilitation of the upper limb after hemiplegic stroke：a pilot study. *Clin Rehabil* **18**：60-68, 2004
44) Dijkerman HC, et al：Does motor imagery training improve hand function in chronic stroke patients? A pilot study. *Clin Rehabil* **18**：538-549, 2004
45) Cramer SC, et al：Effects of motor imagery training after chronic complete spinal cord injury. *Exp Brain Res* **177**：233-242, 2007
46) Page SJ, et al：Mental practice in chronic stroke：results of a randomized, placebo-controlled trial. *Stroke* **38**：1293-1297, 2007
47) Liu KP, et al：Mental imagery for promoting relearning for people after stroke：a randomized controlled trial. *Arch Phys Med Rehabil* **85**：1403-1408, 2004
48) Rizzolatti G, et al：Premotor cortex and the recognition of motor actions. *Brain Res Cogn Brain Res* **3**：131-141, 1996
49) Fogassi L, et al：Parietal lobe：from action organization to intention understanding. *Science* **308**：662-667, 2005
50) Rizzolatti G, et al：The mirror neuron system. *Ann Rev Neurosci* **27**：169-192, 2004
51) Holmes PS, et al：A neuroscientific review of imager and observation use in sport. *J Mot Behav* **40**：433-445, 2008
52) Gallese V, et al：Action recognition in the premotor cortex. *Brain* **119**：593-609, 1996
53) Gallese V, et al：Mirror neurons and the simulation theory of mind-reading. *Trends Cogn Sci* **12**：493-501, 1998
54) Grèzes J, et al：Functional anatomy of execution, mental simulation, observation and verb generation of action：a meta-analysis. *Hum Brain Mapp* **12**：1-19, 2001
55) Dinstein I, et al：Brain area selective for both observed and executed movements. *J Neurophysiol* **98**：1415-1427, 2007
56) Chong TT, et al：fMRI adaptation reveals mirror neurons in human inferior parietal cortex. *Curr Biol* **18**：1576-1580, 2008
57) Gazzola V, et al：The observation and execution of action share motor and somatosensory voxels in all tested subjects：single-subject analyses of unsmoothed fMRI data. *Cereb Cortex* **19**：1239-1255, 2009
58) Buccino G, et al：Action observation activates premotor and parietal area in a somatotopic manner：a fMRI study. *Eur J Neurosci* **13**：400-404, 2001

59) Edwards MG, et al : Motor facilitation following action observation : a behavioural study in prehensile action. *Brain Cogn*　**53**：495-502, 2003
60) Dijkerman HC, et al : Interference of grasping observation during prehension, a behavioural study. *Exp Brain Res*　**176**：387-396, 2007
61) Ramsey R, et al : Performance modulation following action imagery : a movement kinematic study of grasping. *Exp Brain Res*　**269**：3-4, 2008
62) Buccino G, et al : Neural circuits involved in the recognition of actions performed by nonconspecifics : an fMRI study. *J Cogn Neurosci*　**16**：114-126, 2004
63) Gangitano M, et al : Phase-specific modulation of cortical motor output during movement observation. *Neuroreport*　**12**：1489-1492, 2001
64) Maeda F, et al :. Motor facilitation while observing hand actions : Specificity of the effect and role of observer's orientation. *J Neurophysiol*　**87**：1329-1335, 2002
65) Stefan K, et al : Formation of a motor memory by action observation. *J Neurosci*　**25**：9339-9346, 2005
66) Iacoboni M, et al : Grasping the intentions of others with one's own mirror neuron system. *PLoS Biol*　**3**：e79, 2005
67) Garrison KA, et al : The mirror neuron system : a neural substrate for methods in stroke rehabilitation. *Neurorehabil Neural Repair*　**24**：404-412, 2010
68) Grafton ST, et al : Evidence for a distributed hierarchy of action representation in the brain. *Hum Mov Sci*　**26**：590-616, 2007
69) Hamilton AF, et al : Action outcomes are represented in human inferior frontoparietal cortex. *Cereb Cortex*　**18**：1160-1168, 2008
70) Hamilton AF, et al : Goal representation in human anterior intraparietal sulcus. *J Neurosci*　**26**：1133-1137, 2006
71) Holmes PS, et al : The PETTLEP approach to motor imagery : a functional equivalence model for sport psychologist. *J App Sport Psychol*　**13**：60-83, 2001
72) Decety J, et al : Mapping motor representations with positron emission tomography. *Nature*　**371**：600-602, 1994
73) Decety J, et al : The timing of mentally represented actions. *Behav Brain Res*　**34**：35-42, 1989
74) Pascual-Leone A, et al : Modulation of motor responses evoked by transcranial magnetic stimulation during the acquisition of new fine motor skills. *J Neurophysiol*　**74**：1037-1045, 1995
75) Decety, J : Do imagined and executed actions share the same neural substrate? *Brain Res Cogn Brain Res*　**3**：87-93, 1996
76) Smith D, et al : It's all in the mind : PETTLEP-based imagery and sports performance. *J App Sport Psychol*　**19**：80-92, 2007
77) Ram N, et al : A comparison of modeling and imagery in the acquisition and retention of motor skills. *J Sport Sci*　**25**：587-597, 2007

78) Caliari P：Enhancing forehand acquisiton in table tennis：the role of mental practice. *J App Sport Psychol* **20**：88-96, 2008
79) Schuster C, et al：Best practice for motor imagery：a systematic literture review on motor imagery training elements in five different disciplines. *BMC Med* **9**：75, 2011
80) 渡邊正孝：思考と脳—考える脳のしくみ．サイエンス社，2005
81) Baddeley A：Fractionating the central executive. Stuss DT, et al（eds）：Principles of frontal lobe function. Oxford University Press, New York, 2002, pp246-260
82) Roland PE, et al：Supplementary motor area and other cortical areas in organization of voluntary movements in man. *J Neurophysiol* **43**：118-136, 1980
83) Gerardin E, et al：Partially overlapping neural networks for real and imagined hand movements. *Cereb Cortex* **10**：1093-1104, 2000
84) Malouin F, et al：Working memory and mental practice outcomes after stroke. *Arch Phys Med Rehabil* **85**：177-183, 2004
85) Goss S, et al：Imagery ability and the acquisition and retention of movement. *Mem Cognit* **14**：469-477, 1986
86) Malouin F, et al：normal aging and motor imagery vividness：implications for mental practice training in rehabilitation. *Arch Phys Med Rehabil* **91**：1122-1127, 2010
87) Mulder T, et al：Motor imagery：the relation between age and imagery capacity. *Human Mov Sci* **26**：203-211, 2007
88) Heremans E, et al：Facilitation of motor imagery through movement-related cueing. *Brain Res* **1278**：50-58, 2009
89) Kim JS, et al：Visual and kinesthetic locomotor imagery training integrated with auditory step rhythm for walking performance of patients with chronic stroke. *Clin Rehabil* **25**：134-145, 2011
90) 内藤栄一：運動習熟のメカニズム．臨床スポーツ医学 **21**：1057-1065，2004
91) Olsson CJ, et al：Internal imagery training in active high jumpers. *Scand J Psychol* **49**：133-140, 2008
92) Mulder T, et al：The role of motor imagery in learning a totally novel movement. *Exp Brain Res* **154**：211-217, 2004
93) Szameitat AJ, et al：Motor imagery of complex everyday movements. An fMRI study. *Neuroimage* **34**：702-713, 2007
94) Cumming J, et al：Motivational orientations and imagery use：a goal profiling analysis. *J Sports Sci* **20**：127-136, 2002
95) Halvari H：Effects of mental practice on performance are moderated by cognitive anxiety as measured by the Sport Competition Anxiety Test. *Percept Mot Skills* **83**：1375-1383, 1996
96) Short SE, et al：Imagery use in sport：mediational effects for efficacy. *J Sports Sci* **23**：951-960, 2005

第4章
運動イメージの神経基盤

運動イメージに関する脳イメージング研究

　運動イメージ（motor imagery）は，与えられた運動の表象を，一切の運動出力なしで，ワーキングメモリー内で内的にリハーサルされる時の動的状態と定義される[1]．Mahoneyら[2]によれば，運動行為の心的表象には，2つの種類があり，一つは，被験者自身が運動を行っていると感じるような筋感覚的運動イメージである内的または一人称的な心的表象，もう一つは行為の視覚的な表象を含む外的または三人称的な心的表象である視覚的運動イメージに分けられている．心的リハーサルである運動イメージは，実際の運動と異なり，行動を伴わないため，イメージの実行については客観的な評価や定量化が難しく，被験者の内省に依存する．したがって，以前は運動や知覚に関する脳内神経機構の検討方法として，脳損傷後の障害と損傷部位との関連や侵襲的に設置した微小電極による大脳皮質の局在機能の検討が行われてきた．しかしながら，1980年代以降，脳機能イメージング装置の進歩により，非侵襲的に脳機能を視覚化することが可能となった．そして，運動や動作のイメージが，実際の運動実行と類似した脳領域において，活動性の増加や減少が認められるということが知られてきた．

　Jeannerod[3,4]によると，運動イメージは運動を行う意図・内容への意識的な接近の結果を表し，通常は動作の準備中に無意識に行われるとした．そして，意識的な運動イメージと無意識の運動準備は共通する機序を有しており，機能的に等価であると結論づけている．これは，運動の準備は通常すぐその後に実際の運動が実行されるため，運動準備が意識されることはない．一方，運動イメージは直後に運動が実行されず時間的に解離しているため，意識されやすいということを示す．したがって，運動実行とイメージに関連する脳領域も多くの共通部分があると考えられる．以下，実際の運動イメージに関する先行研究を紹介し，運動イメージと運動準備，運動実行との関連について記載する．

　脳機能イメージング装置を用いた運動イメージ研究の最初は，ポジトロン断層法（PET：positron emission tomography）によるものであった．Ingvarら[5]は，右手を律動的に握りしめる課題に関し，イメージと実際の運動における脳血流量を測定した．結果，運動イメージ課題では，前頭前野，運動前野および下頭頂小葉に増加が認められた．しかしながら，実際の運動課題中に増加した

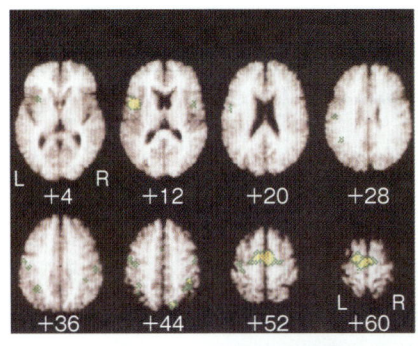

a. 運動イメージ vs 運動準備

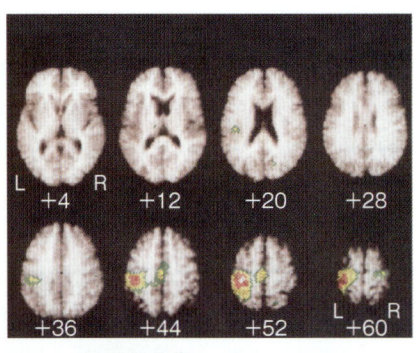

b. 運動実行 vs 運動イメージ

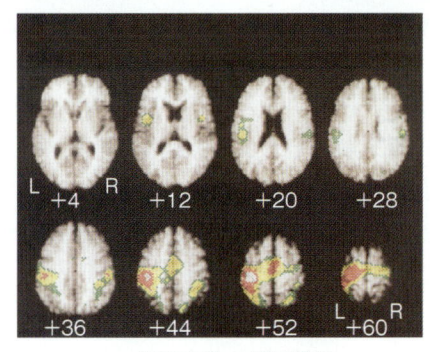

c. 運動実行 vs 運動準備

図 4-1　ジョイスティック操作時の脳活動（文献 6) より引用）
　　a. 運動準備と比較し，運動イメージで増加した領域
　　b. 運動イメージと比較し，運動実行で増加した領域
　　c. 運動準備と比較し，運動実行で増加した領域

脳部位とは異なる場所もあり，運動イメージの中枢と実際の運動調節に関わる脳部位とは異なると報告している．Stephan ら[6]は，PET を使用して右上肢により 4 方向へジョイスティックを操作する運動イメージと実際の運動における脳血流の領域について検証した．結果，運動イメージでは運動準備と比較し，内側・外側運動前野，前帯状回，腹側弁蓋運動前野，そして上頭頂小葉，下頭頂小葉の両側の活動が認められた．実際の運動では，運動イメージに加え，左一次感覚運動皮質と内側・外側運動前皮質の背側部付近，帯状回付近，左上頭頂小葉の吻側部に活動が認められた（**図 4-1**）．また，Hanakawa ら[7]は視覚的に表示される数字にしたがって手指タッピングを行う課題における運動イメー

ジで，頭頂弁蓋と小脳前葉および運動前野に活動を認めたが，一次運動野には認めなかった．実際の動作時に顕著な活動は，一次体性感覚野と一次運動野，頭頂弁蓋，そしてイメージに関連した活動がほとんどなかった小脳前部に認められた．イメージに顕著な領域は，中前頭回レベルでの中心前溝，後上頭頂皮質，楔前部であった（図 4-2）．さらに，上中心前溝と内側頭頂間溝領域の活動は，主に左側でイメージ課題の正確性と関連した．Solodkin ら[8]も手指タッピング課題を使用し運動実行，運動イメージ，視覚的イメージを行った．利き手と反対側において，運動実行時には一次運動野，一次体性感覚野，上頭頂小葉，背外側運動前皮質，補足運動野，小脳，後頭部領域に活動が認められた．運動イメージでは，背外側運動前皮質，一次運動野，一次体性感覚野，補足運動野，小脳，上頭頂小葉に認められた．視覚的イメージでは，背外側運動前皮質，上頭頂小葉，補足運動野，後頭部領域，小脳に活動が認められた（図 4-3）．Stippich ら[9]は，異なる身体部位（足，手，舌）の運動イメージは体部位の種類において中心前回を活動させた．類似した結果は Ehrsson ら[10]によっても報告された．それは，手指・舌・足指の運動イメージが，一次運動野の体部位性に組織化された領域を活動させた．つまり，手指の運動イメージは手指の領域を活動させ，足指の運動イメージは反対側の補足運動野後方と反対側の一次運動野の足指の領域を活動させた．舌の運動イメージは，一次運動野の舌の領域を活動させた（図 4-4）．これらの結果は，イメージされた身体部位が皮質活動のパターンにおいて直接的に反映することを示唆する．この結果について，例えば前腕屈曲の運動イメージは，主動作筋である上腕二頭筋の運動誘発電位（MEP：motor evoked potential）を高めるが，前腕伸展のイメージ中は起こらなかった．したがって，運動イメージは全身の筋の喚起ではなく，動きに特有な中枢性の活動様式を引き起こす[11]．

　運動イメージにおける一次運動野の活動について，いくつかの機能的磁気共鳴画像（fMRI：functional magnetic resonance imaging）を使用した研究では，運動イメージ時に一次運動野における活動が認められたと報告する先行研究がある[12,13]．例えば，Spiegler ら[14]の研究では舌の突出の運動イメージ中，一次運動野における両側性の活動を示した．しかしながら，運動イメージ中の一次運動野の活動については，さまざまな報告があり，他の先行研究では活動は認められていない[7,15]．

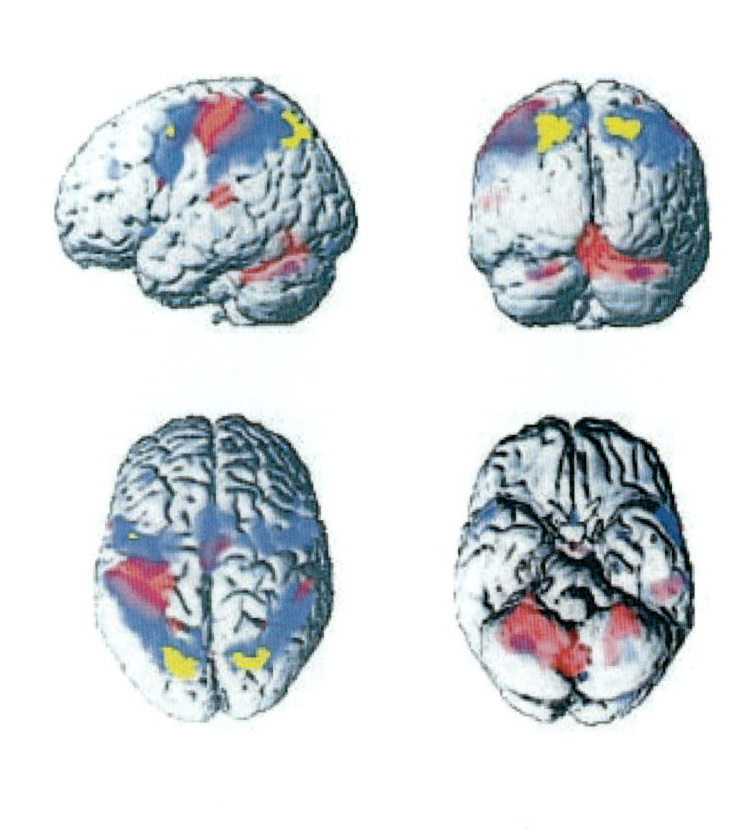

■ 運動実行と運動イメージの共通活動領域

■ 運動実行中の主な活動領域

■ 運動イメージ中の主な活動領域

図4-2　手指タッピング運動時の脳活動（文献7）より引用）
運動イメージでは，頭頂弁蓋と小脳前葉および運動前野に活動を認めたが，一次運動野には認めなかった

　運動イメージによる脊髄レベルへの影響に関し，Liら[16]は，9名の健常成人に対し，手指の屈曲・伸展運動のイメージを行わせた．その結果，脊髄運動神経の閾値下での活動を示し，運動イメージが脊髄分節の興奮性に影響を及ぼすことを報告した．また，Stinearら[17]の研究では視覚的運動イメージではなく，

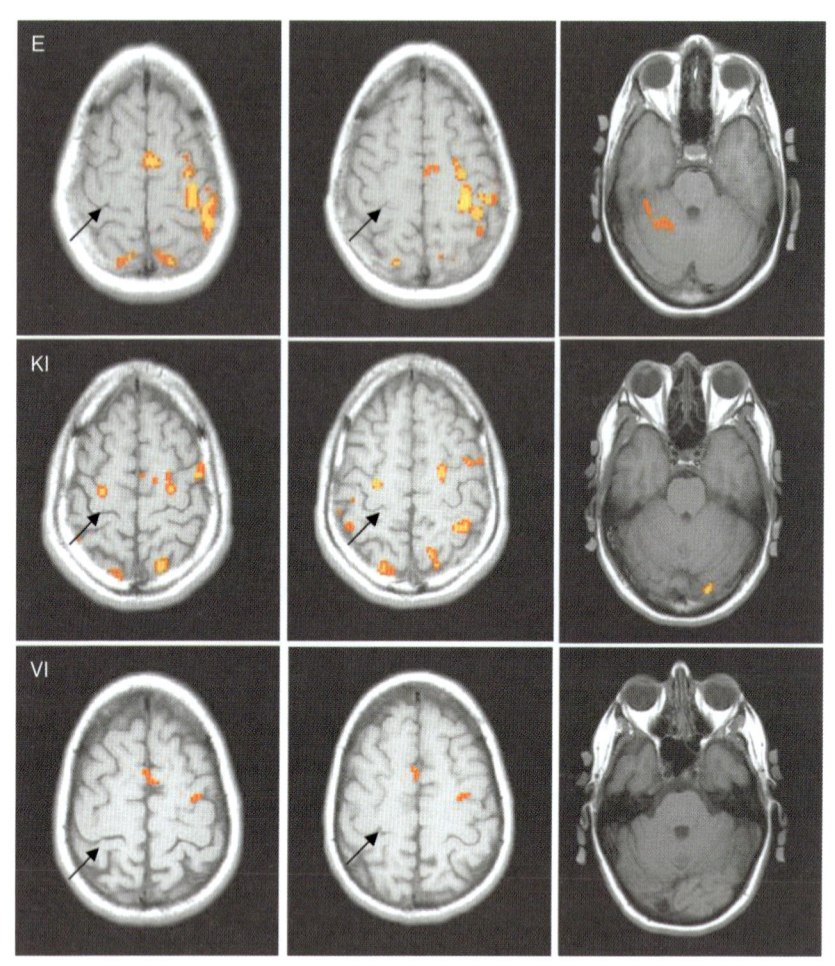

図 4-3 手指タッピング運動時の脳活動（被験者 1 名）（文献 8）より引用）
E：運動実行，KI：運動イメージ，VI：視覚的イメージ．矢印は中心溝を示す．左列，中央：手の運動野レベル，右列：小脳レベル．運動イメージにおいて，背外側運動前皮質，一次運動野，一次体性感覚野，補足運動野，小脳，上頭頂小葉の活動が認められた

　筋感覚的運動イメージは皮質運動興奮性，特に脊髄上位のレベルでの活動を示した．この結果は，実施される運動イメージの様式により活動領域だけでなく，活動の程度へも影響を与えることを示した．これらの結果は，筋感覚的運動イメージは視覚的運動イメージより運動学習のために効果的である可能性を示唆

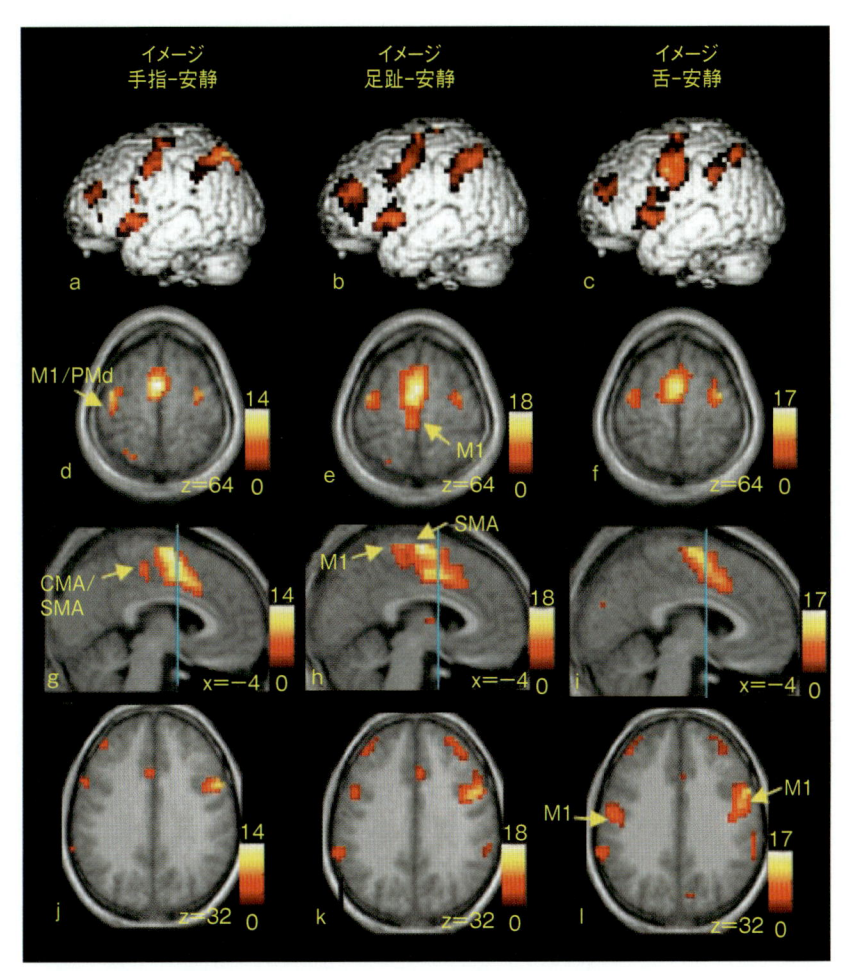

図 4-4 手指，足指，舌の運動イメージ中の脳活動（被験者 1 名）（文献 10）より引用）

d〜l は一次運動野（M1）における活動で，手指の運動イメージは手指領域，足指の運動イメージは足指領域，舌の運動イメージは舌領域を活動させた．PMd：背側運動前野，CMA：帯状皮質運動野，SMA：補足運動野

する．さらに Ruby ら[18]は，これら 2 つのイメージについて検証し，被験者自身または他者のいずれかが行っているように運動イメージするよう練習した．そして，共通して補足運動野，中心前回と楔前部における活動と関連した．し

第 4 章　運動イメージの神経基盤

かしながら，一人称的運動イメージは，左下頭頂小葉と左体性感覚皮質の活動増加と関連したが，三人称的運動イメージは，右下頭頂小葉，帯状回後部，前頭極が活動した．この一人称的および三人称的運動イメージの相違は，内的イメージと外的イメージの相違として考えられてきた．内的イメージでは，被験者は，ヒトがその状況で予想される感覚を実際に経験するのと同じ方法で，実生活での状況に近づける．一方，外的イメージは，観察者は他者が行っている運動を観察するように自分自身をイメージする．

さらに，運動イメージと運動実行の間における神経活動の重複は，行う運動によって類似性がある．例えば，イメージする運動の完了に必要な時間は，実際の運動実行に必要な時間と類似することは知られている．Parsons[19]は，手の回転した絵が，左右のどちらの手を表示しているか判断するために必要な時間は，その回転の程度と関連するということを示し，その回転時間は実際の手の回転時間と類似していた．Decety ら[20]は，下肢の実際の運動と心的刺激のいずれかを被験者に指示し，心拍数と呼吸数を両方の条件で測定したところ，実際の運動だけでなく，運動のない心的な条件においても心拍数と呼吸数の増加が起こったことを報告している（**図 4-5**）．これらの発見は，運動実行，運動イメージ，運動観察が，共通したメカニズムによって起こっている可能性が考えられる．つまり，運動イメージは脳内における運動領域のオフラインでの働きとされている．

運動イメージと同様の現象は，運動観察にも認められる．例えば，目標のある手の運動観察により，運動前野，中側頭回，下前頭回，中前頭回および頭頂葉などに脳血流の増加が報告されている[21,22]．Maeda ら[23]は，経頭蓋磁気刺激（TMS：transcranial magnetic stimulation）を使用し，腕の運動観察中および安静時に短い磁気パルス波を一次運動野上に刺激した際，運動観察中に有意な運動誘発電位と皮質脊髄興奮性の増加を示した．Brass ら[24]は，運動観察の範囲・程度が，実際の運動実行に影響を及ぼすかを反応時間を使用して検証した．被験者には可能な限り速く手指の運動実行を指示した．その結果，運動実行と運動観察が一致している時，運動の反応時間はより速くなった．例えば，被験者が手掌を下にした状態で手指挙上運動を観察した時，同一の運動実行の反応時間は手掌を上にした状態での手指挙上運動より有意に短かった．これらの結果は，運動観察が運動実行の結果に影響を及ぼすことを示している．

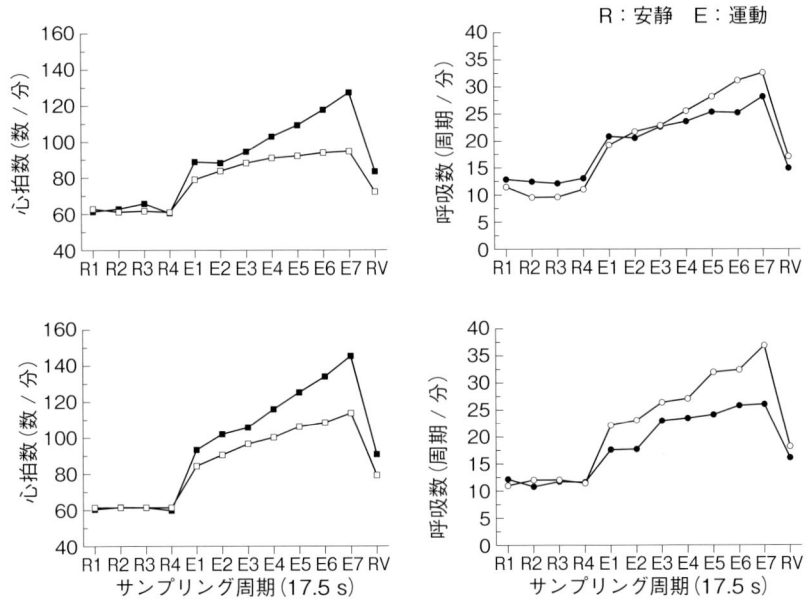

図 4-5 運動イメージの自律神経系への影響（文献 20）より引用）
左列は心拍数：■運動実行，□心的練習．右列は呼吸数：●運動実行，○心的練習．上段は右下肢による 15kg の荷重．下段は右下肢による 19kg の荷重

　Mattar ら[25]は，他者の運動学習過程を観察することは，観察者のパフォーマンスに影響を及ぼすということを示した．被験者は，ロボットアームを使用した時計回りの運動課題について，他者が行う同様の運動の観察群と，観察なし群および反時計回りの運動観察群において，他者と同じ運動の観察群は，観察なし群より有意に成績がよく，反時計回りの運動観察群の成績が最も悪かった（図 4-6）．したがって，新しい環境での運動の正確性は，同一の環境における他者の運動実行を観察することによって，観察者はその環境での神経学的発現を形成し，運動実行に利用することができたと考えられる．

　Magnée ら[26]は，情動的な顔の表情観察による模倣が，観察者によって自動的に模倣されるか，情動の認識により引き起こされるかを顔面筋の筋電図から検証した．結果，顔の模倣は顔の模写というよりも，情動的反応とより関連したことを示し，ミラーニューロンシステムが，これらに大きく関与すると考え

a. ロボットアーム使用による目標へのカーソル誘導

b. 実験パラダイム

96の運動課題（null force field下）―観察なし／時計回りでの観察／反時計回りでの観察― 192の時計回りでの運動課題（force field下）

c. 8方向の目標に対する手の運動軌跡

d. eで示した例における外側への変位

e. 1方向の目標に対する手の運動軌跡

f. 観察なし群と比較した時の外側への変位
―― 時計回りでの運動観察群
‐‐‐ 観察なし群
―― 反時計回りでの運動観察群

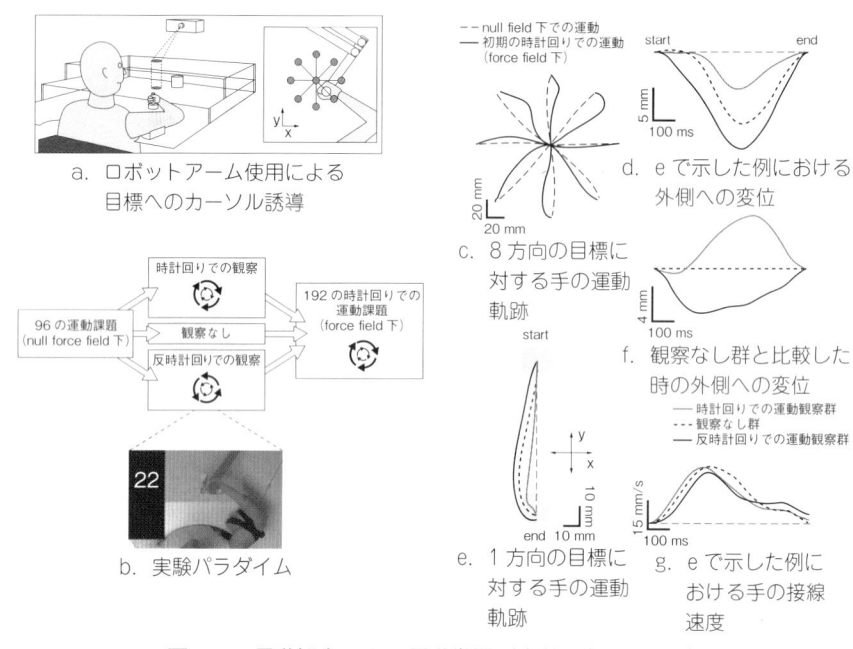

g. eで示した例における手の接線速度

図 4-6　運動観察による運動学習（文献 25)より引用）
他者と同じ運動の観察群は，観察なし群および反時計回りの運動観察群と比較し，有意に成績がよく，反時計回りの運動観察群の成績が最も悪かった

られる．

　ミラーニューロンは，サルや人の運動実行時だけでなく，他者の運動観察時にも活動し，運動実行時に活動する運動関連脳領域が運動イメージでも同様に活動することが確認されている．Buccino ら[27]はヒトを対象に，ヒト（silent speech），サル（唇鳴らし），犬（吠える）による口の運動観察を実施し，ヒトが行う口の運動観察により，左下前頭回の弁蓋部，ブローカ領域の運動前野の活動を示した．サルが行う口の運動観察では同じ領域が活動したが，活動範囲は小さかった．一方，吠える犬の観察は外線条視覚領域のみが活動し，吠えるという口の動きは，ヒトの口の動きとかけ離れていることが予想された（**図 4-7**）．

　このように運動イメージや運動観察に関してさまざまな報告がなされている．その中で特に一次運動野の運動イメージによる活動についての報告は一貫

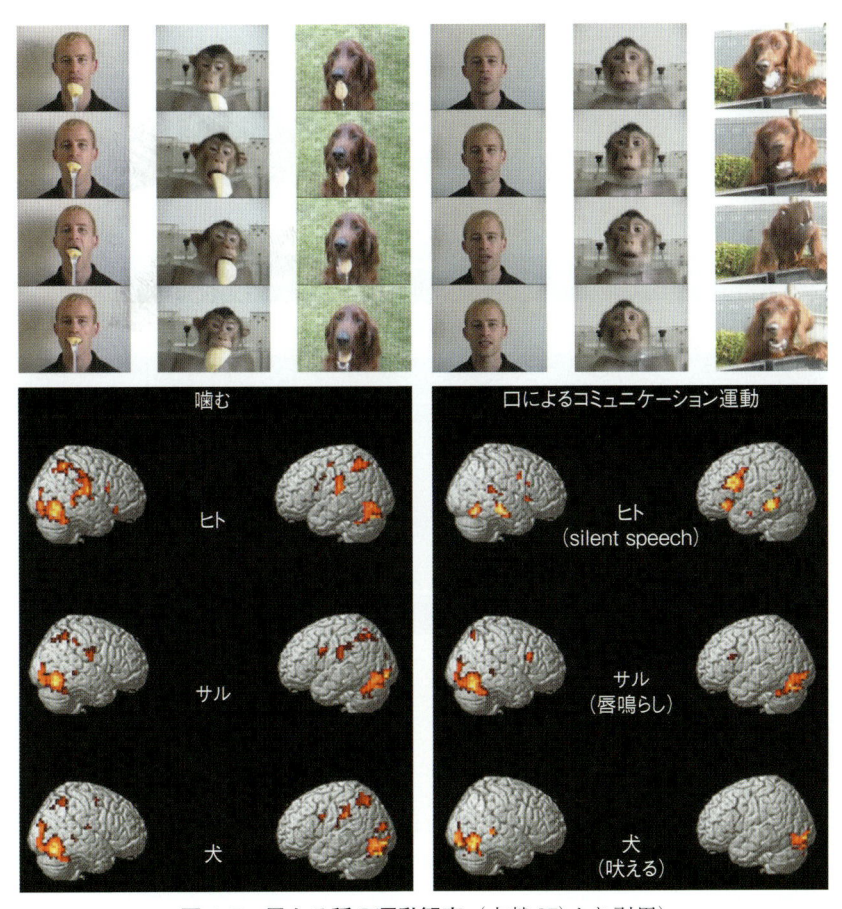

図 4-7　異なる種の運動観察（文献 27）より引用）
　ヒト，サル，犬の噛む運動とコミュニケーション運動の観察．左図：ヒトの口の運動観察により，左右前頭回の弁蓋部，ブローカ領域の運動前野が活動し，サルの口の運動観察では同じ領域が活動したが，活動範囲は小さい．右図：吠える犬の観察は，外線条視覚領域のみが活動した

していない．運動イメージの中の一次運動野の活性化を報告した先行研究では，運動実行と比較しその活動は小さく，そしてその活動がすべての被験者に必ずしも認められていない[28]．前述の Ehrsson ら[10]のように，一次運動野におけるイメージに関連した活動の報告がある一方で，de Lange ら[29]の報告ではメ

第 4 章　運動イメージの神経基盤　　**133**

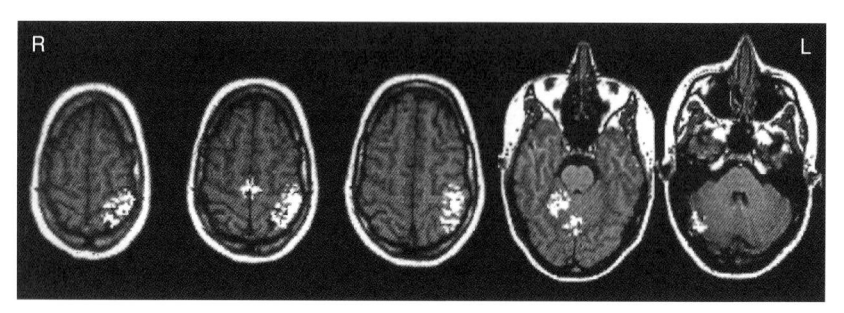

a. 運動実行中の活動

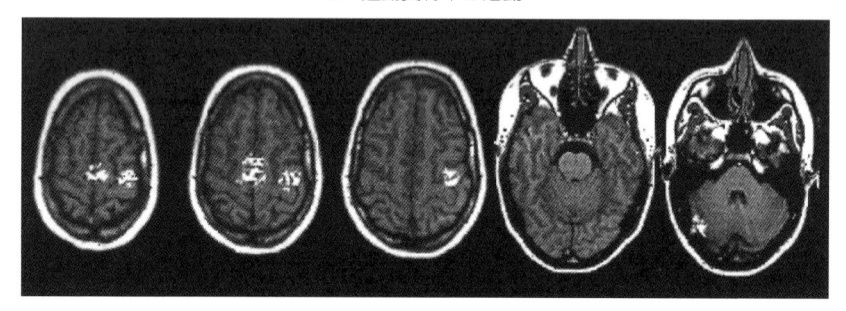

b. 運動イメージ中の活動

図 4-8　単純な運動イメージによる一次運動野の活動（文献 30）より引用）
握り拳をつくる課題において，運動イメージ中に一次運動野が活動した．

ンタルローテーション課題時に明らかな運動前野の活動を示したが一次運動野の活動は認められなかった．これは運動イメージが，運動調節の計画の段階に主に関連し，実行には関連しないことを示唆する．

　これらの結果の違いの一つに，運動イメージ中の筋活動に対する制御の有無が考えられたが，筋活動を制御した先行研究においても，その結果はさまざまである[12,30〜32]．そのほかには，時間的要因がある．運動イメージ中の反対側一次運動野の活動は，実際の運動中よりずっと短い時間に出現し持続せず，減少した活動を示すとされる．したがって，PET のような時間分解能の低い装置では検出できない．また，イメージの方法が影響している可能性がある．単純な運動イメージは，複雑な運動の観察などの三人称的な視覚的運動イメージと比較し，一次運動野を活動させることが報告されている．Lotze ら[30]は，単純な筋感覚的運動イメージにより，反対側の一次運動野の活動を認めたことを報告

a. メンタルローテーション課題

b. メンタルローテーション課題時の脳活動

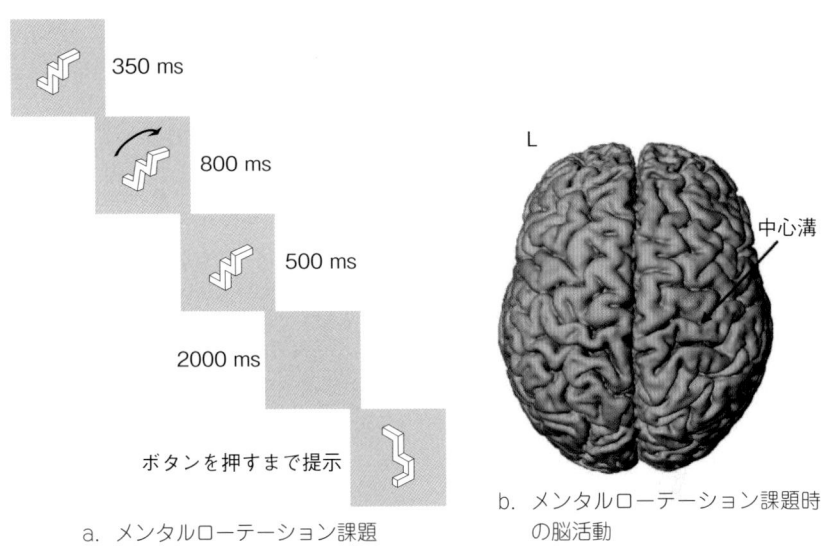

図4-9 単純な運動イメージによる一次運動野の活動（文献33）より引用）
bでは上頭頂小葉に活動が認められ，中心前回の神経活動を認めない

した（図4-8）．そして，Wolbersら[33]は手の回転などの視覚的運動イメージを使用した時，中心前回の神経活動を認めなかったと報告している（図4-9）．さらに，プロの音楽家が心的に音楽を演奏した時もまた，反対側の一次運動野の関与は認めなかった[34]．一方，運動イメージにおいて運動前野や補足運動野は一貫して活動を示す．その中で，運動前野は運動の実行部である一次運動野を抑制する可能性がある．ヒトにおけるTMS研究では，運動前野-運動野の相互作用は，抑制でもあるということが示唆される．さらに，fMRIによる連絡性の分析では運動イメージ中の一次運動野に対し，上頭頂小葉と補足運動野の抑制性に影響する可能性が報告された[8,35]．

前述のような運動イメージにおける一次運動野の活動に関し，一つの回答をGanisら[36]のTMS研究から示すことができる．彼らは，左一次運動野が右利きの被験者における運動のメンタルローテーション課題に関与することを示した．それは，一次運動野の手の領域に磁気パルス波を与えると，手のメンタルローテーション課題に対する反応時間を増加させることを示したものである（図4-10）．しがしながら，Siriguら[37]の研究では一次運動野損傷を伴う片麻痺

a. メンタルローテーション課題
（120°回転例）

b. 一次運動野の手の領域へのTMS

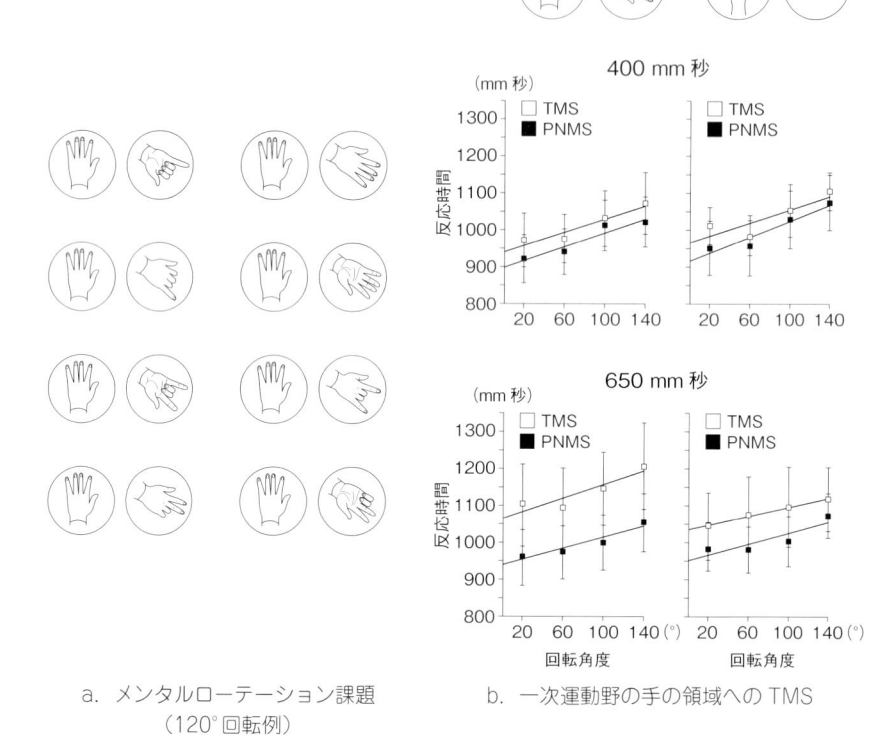

図4-10　運動イメージによる一次運動野の活動（文献36）より引用）
bの実施により，反応時間が増加した．TMS：経頭蓋磁気刺激，PNMS：末梢神経磁気刺激（control条件）

患者でも，正確に運動イメージ課題を行ったことを報告している．患者の運動イメージの正確性が，対照群と同様であった事実は，一次運動野が運動それ自体の再現に含まれない可能性を示唆した．総合すると，これらの結果は一次運動野は運動イメージに必ずしも関与しないということを示唆し，他のイメージング研究で示されるように運動イメージによる活動が認められるが，その活動は運動表現の正確性には必ずしも必要ではないということが考えられる．今後，運動イメージにおける一次運動野の役割については，さらに検証していく必要がある．

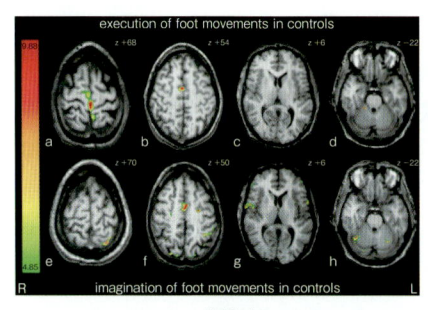

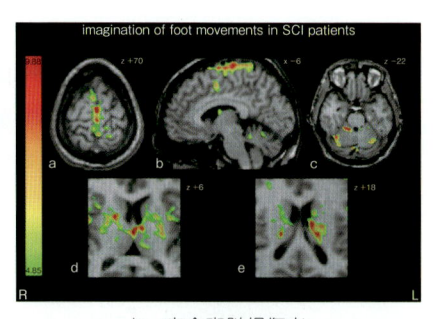

図 4-11 完全脊髄損傷者における運動イメージ（文献 40）より引用）
右足関節底背屈運動課題．完全脊髄損傷者では健常者と比較し，反対側の足領域の一次運動野および両側の補足運動野，前補足運動野，帯状回皮質に高い活動がみられる

　実際の症例における運動イメージに関する研究では，Rolandら[38]は重度の神経学的異常のない28名の症例を対象とし，手指の系列運動の計画時に補足運動野単独で活動増加がみられ，同様の系列運動を実施中は，反対側の一次運動野だけでなく，両側の補足運動野の血流増加を認めた．そして，随意的な運動を実施せずに対象物の形を体性感覚で識別すると，補足運動野の活動はみられないことを報告した．このことから，連続した異なる手指運動は補足運動野でのプログラミングを必要とすると結論づけた．切断者では，運動イメージにより幻肢の動きを鮮明に感じることが報告されており，Lotzeら[39]は上肢切断者を対象に，幻肢の運動イメージを実施すると反対側の一次運動野と体性感覚野に活動を認めた．そして，一次運動野と鮮明な運動イメージとの関連は，脊髄損傷患者においても報告された．Alkadhiら[40]は完全脊髄損傷者を対象に，足関節の運動イメージにおいて反対側の一次運動野および両側の補足運動野，前補足運動野，帯状回皮質の活動を報告した．そして，健常者と比較し，麻痺肢における運動イメージによる高い活動は，体性感覚のフィードバックの慢性的欠如における可塑的変化の結果のためであると主張した（図4-11）．脳卒中患者を対象とした報告では，Kimberleyら[41]は健常者における反対側の一次運動野，一次体性感覚野，補足運動野，前補足運動野領域における活動と比較して，麻痺側の運動イメージで同側の一次運動野と補足運動野の活動増加を報告した．この同側の神経活動について，Calauttiら[42]は早期の反対側の運動皮質の

機能不全に対する機能的代償の可能性を示唆した。パーキンソン病患者においては、Filippiら[43]は運動イメージ中の障害側における運動野の活動減少を示した。パーキンソン病患者の神経活動の減少は、PETにより示されており、単純な運動課題の実施と運動イメージにおいて、背外側前頭前野と正中の前頭皮質領域に有意な活動減少が認められた。これら背外側前頭前野と正中の前頭皮質領域の機能低下が、運動イメージと運動計画・処理過程に関与していることを示した。このように運動イメージにおける症例を対象とした研究では、運動計画と運動イメージに関与する神経ネットワークの複雑さが示される。また、異なるネットワークの構造は、重度の機能障害に対する代償メカニズムによる可能性も示唆される。さらに、パーキンソン病患者や脳卒中患者によって示されるように、運動イメージの障害が適切な運動計画を阻害し、それが運動障害の一つの原因である可能性も示唆される。

これまでの運動イメージに関する研究から、補足運動野と運動前野（ブロードマン6野）は、運動イメージの主な領域と考えられる。それらの領域は、ほぼすべての運動イメージ研究において活動が一貫して報告されている。そして、運動イメージによる一次運動野の活動についての報告は一貫しておらず、さらに検証していく必要がある。

キャノニカルニューロンシステム

目標指向的な運動の理解には、他者によって実行される目標指向的運動によって伝えられる目的や意図を読みとることが必要となる。さらに、対象物に対して適切な運動を理解するメカニズムも必要とされる[44]。Rizzolattiら[45]は、ヒトの腹側運動前野に相当するサルのF5領域に、目標指向的な運動中に活動するニューロンを発見した（**図4-12**）。F5領域の機能解剖学的位置について、サルのブロードマン6野下方（外側）に位置する腹側運動前野は、弓状溝外側壁を含む腹側運動前野前方部分のF5領域とその後方部分のF4領域に分けられる。F5はさらに弓状溝下枝内部の後壁部分（F5ab領域）と弓状溝の外側ですぐ後ろに隣接する皮質部分（F5c領域）に分けられる。また、F5ab領域と頭頂間溝前外側領域（AIP野：anterior intraparietal area）、皮質部分（F5c領域）と下頭頂小葉前外側部（PF, 7b野）の間には、それぞれ強い線維結合がある

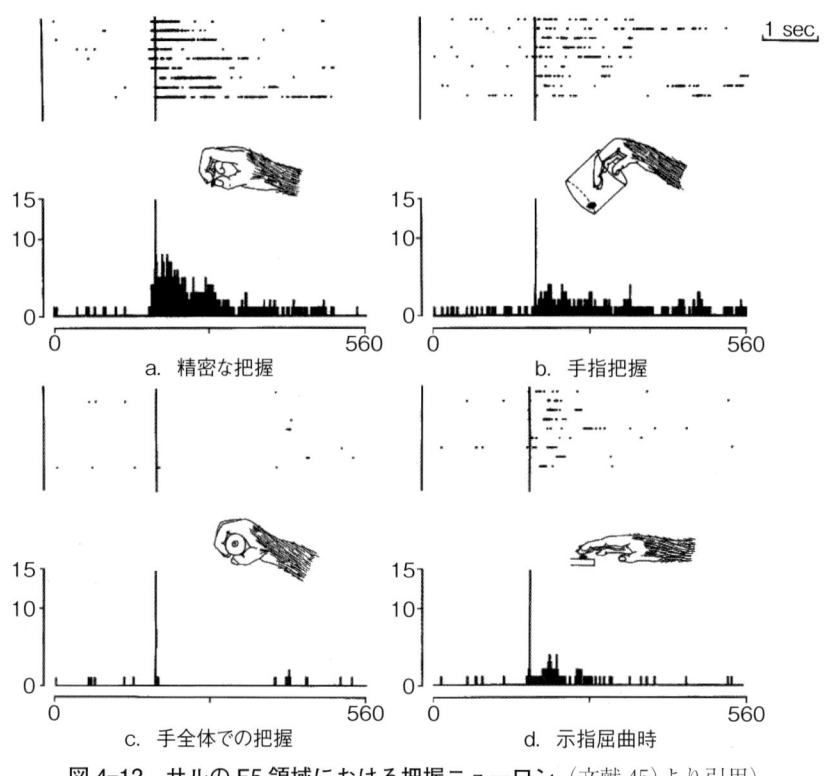

図 4-12　サルの F5 領域における把握ニューロン（文献 45）より引用）
把握の様式により，ニューロンの活動が異なる

ことが知られている（**図 4-13**）[46]．

　F5 領域の皮質内微小電気刺激と自動運動中の単一ニューロンの記録の併用により，この領域に手と口の運動を再現する場所の存在が報告された（**図 4-14**）[45,47,48]．大部分の F5 領域にある手の運動に関係するニューロンは，把握，操作，裂く，把持などの目標指向的な運動実施中に活動する「把握ニューロン」である．しかしながら，F5 領域のニューロンは，引っかくことや押すような目的が異なる運動実行では，手指や手の運動が類似しているにもかかわらず，そのニューロンは活動しない．さらに大部分の F5 領域のニューロンは，異なる効果器で運動を実施しても，同一の目標を共有する運動の場合，その運動実施中にニューロンが活動するようになる．例えば，それはサルが右手だけでなく，

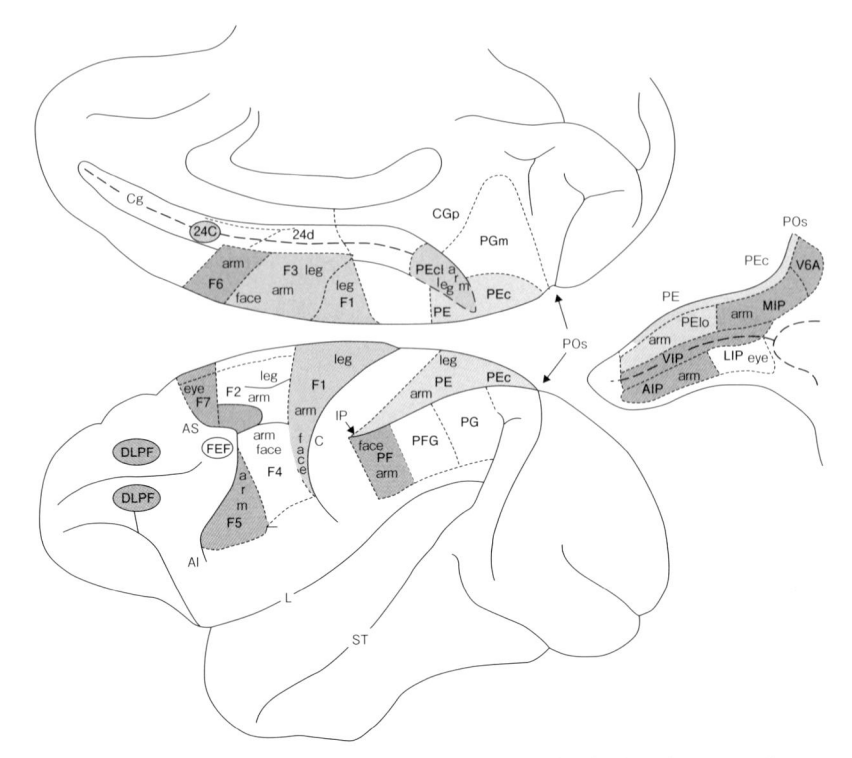

図 4-13　サルの脳における細胞構築学的領域分類（文献 46）より引用）
　arm：上肢の運動制御に関わる神経細胞，leg：下肢の運動制御に関わる神経細胞，face：顔の運動制御に関わる神経細胞，eye：眼の運動制御に関わる神経細胞，PE，PEc，PEcl：上頭頂小葉領域，PF，PFG，PG：下頭頂小葉領域，MIP，VIP，AIP，LIP，PElo，POs：頭頂周溝領域，F1：一次運動野，F4，F5：腹側運動前野領域，F2：背側運動前野，補足運動野領域，F7，FEF：前頭眼野領域，F6：前補足運動野領域，CGp：後帯状回領域，Cg：帯状回領域，24C：ブロードマン 24 野 C 領域，24 d：ブロードマン 24 野 d 領域，PGm：内側下頭頂小葉領域，DLPF：前頭前野背外側部

左手や口で対象物を把握する時にも活動する．
　F5 領域にあるニューロンは通常，手と対象物が接触する前に活動を開始する．しかしながら，手指が開き始めてから対象物に接触するまでの間に，手指が閉じる前の手指が開いている状態でより大きく活動するニューロンや，手指が閉じている時に活動するニューロン，運動全体において活動するニューロンなども存在する．さらに大部分の把握ニューロンは，特定の把握様式と関連し

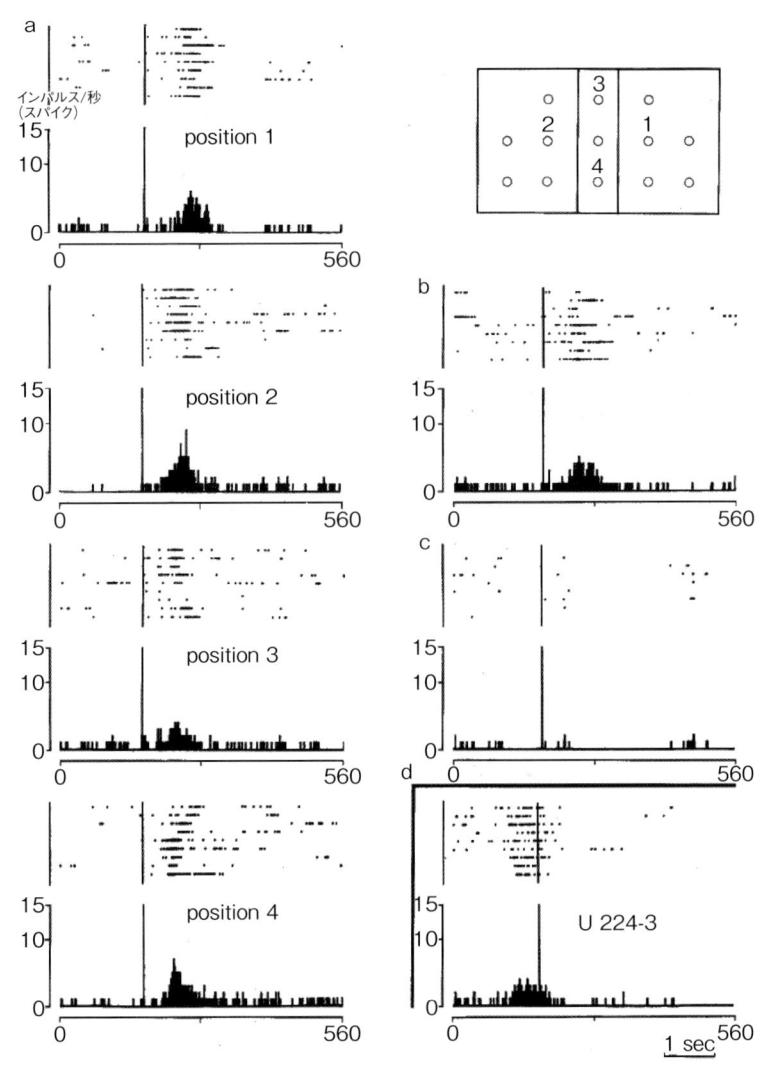

図 4-14　F5 領域におけるサルの手と口に関連したニューロン（文献 45）より引用）
　　a. 食物を右列上段の図に示す 4 つの位置から手で口に運んだ時に反応
　　b. 食物を顔の近くから口に運んだ時に反応
　　c. サルが口で食物をつかんだ時に反応
　　d. 食物が口の方向へ移動する時，そして口でつかんだ時に反応

て活動する．特定の把握様式には，サルにおける最も一般的な3つの把握があげられる．それは精密な把握，手指把握，手全体での把握であり，通常その中の一つの把握方法に対して選択的に把握ニューロンは反応する．しかしながら同じ把握の方法でも，さらにその中で特異性が認められる場合がある．例えば，手全体の把握の中で，すべての手指の対立が必要とされる球体の把握は，母指以外の手指の対立が必要とされる円柱の把握をコード化するニューロンとは異なるニューロンによってコード化される．このように，F5領域のニューロンの機能的特性は，この領域が一連の運動計画や運動実行を語彙（言語）として貯蔵していることを示唆する．

また，F5領域のニューロンの機能には前述の運動に対する反応に加えて，視覚刺激に対しても反応する．したがって，F5領域には運動と視覚の両方の属性をもつバイモーダル・ニューロンが多く存在する．ヒトを含む霊長類の運動前野においても，2種類の視覚運動ニューロンが発見された[45,49～52]．これらの視覚運動ニューロンは，根本的に異なる視覚反応を示し，キャノニカルニューロン（canonical neuron）とミラーニューロン（mirror neuron）と呼ばれる．

このキャノニカルニューロンは，F5ab領域における把握に関連した大部分のニューロンからなる[53]．さらにこのニューロンの特性として，サルの食物や他の対象物に対する把握課題において，対象物の視覚的提示に対しても反応することが報告された[45]．Murataら[54]は，弓状溝下枝後部と隣接する皮質凸面からキャノニカルニューロンの視覚刺激に対する反応性について，6種類の対象物（板，立方体，円錐，リング，円柱，球体）を使用し検証した．そして，対象物の提示から把握運動開始までの待機状態と運動を実行している状態での対象物の提示に関連した反応を記録した．その結果，運動実行に対する反応に加え，三次元的に把持可能な対象物を視覚提示することによってもニューロンの反応性が認められた．さらに，これらの視覚運動ニューロンの2/3が一つまたは複数の特有の対象物に対して選択的に活動した．この時に記録したニューロンでは，特にリングの対象物への観察と把握運動で強い反応を示した（図4-15）．観察のみの条件は，対象物の提示中，LEDランプが緑色の間，ボタンを押しつづけ，色が変わるとボタンを離す課題であった．他の対象物への反応では，球体ではわずかで，その他の対象物では視覚的に反応は認められなかった（図4-16）．この条件では，対象物は運動実行にまったく関係なく，ランプの色

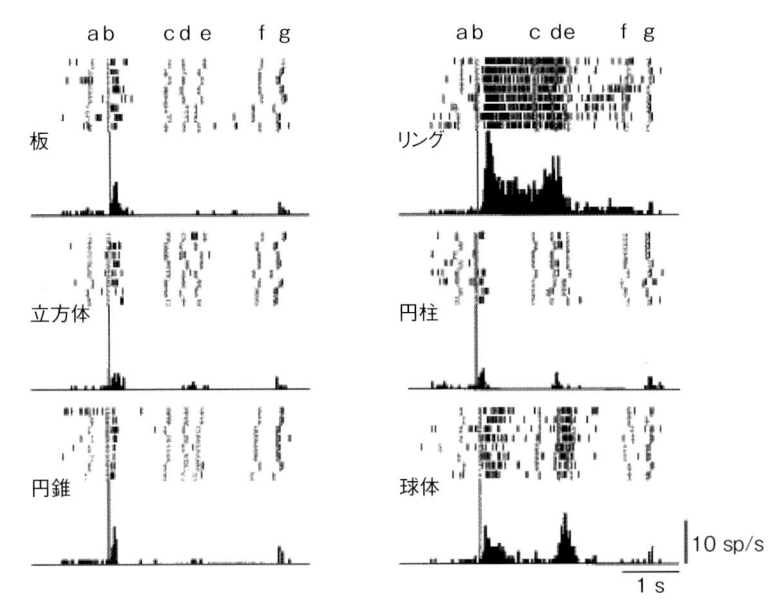

図4-15 サルのF5領域における視覚運動ニューロン活動例①（文献54）より引用）

6種類の対象物（板，立方体，円錐，リング，円柱，球体）を使用．リングの対象物に強い反応を示す．対象物の観察と把握運動の両方に反応する．a：赤色ライト点灯，b：ボタンを押し続ける，b-c：対象物の提示（対象物の観察），c：緑色ライト点灯，d：ボタンを離す，e：対象物の把握開始，e-f：対象物の把握，f：緑色のライト点灯，g：対象物を離す

の変化の検知を単に要求するだけであるが，それにもかかわらず，視覚運動ニューロンは，優先される対象物（リング）の提示時に強く活動することが示された．

このように，キャノニカルニューロンは対象物の形，大きさ，空間的方向の機能において，三次元的な対象物の提示に対し選択的に反応する．つまり，運動と視覚的特異性の間に強い一致性が存在する．例えば，サルが小さい対象物を観察する時に活動するニューロンは，精密な把握運動中にもまた活動する．一方，サルが大きな対象物を観察する時に選択的に活動するニューロンは，手全体で把握するような大きな対象物に対する運動実行にも活動する．キャノニカルニューロンの最も興味深い側面は，同じニューロンが同じ対象物に反応す

第4章 運動イメージの神経基盤 143

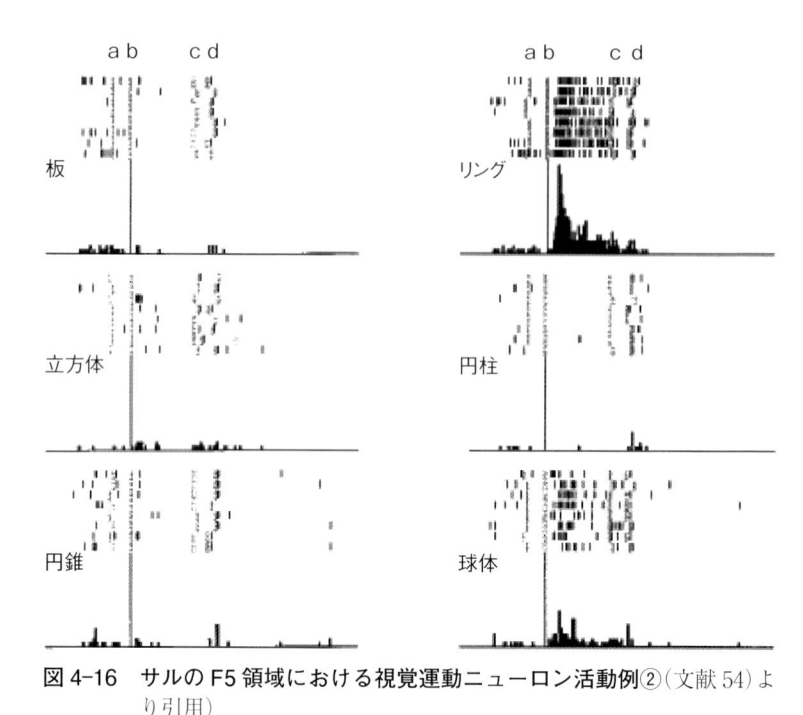

図 4-16　サルの F5 領域における視覚運動ニューロン活動例②（文献 54）より引用）

6種類の対象物（板，立方体，円錐，リング，円柱，球体）を使用．b～c は対象物の提示（対象物の観察）．リングの対象物に強い反応を示す．対象物の観察のみでも反応した

るだけでなく，それらのニューロンが許可し相互に作用する把握様式に関して，同じ特性をもつ対象物群にも反応するということである．

多くの脳イメージング研究では，サルにおいて示されたニューロンと類似した皮質回路と部位がヒトにも存在するかを調査するために，人工的な対象物，単純な手指運動の認知，対象物の操作，パントマイムなどに関し，その時の脳活動を測定した[55～62]．そして，共通して運動前野と後頭頂葉に活動が認められ，ブローカ野の領域においてもニューロンの活動が報告された．これらは，サルの F5 領域と同様に，把握対象の視覚的提示による活動がヒトでも認められることを示唆する．その中で，Grafton ら[63]はヒトの把握可能な対象物の他動的な観察により，運動野，運動前野，下前頭葉が活動することを報告した．その実験では，被験者は二次元のカラー画像の観察，三次元の対象物の観察（実

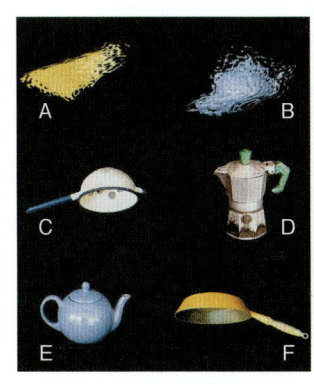

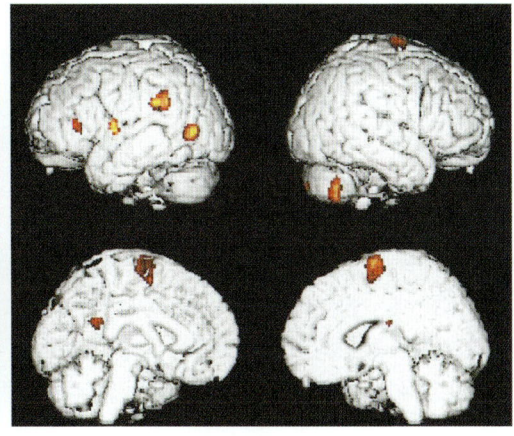

a. 対象物の道具　　　　　　b. 対象物の認知に共通する領域

図 4-17　ヒトの道具の観察における脳活動（文献 64）より引用）
対象物の道具は，目的のない道具（A, B），把握可能な道具（C〜F）．課題は垂直方向の判断，道具把握の運動イメージ，道具の名称の黙読，道具の使用目的の黙読．指示された課題に関係なく，対象物の認知は左半球における後頭-側頭連結，下頭頂小葉，補足運動野，ブローカ野，背側中心前回，腹側中心前回が活動する

際の道具），提示された道具の名前の黙読，そして道具の使用目的の黙読の各課題時に PET を使用し測定された．左運動前野は，単純な道具の観察中に活動し，この活動は被験者が道具使用目的を黙読した時，さらに増加した．また，Grèzes ら[64]の研究では対象物と対象物でないものの提示中に，垂直方向の判断，運動イメージ，対象物の名称の黙読，対象物の目的の黙読の課題を指示し，その時の脳活動を PET で測定した．その結果，指示された課題に関係なく，対象物の認知は左半球における後頭-側頭連結，下頭頂小葉，補足運動野，ブローカ野，背側中心前回，腹側中心前回の活動に関連があることを示した（**図 4-17**）．

　F5ab 領域と頭頂間溝前外側領域の間には，豊富に線維結合が存在し，F5ab 領域は頭頂間溝前外側領域から起こる投射先である．そして，F5ab 領域のニューロンは，頭頂間溝前外側領域のニューロンと同様に視覚的に対象を提示しただけで，対象に選択的な強い応答を示し，互いに類似した機能的特性をもつ．頭頂間溝前外側領域は異種感覚統合に関与し，F5ab 領域は運動のシミュ

レーションを行うことから，頭頂間溝前外側領域-F5回路は，対象物の特徴の識別を頭頂間溝前外側領域で実行し，その情報はF5ab領域に伝達される．そして，F5ab領域のニューロンは一般用語（取る，握る，裂く）で完全な活動を示し，他のニューロンは対象物をどのように把握し，保持し，裂かなければならないか（精密な把握，手指把握，手全体での把握）を規定する．さらにそれらの一部は，手指の屈曲や伸展など，動きをより再分割する．つまり，適切な手による把握運動における対象物の固有特性を変換する役目をもつということが考えられる．視覚情報を手がかりとする状況に応じた運動選択は，サル，ヒトを問わず，頭頂間溝前外側領域-腹側運動前野（F5ab領域）を主とする神経回路網におけるにキャノニカルニューロンシステムにより達成されると考えられる．

ミラーニューロンシステム

日常生活における社会的な相互関係は，他者の行為を持続的に，そして正確に解釈することが要求される．その行為の理解は，自分自身の運動システム内で，他者の行為を内的に表現する機能を使用し実施されていると考えられている．この考えの基礎には，ミラーニューロンとして知られる前頭頭頂部の細胞集団がある．そして，運動観察と運動実行の両方に対して反応する[51,60,65,66]．このミラーニューロンは，キャノニカルニューロンと異なり，対象物の観察ではなく，他者の行為の観察によって反応する．

ミラーニューロンのメカニズムは，観察者が観察した行為を自分自身が行う時に必要となり，観察から得られた感覚情報をそれに類似する運動様式に変換することにより他者の行為を解読する[67,68]．そして，行為の意味または目的をコード化することによって，他者が行っている行為の目的を推論するような，より高次の認知過程を経由せずに，内的に理解することが可能となる．

はじめにヒト以外の霊長類においてRizzolattiら[45]は，マカクサルが到達-把握運動の計画の実施時に，サルのブロードマン6野下部〔運動前野（F5領域）〕のニューロンについて機能的特性を調査した．これらのニューロンは，精密な把握のような運動の実行中だけでなく，小さな対象物を把握するような類似した把握様式が必要な対象物の観察においても反応した．さらにF5領域の

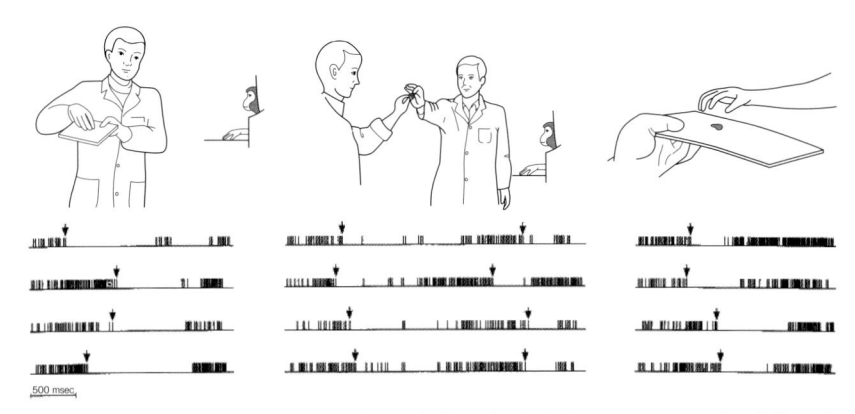

a. 実験者の把握運動の　　b. 実験者間の把握運動の観察後，　c. サルによる把握運動
　　観察　　　　　　　　　　サルによる把握運動

図4-18　サルの動作観察によるF5領域のニューロン活動①（文献49）より引用）
　　aおよびcの矢印は，把握開始時を示す．bの1番目の矢印は，実験者から他の実験者が食物を受け取る時を示し，2番目の矢印は実験者からサルが食物を把握した時を示す

　ニューロンは，運動の目的に対して反応を示した．例えば，把握ニューロンの中にはサルが対象物を把握するために手指屈曲を行う時に活動し，対象物を押す目的で同様に手指屈曲を行っても活動しないようなニューロンが存在する．したがって，自己の運動は運動方法よりもむしろ，運動の目的に対して活動するニューロンによって調整される．このことは運動に関わるニューロンが，模倣のような行為に対し，運動表現を直接活性化させる目的のためだけに，運動観察時に活動するのではないことが考えられる．

　ミラーニューロンに関する最初の報告は，サルが運動を実行する時だけでなく，実験者の類似の運動観察時にも活動するF5領域の細胞集団についてである（**図4-18**）[49]．ミラーニューロンの中には，コード化する運動観察の内容と運動実行との間に明らかな一致が認められる．精密な把握の実行をコード化するニューロンは，精密な把握の観察に対してのみ活動する．しかしながら，他のF5領域のニューロンは本来，より広い範囲で活動する．例えば，テーブルの上にある対象物の観察は，口に食物を運ぶことと対象物を把握することの両方をコード化するF5領域のニューロンが活動する．このことからdi Pellegrinoら[49]は，ミラーニューロンは他者のジェスチャーの背景にある意図に応じて運

第4章　運動イメージの神経基盤　*147*

動を取り出す役割を担っている可能性があると結論づけた．仮にミラーニューロンが，食物を受け取るなどのような一つの概念に関連するさまざまな運動に対し活動するならば，ミラーニューロンは運動理解における重要な役割を担う．したがって，ミラーニューロンは2つの重要な特徴をもつとされる．第1に，ミラーニューロンは運動がどのように達成されるかにかかわらず，観察される運動の目的によって活動する．第2に，ミラーニューロンは異なる運動結果に選択的な反応を示す．つまり，同じ集団のミラーニューロンはサルが変化する運動パラメータ（把握力や正確性のような）とともに，実施される運動（到達運動や把握運動のような）を直接観察する時，活動することが予想される[51]．

ミラーニューロンの機能を理解するために，例えばBoniniら[69]はサルが実験者の到達運動から把握運動を観察した際のF5領域と下頭頂小葉におけるニューロンの活動を記録した．運動の内容は，「把握して食べる」と「把握して置く」のように異なる運動結果が含まれた．その結果，ミラーニューロンは運動達成のための把握様式に関係なく，「食べる」や「置く」のような運動実行の最終目的に対して反応した．また，その大部分が精密把握に選択的に活動した．しかしながら，それは特定の最終目的の時のみであった．例えば，ミラーニューロンは精密把握に対して活動するが，さらに小さな食物を食べる時にも活動した．しかしながら，同じように精密把握を行うが，食物を把握した後にそれを他の場所に置く時には活動は認めなかった．ミラーニューロンの中には，把握様式に対して活動するニューロンも存在するが，特定の運動特性だけでなく，もっと大きな範囲で運動の意図をコード化し，運動の理解に関与するということが考えられる（図4-19）．

Caggianoら[70]が行った単一ミラーニューロンの記録により，サルからの距離に関係なく，運動に対し反応するするニューロンや，サルが対象物に接触できる距離で，サルの個人空間の周辺内で実行された運動にのみ反応を示すニューロンが確認された．このような神経活動は，自己と他者を区別し，社会的に適切な対人行動の基盤となる活動を反映していると考えられる（図4-20）．

さらにミラーニューロンが，抽象的な運動内容をコード化するという根拠としては，F5領域のニューロンが，サルの対象物への方向性をもった運動実行時と，対応する運動に関連する音刺激が与えられた時の両方で活動することが報告された[65]．これらのニューロンは「視聴覚ミラーニューロン」と呼ばれ，サ

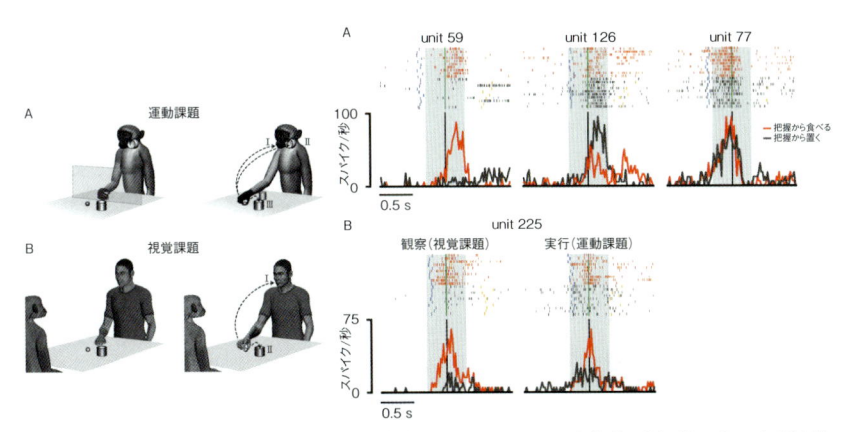

図4-19 サルの動作観察によるF5領域のニューロン活動②（文献69)より引用）
　左図A：運動課題では，サルは固定位置から小さな食物に対し精密把握を行い，口に運んで食べる（Ⅰ）または口の近くの容器（Ⅱ）または食物の近くの容器（Ⅲ）に入れる
　左図B：視覚課題では，実験者が固定位置から小さな食物に対し精密把握を行い，口に運び食べる（Ⅰ）または食物の近くの容器（Ⅱ）に入れる動作をサルが観察する
　右図A：運動観察において，把握し食べる動作で活動するニューロンと，把握し食べることと把握し近くの容器に入れることの両方で活動するニューロンが存在する
　右図B：把握し食べる動作において，運動観察，運動実行の両方に活動するニューロン

ルがピーナツを砕いたり，紙を引き裂いたりするような運動の実行と観察時に反応するとされる．また視聴覚ミラーニューロンは，これらの運動を行った時に類似する音を聴いた時にも活動する．このように直接的な視覚入力がなくても，関連する運動に対して活動するミラーニューロンは，観察者の視覚的認知が困難な場合でも，他者の運動理解を可能にすることが考えられる．これらの活動は，運動に対する単なる模倣反応の活動でないことが考えられる．Rochatら[71]は，サルにペンチを使用した食物の把握を練習させ，ミラーニューロン活動をF5領域から記録した．その結果，サルが食物の把握という目的を達成するために，手またはペンチのどちらを使用するかに関係なく，ミラーニューロンは活動した．さらに，実験者が鋭いスティックを使用して食物を突き，食物を把握する運動を観察した時に，サルにとってスティック使用の経験がないにもかかわらず，活動することを発見した（**図4-21**）．

　抽象的な運動特性をコード化するミラーニューロンの存在は，頭頂葉後部内においても確認されてきた[72,73]．そして，これは運動野と強い相互連絡を形成

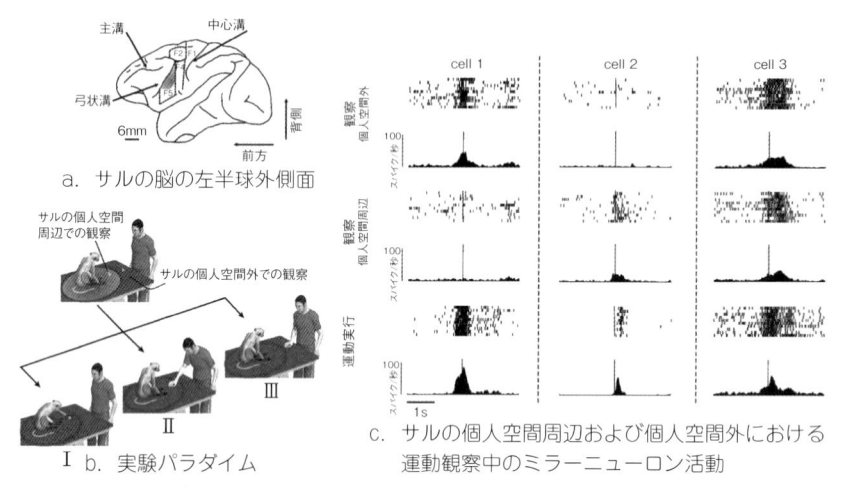

図 4-20　サルの個人空間における F5 領域のニューロン活動（文献 70) より引用)
Ⅰ：サルの個人空間内での運動
Ⅱ：サルの個人空間内での実験者による目標指向的な運動の観察
Ⅲ：サルの個人空間外での実験者による目標指向的な運動の観察
サルの個人空間の周辺内で実行された運動にのみ反応を示すニューロンが確認された

しているとされる．実際に，頭頂葉後部は視覚情報と体性感覚情報の両方を受け，視覚的に誘導される運動計画に強く関連する[74]．Fogassi ら[72]は，把握運動に選択的に活動する下頭頂小葉に位置するニューロンの集団から活動を記録した．そして，サルの異なる運動（「把握から食べる」と「把握から動く」）が組み込まれた対象物への運動観察と運動実行に伴うニューロンの発火率を記録した．大部分のミラーニューロンは，把握後の最終的な運動に対し最も強く活動した．これはミラーニューロンが，観察者が運動実行者の最終的な意図の区別を可能にすることが示唆される．

ヒトを対象としたミラーニューロンシステムに関する脳イメージング研究では，運動観察と運動実行に関与するメカニズムが，知覚，認知，運動調整のための単一のネットワークを構成していることが示されている[66,68]．特に，効率的な対象物への運動計画と運動実行に相互に作用する頭頂葉，運動前野，一次運動野は運動観察に反応する（**図 4-22**）[44,59,75~77]．初期の説明では，ミラーニューロンシステムはヒトの模倣行動の基礎をなすと仮定された．しかしなが

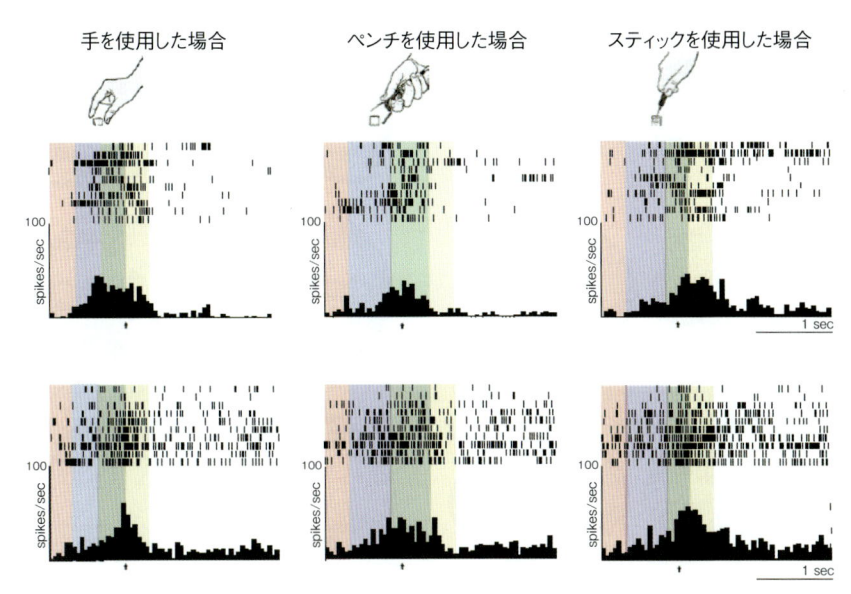

図4-21 手と道具による把握動作の観察におけるサルのF5領域のニューロン活動（文献71)より引用)

ペンチを使用した食物の把握練習．サルの手またはペンチのどちらを使用するかに関係なく，ニューロンは活動する．実験者のスティックを使用した食物の把持運動の観察においても，サルはスティック使用の経験がないにもかかわらずニューロンが活動する．左列：手指が開いて，把握を始めた時に活動開始．真中：ペンチの先が，食物に近づいた時に活動開始．右列：スティックで食物を把握後に活動が最大．上段および下段は，異なるミラーニューロンの例．

ら Fadiga ら[78]が行った実験では，被験者が対象物への運動を観察する時の運動誘発電位（MEP：motor evoked potential）の振幅を測定した際，受動的な観察でも，同様の運動実行に対応する手の筋に興奮性の増加が認められた（**図4-23**）．また Kilner ら[79]は，被験者が予測可能な手の運動観察時の脳波から準備電位を記録した．その結果，準備電位は予測される手の運動観察に先行してより大きくなることがわかり，ヒトの運動システムが次にくる手の運動の予測によっても興奮することを示した．

Johnson-Frey ら[80]は，ヒトのミラーニューロンシステムが運動目的に対して選択的に反応することを立証した．手続きとしては，手が対象物に対して把握または接触している写真を被験者に提示した．その結果，意味のない対象物

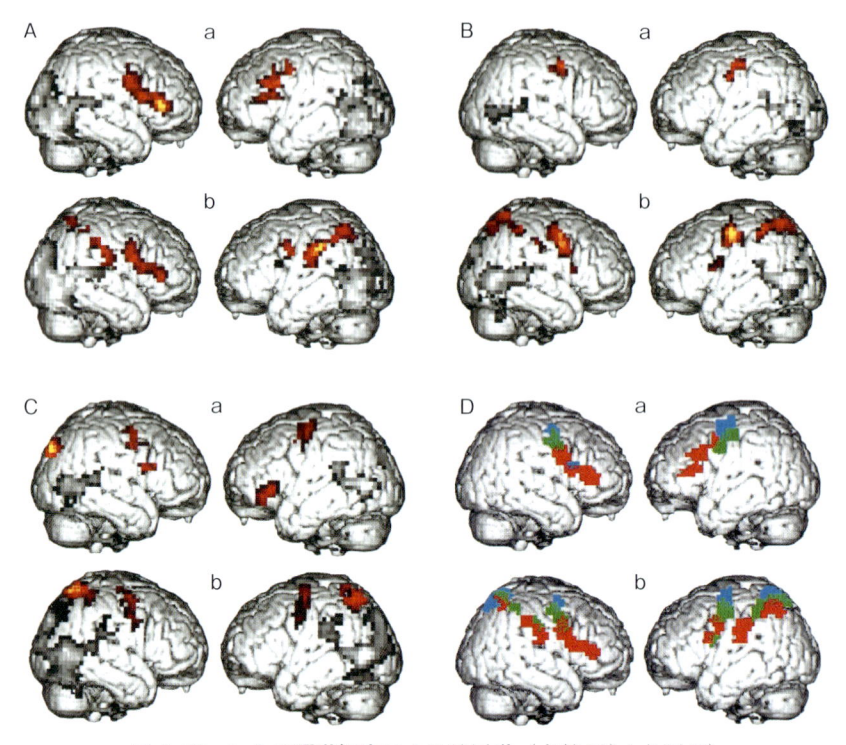

図4-22 ヒトの運動観察による脳活動（文献59)より引用）

A. 口の運動観察
  a. 目的のない運動（咀嚼の観察）：ブロードマン6野，44野
  b. 目的のある運動（リンゴをかじる様子の観察）：ブロードマン6野，44野，39野，40野

B. 手の運動観察
  a. 目的のない運動（目的のないボールやカップの模倣把握の観察）：ブロードマン6野（A-aより背側）
  b. 目的のある運動（ボールやカップの把握の観察）：運動前野，ブロードマン44野

C. 足の運動観察
  a. 目的のない運動（目的のない蹴る動作やブレーキを押す動作の模倣の観察）：ブロードマン6野背側，前頭葉吻側
  b. 目的のある運動（蹴る動作やブレーキを押す動作の観察）：ブロードマン6野背側，頭頂葉後部（7野の一部）

D. 運動観察により活動した運動前野および頭頂葉領域

赤（口の運動観察），緑（手の運動観察），青（足の運動観察）

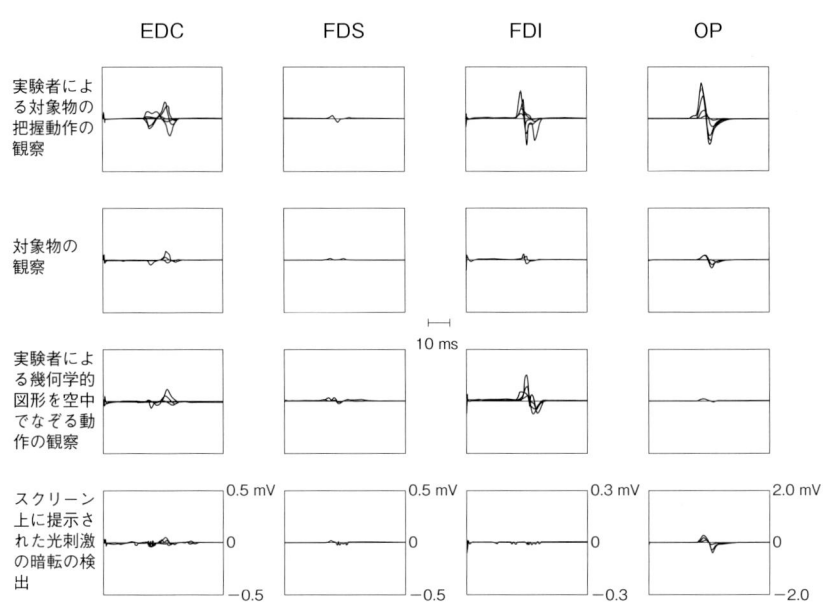

図4-23 ヒトにおける手の運動観察によるニューロン活動（文献78）より引用）
EDC：総指伸筋，FDS：浅指屈筋，FDI：第1背側骨間筋，OP：母指対立筋

への接触写真の観察と比較し，認知した対象物への運動に対する反応では，下前頭葉領域（左右下前頭回，三角部，弁蓋部）における活動の増加を認めた．さらにNewman-Norlundら[81]は，運動観察に反応する下頭頂小葉の右縁上回が，意味のある運動に対して有意に活動を示すことを明らかにした．その内容は，運動の順序において手でホッチキスを押すというような意図に関連した明確な運動実行により構成された時，ミラーニューロンシステム内の活動は増加するというものである．そして，足でホッチキスを押すという意図と関連しない異なる変則的な運動行為に対しては反応が認められなかった．一方，Enticottら[82]は被験者が他動詞的または自動詞的な運動のいずれかを観察した時の皮質脊髄の興奮性を評価した．他動詞的な対象物への運動（マグカップを把握している），マグカップの有無による自動詞的なパントマイムの運動，そしてマグカップの有無での静的な手を示した5枚の写真が提示された．静的な手の写真の観察をベースラインとして，ミラーニューロンシステムの活動を反映する皮質脊髄の興奮性は，手と対象物の相互作用を示す他動詞的な対象物への運動

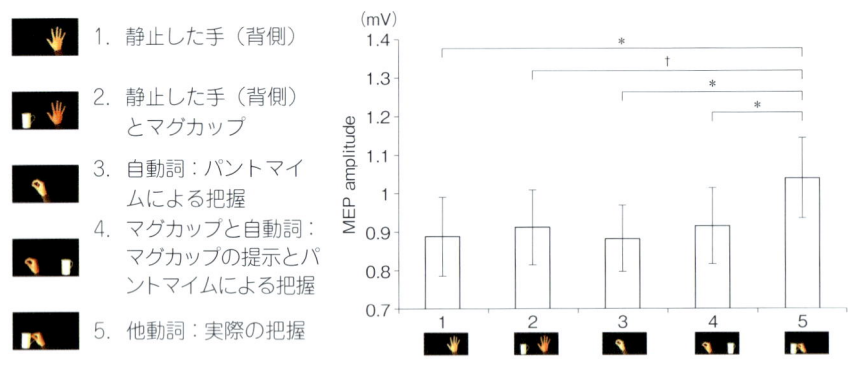

1. 静止した手（背側）
2. 静止した手（背側）とマグカップ
3. 自動詞：パントマイムによる把握
4. マグカップと自動詞：マグカップの提示とパントマイムによる把握
5. 他動詞：実際の把握

図 4-24　運動の目的と運動観察との関係（文献 82）より引用）
マグカップの把握，マグカップの有無によるパントマイム，マグカップの有無での静的な手の写真を提示した．静的な手の写真の観察をベースラインとして，皮質脊髄の興奮性は，マグカップを把持する手と対象物の相互作用を示した他動詞的な運動観察の時のみ有意に運動誘発電位（MEP）が増加した

を観察した時にのみ有意に MEP が増加した（**図 4-24**）．ミラーニューロンシステムの活動が，他者の運動の背景にある意図の評価への関与を強調している．しかしながら先行研究の中には，ヒトにおいて無意味なジェスチャーや自動詞的なジェスチャーへの運動共鳴メカニズムも存在する可能性を示す．自動詞的なジェスチャーが意味をもつ時（例えば，「サムアップ（thumbs up；親指を立て賛成・承認を表すこと）」のような象徴的なジェスチャーや，「シューティングハンド（shooting hand；ピストルを撃つ様のこと）」のような模倣運動），他動詞的および自動詞的ジェスチャーは，ミラーニューロンシステムと重複する運動システムの活動を起こす．さらに Biagi ら[83]は，複雑な手の運動と単純な手の運動の処理過程において頭頂間溝前外側領域の役割を検証した．頭頂間溝前外側領域は，手に関連する視覚運動変換に関与することが知られている．そして，運動観察における頭頂間溝前外側領域のニューロン活動が認められ，ミラーニューロンシステムに関与するとされる．被験者は，明確な意図をもった対象物への運動を含む複雑な運動（鍵を把握する，鍵をロックに入れる，鍵を回す），または特定の意図のない単純な運動（鍵への到達と把握）のいずれかを観察した．その結果，頭頂間溝外側領域内の活動は，意図のない単純な運動実行と比較し，複雑な運動の観察において有意に強い活動を示した．これらに

よりミラーニューロンシステムが，意図をコード化する特有の役割をもち，複雑な目標指向的運動の処理過程に関与することが示唆される．

臨床研究においては，言語理解における神経基盤が運動の理解にも関与するということが示されてきた．下前頭回（ブローカ野）後方損傷の患者は，言語産出，理解，言語音の明確な発音に障害を示す[84,85]．重要なことは，ブローカ野はサルの運動前野（F5領域）と発生学的には同一起源とされ，ミラーニューロンが最初にみつかった場所でもあるということである．ヒトにおいてブローカ野内の活動は，運動観察，運動実行，運動の模倣中に増加する[22,78]．

Fazioら[86]は，非言語的な運動理解の課題において，失語症患者を対象にミラーニューロンシステムの一部であるブローカ野の損傷によって，意味のある運動実行の表現が障害されるかを検証した．被験者には，運動または物理的な事象のいずれかの画像を意味のある順序にまとめることを要求した．これらの画像には他動詞的および自動詞的運動（瓶の把握や指さしなど）と床に倒れている自転車のような動的な日常の出来事を含んだ．被験者は，すべての行為を認識したが，意味のある順序に正確にまとめることが障害された．さらに，優先的な他動詞的運動の障害の程度は，文節を順序づける能力の低下と相関関係があった．したがって，運動の順位づけにおける特異的な障害から，運動実行の意味のある表現を形成するためのミラーニューロンシステムの重要性が示される（**図4-25**）．

Buccinoら[27]は，fMRIを使用してヒトと犬のいずれかによって実行される口の運動観察における神経系の関係を検証した．被験者が食物を噛むなど，種を超えて一般的である行為と犬が吠えるなどの種が異なると一般的でない行為のいずれかを観察した時の脳活動を比較した．重要なことは，食物を噛むことは，食べるという共通の意図があるが，その意図を達成するために実行された特定の運動パラメータは，ヒトと犬で異なる．しかしながら結果は，種にかかわらず一般的に行われる運動に対する観察では，下前頭回および下頭頂小葉弁蓋部の活動が認められた．そして，下前頭回および下頭頂小葉はともに，運動の認知と理解に関するミラーニューロンシステムの一部として示されている．したがって，食べるために食物を噛むという一般的な行動目的は，種にかかわらず，観察者の運動システム内で内的に表現されることを示す．そして，犬が吠えるという観察者の経験のない運動の観察では，視覚野の有線外後頭領域の活動が

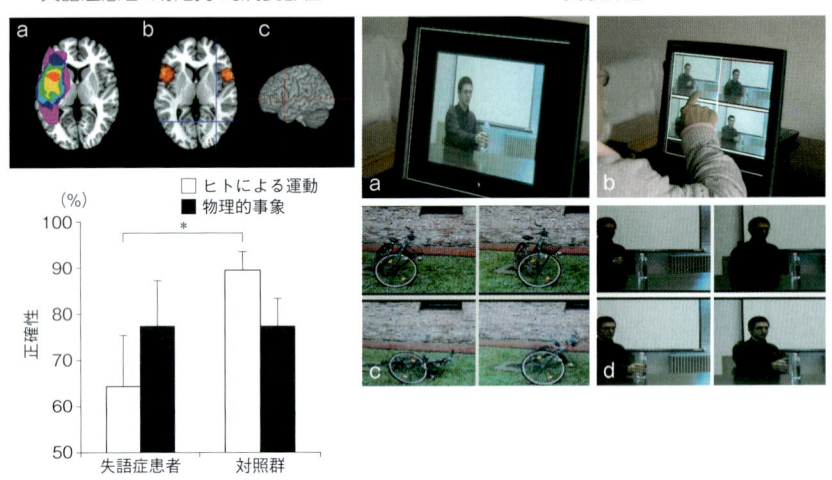

図 4-25 ブローカ野の損傷と運動の順位づけの関連（文献 86）より引用）
ヒトの運動または物理的な事象に対し，画像を意味のある順序にまとめる課題．被験者は，すべての行為を認識したが，物理的事象よりヒトの運動に関し，意味のある順序に正確にまとめることに障害を示した．a, b：モニター上での画像提示例．c：物理的事象の画像例．d：ヒトによる運動の画像例

認められたことから，純粋な視覚特性に基づいて処理されたことを示す（**図 4-7**）．さらに Gazzola ら[87]は，被験者がヒトまたはロボットのいずれかにより実行される一連の運動の観察では，その両方で頭頂葉，側頭葉，前頭葉領域（下前頭回，下頭頂小葉を含む）における活動を示した．つまり，認知する運動の運動学的情報と観察者の運動レパートリー内での運動学的情報の強いマッチングは，ミラーニューロンシステムの関与を誘導するために必要でなかった．ロボットアームの運動認知に関与したミラーニューロンシステムの領域は，単純な運動と比較し，複雑で，意図のある運動でより大きな活動が認められた．これらから，ミラーニューロンシステムは純粋な運動より，むしろ概念による運動の識別を行うという，これまでの考えと一致する．

運動観察・実行に関する先行研究からは，運動や行為は予期される結果に基づき，特定の運動系列・順序の識別と選択を行うパラメータに従って系統化されることが示唆される．意図の役割は，観察者が特定の運動に関し，その運動

が観察者にとって運動経験がない場合に非常に重要になる可能性がある．ミラーニューロンシステムは特定の運動学的パラメータより，むしろ一般的な運動結果，目的をコード化する．そのため運動の理解は，観察された運動が観察者のレパートリー内に存在しなくても，理解することが可能となる．運動系列により運動結果が予期される時，観察者の運動システム内での表現は，結果や最終的な目的となる．ヒトは運動の視覚的分析だけでなく，運動の経験と理解が可能であり，その際，他者の行為の運動結果が自己の反応における計画に非常に重要である．これは他者の行動に対し正確に解釈し，自分自身の反応を適切に調整することであり，日常生活において必要不可欠な機能である．したがって，ヒトの社会的相互関係の基本的側面および運動・行為の理解は，自分自身の運動システムによって促進され，他者が何を行っているかだけでなくその理由も理解することが可能となる．

運動イメージに関連する運動関連領野の役割

現在のところ，狭義の運動関連領野は一次運動野，背側運動前野，腹側運動前野，補足運動野，前補足運動野，帯状回運動皮質吻側部，帯状回運動皮質尾側部などがわかっている．ここでは一次運動野を除いた運動イメージに関連する，それぞれの領域の機能解剖について説明する．

1．補足運動野

補足運動野は，障害により行動において深刻な変化が生じる．例えば，ヒトにおける補足運動野の障害は，自分自身に意図がないにもかかわらず，他人の手のように対象物を把握するような不随意的な運動「他人の手症候群（alien-limb syndrome）」を引き起こす[88,89]．反対に，行動するために患肢の使用が必要であるが，その患肢を無視する症状を呈する場合もあり，極端な例では促されない限り自発的な運動を起こさないこともある．

補足運動野はブロードマンの6野に属している．しかし，補足運動野は細胞構築学的にも組織化学構築学的にも均一な領域ではなく，本来の補足運動野（固有補足運動野）と前補足運動野に分けられる．サルではブロードマン6野の尾側部が補足運動野，そして吻側部が前補足運動野に位置し，Matelliら[90]によ

る分類において，補足運動野がF3，前補足運動野がF6に相当する．ヒトにおける補足運動野と前補足運動野は，一次運動野の下肢領域の前方にあり，背内側前頭皮質内の内側面に位置する．補足運動野および前補足運動野は，ともに上前頭回にあり，ブロードマンの6c野（6aα野と6aβ野の2つに分類）の内側部を構成する．補足眼野は，補足運動野と前補足運動野の境界に位置し，中心傍溝に隣接する[91,92]．補足運動野複合体の腹側は，帯状皮質運動野を含む帯状溝と帯状回が位置する．マカクサルの脳表内側面における6aα野の尾側領域と6aβ野の吻側領域は，それぞれヒトの補足運動野と前補足運動野にかなり合理的に一致する．さらに組織化学的および細胞構築学的研究により，F1（一次運動野に相当），F3（補足運動野に相当），F6（前補足運動野に相当）に内側前頭領域を分割した（**図4-26**）[46,90]．

　この領域を刺激すると，いくつかの筋群が関与する．例えば，ゆっくりとした姿勢変化やステッピングのような複雑な操作，運動への単なる衝動などの運動が引き起こされ，また言語や発語の停止などの運動の抑制も引き起こす．運動の出現や抑制に必要な電気刺激の強度は，補足運動野から吻側の前補足運動野に進むに従いより高くなる．補足運動野は，身体の体部位が再現されている．後肢の運動は，前補足運動野の境界に隣接する補足運動野の尾側から起こり，腕の遠位部，腕の近位部，顔の順に並んでいる．補足眼野の刺激では，サッケード眼球運動が起こる[94]．前補足運動野については，ある領域の刺激は主に前肢の運動を起こすが，他の領域ではより強い電気刺激でも運動が起こらないなど，刺激による変化が多様である．

　補足運動野の電気的興奮性は，前補足運動野と比較し，より大きく，つまり電気刺激による運動発現は補足運動野のほうが容易に起こる．マカクサルの解剖学的研究において，補足運動野は皮質脊髄路に直接的に投射していることが示され[95,96]，そして一次運動野から独立して，運動の発現や調整に関与する可能性が示唆された．一方，Luppinoら[97,98]は前補足運動野の皮質脊髄への投射はわずかであることを報告した．またサルにおいて，F3（補足運動野に相当）はF1（ブロードマン4野に相当）と相互に接続するが，F6（前補足運動野に相当）は接続しない．その代わり，前補足運動野と補足眼野は，背外側運動前野，補足運動野，帯状皮質運動野などに投射する[99,100]．これらの報告から，補足運動野は運動出力と直接的に関係し，前補足運動野と補足眼野は，運動出力

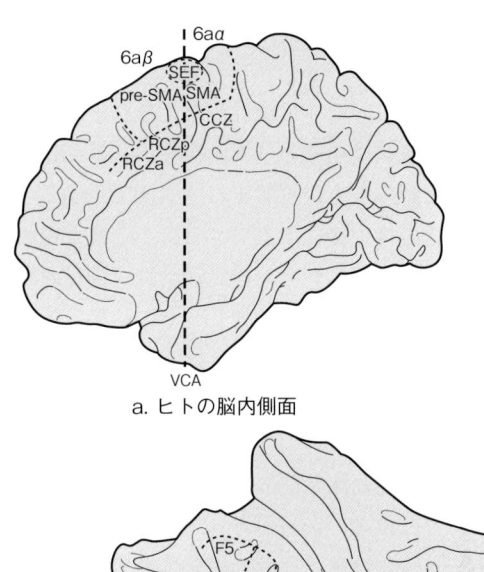

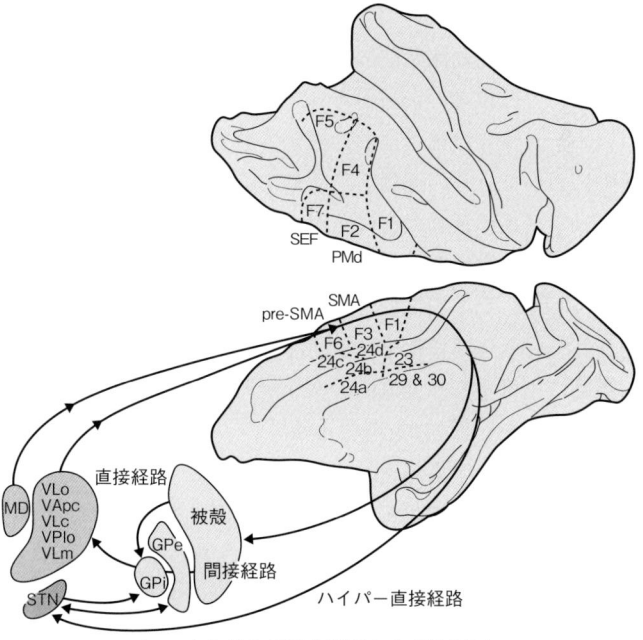

図4-26 補足運動野複合体の解剖（文献93）より引用）

F1：一次運動野に相当，F2：背側運動前野，F3：補足運動野に相当，F6：前補足運動野に相当，F7の一部：補足眼野，CMAr：帯状回運動皮質吻側部，CMAv：帯状回運動皮質尾側部の腹側部，CMAd：帯状回運動皮質尾側部の背側部，SEF：補足眼野，SMA：補足運動野，pre-SMA：前補足運動野，CCZ：尾側帯状領域，RCZp：吻側帯状領域後部，RCZa：吻側帯状領域前部，VCA：前交連を通る垂直線，PMd：背側運動前野，MD：背内側核，VLo：外腹側核吻側部，VApc：前腹側核小細胞部，VPlo：後外腹側核吻側部，VLm：外腹側核内側部，STN：視床下核，GPe：淡蒼球外節，GPi：淡蒼球内節

第4章 運動イメージの神経基盤　159

には積極的には関与していない可能性が考えられる．また，補足運動野複合体のすべての部位と基底核は連絡し，視床を経由し基底核の淡蒼球内節から補足運動野と前補足運動野の両方に投射する[101]．補足運動野と前補足運動野，補足眼野は，線条体へ遠心性に接続する．さらに，ともに視床下核へ直接的に接続する．したがって，補足運動野と前補足運動野，補足眼野からの入力により，視床下核のニューロンは興奮性に活動し，その結果，淡蒼球内側および黒質網様部のニューロンを活性化させる．これは，抑制性の淡蒼球-視床，黒質-視床をとおして，視床-皮質回路の抑制を引き起こし，それにより運動を制止すると考えられる[102]．

　補足運動野複合体は運動開始前に活動するという報告があるが，その活動の正確な役割については議論の余地がある．自発的な運動と外的に引き起こされる運動について，サルでは補足運動野複合体の多くのニューロンが，効果器の特異的な運動において，その運動前に活動するとされる．例えば，補足運動野のニューロンは手や足の運動の前に発火する[103,104]．そして，補足眼野のニューロンは眼球運動前に発火する[94]．さらにヒトにおいては，運動開始前に補足運動野複合体を中心とした準備電位として知られる，ゆっくりとした陰性電位の増加が報告されている．準備電位の後期部分は，外的な手がかりによる運動より，自発的運動に先行する準備電位のほうが大きく，さらにパーキンソン病では健常者と比較し，準備電位は有意に小さい[105]．これらは補足運動野複合体が外的な事象への反応より，自発運動に関与することが考えられる．

　イメージング研究では，被験者が外的な合図よりも，自分自身で自由に運動選択を行う時，前補足運動野は大きく活動することが報告された．Lauら[106]はfMRIを使用し，時計の文字盤周囲をランプが動いている間，自己ペースで手指によるボタン押し運動を実施した．そして，いつ手指を動かそうとしたかを報告する条件と，実際にボタンを押した時を報告する条件を比較し，運動にのみ注意を向ける時より，自分自身の意図に注意を払う時に，前補足運動野のより大きな活動が認められた（**図4-27**）．また活動の時系列での比較では，Cunningtonら[107]は単純な手指運動によるボタン押し課題を使用し，聴覚刺激に対する運動と不規則な間隔での自己ペースによる運動を比較した．その結果，両条件における補足運動野の活動に相違はなかったが，内的に起こる運動に対し，前補足運動野の活動がより早いことを報告した．これにより，自発的な運

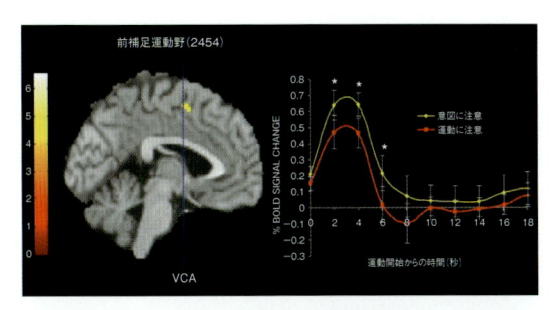

a. BOLD 応答の時系列変化

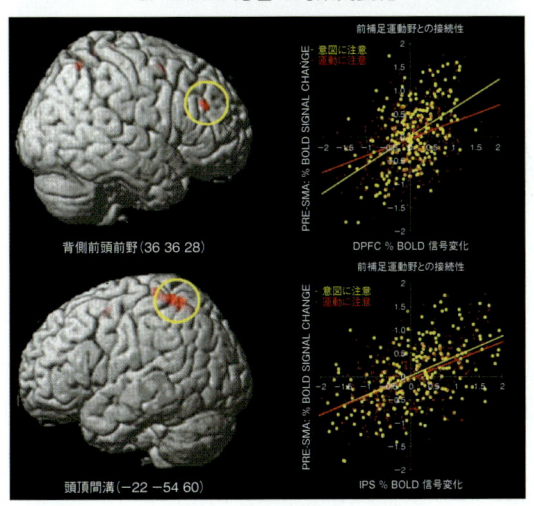

b. 意図への注意に関連する脳活動

図 4-27　意図に注意を向けた時の前補足運動野の脳活動（文献 106）より引用）
　時計の文字盤周囲をランプが動いている間，自己ペースで手指によるボタン押し運動を実施した．そして，いつ手指を動かそうとしたかを報告する条件と，実際にボタンを押した時を報告する条件を比較した．運動にのみ注意を向ける時より，意図に注意を払う時に，前補足運動野（pre-SMA），背外側前頭前野と頭頂間溝が活動した．VCA：前交連を通る垂直線

動の準備に関連した早期の過程に前補足運動野の関与が示唆された．一般的に，内的に起こる運動との関連は補足運動野より前補足運動野でより強い傾向があるとされる．しかしながら，Grèzes ら[64]の報告ではヒトの補足運動野において把握動作で実際にそれらを把握しないにもかかわらず，把握可能な対象物を単に観察する時にもまた活動を認めた．この状況では運動は起こっていない

が，外的な対象物の提示により，脳内で運動の暗黙的な計画が起こっている可能性を示した．

しかしながら，実際には対象物が認知された時に，常にすべての考えられる運動が実行されるわけではない．そして，対象物により誘導された運動が，実際には必要でない場合には，その活性化を抑制する機序が必要になる．サルにおいて補足運動野は，自発的運動と外的な手がかりによる運動の両方に反応することが報告されている[108]．補足運動野のニューロンの中には，運動が視覚的な手がかりなどの特定の感覚的手がかりによる提示時のみ運動前に反応し，触覚や聴覚などでは反応しないニューロンが存在することが報告されている[109]．優先される手がかりの単純な表示だけでは，適切な運動を引き起こすには十分でなく，特定の手がかりと運動反応の併用が，これらの活動を起こすために必要と考えられる．

補足運動野と前補足運動野は，内的および外的に起こる運動だけでなく，系列的な運動に対し大きく関与する可能性も報告されている．系列運動を行うためには，運動の実行だけでなく，運動時の順序を記憶する必要がある．Tanjiら[110]は，サルに緑色のライトは押す，黄色は引く，赤は回すという運動に対応させた3つの運動課題を実施させ，運動の開始には音による刺激を使用した．はじめにサルは，視覚信号によって特定の順序による運動を練習し，その後，視覚信号なしでも記憶した運動が実施可能となった．その時の補足運動野と前補足運動野のニューロンを記録した結果，例えばレバーを回す，引く，押すというようなある特定の順序の時にのみ反応し，他の順序では反応しないニューロンが認められた．これらのニューロンは，また運動間のインターバルにおいて特異的な反応が認められた．それらは，引く運動の前に反応するが，その反応は押す運動の後に起こる引く運動の時のみであった．したがって，引く運動に関連する反応は事前の押す運動が条件となる．また回すや引く，押す運動のすべてに対し，運動の正確性にかかわらず，3番目の運動の前にのみ反応するような，運動の順序にのみ反応するニューロンも確認された．このような反応は，補足運動野より前補足運動野においてより頻繁に認められる．補足眼野のニューロンについては，Luら[111]はサルにおける眼球運動系列課題を使用し，特定の目標の方向，特定の目標と誤った選択肢の組み合わせ，特定の順序にそれぞれ反応するニューロンを認めた．これは正確なサッケード運動（みたい対

象に素早く眼球を動かし視点を移動する眼球運動）を生成するために役立つ．

　また，補足運動野複合体の活動は刺激と反応の新しい関連性や新しい運動の順序の学習などにおいて著明に活動するとされる．Chen ら[112]は，サルにおいて長方形に対しては上方向への眼球運動，また円に対しては左方向への眼球運動など，視覚刺激に対し的確なサッケード運動の学習を行う時の補足眼野の活動を記録した．その結果，異なる細胞において学習段階や新しい関係性の学習時に活動の増加を認めた．Nakamura ら[113]は，サルにおいて系列的なボタン押し課題の複雑な順序学習に関連して活動するニューロンを記録した．その活動は学習された系列運動より，新たな系列運動実施時により大きな活動が認められ，補足運動野より前補足運動野でより著明であった．そして，その活動の大きさは運動を実行する筋や運動学的パラメータとは関連がなかった．補足運動野複合体の活動は，ヒトの系列運動学習においても検証された．対象者は，ボタン押し課題において色と位置について新しい順序を学習した．そして，前補足運動野において運動自体ではなく，新しい運動順序の学習に関し著明な活動を示した．一方，補足運動野の活動は運動学習ではなく，系列運動の実施時に認められた[114]．さらに，Sakai ら[115]は4つの枠内に4色の異なる円が異なる位置に2つ表示され，手指で円が表示された部位のボタンを押す課題を使用し，健常成人の視覚運動に関連した学習における前補足運動野の関係性を検証した．学習課題は，位置の順序課題（視覚と運動の順序学習），色の順序課題（知覚の順序学習），色マッピング課題（順序学習なし）であった．前補足運動野は，3つの学習すべてで活動を示した．そして，視覚と運動の両方に関する学習では活動の変化は認められなかったが，知覚の順序学習では減少した．これにより，前補足運動野が順序よりむしろ視覚運動に関与する可能性が示唆された．

　補足運動野複合体は認知的制御にも関与するとされる．認知的制御とは，よい行動に必要と考えられる一連の処理過程と考えられ，実行・制御機能として新しい行為を開始する必要性や反応を抑制する必要性がある時，実行するために計画される．さらにそれらは一つの計画や反応に対し，柔軟に変更するためにも必要と考えられる．

　Aron ら[116]の実験では，健常成人に対し，左右の矢印がモニター上に表示され，go課題では可能な限り速く矢印の向きに合わせ手指でボタンを押す課題と

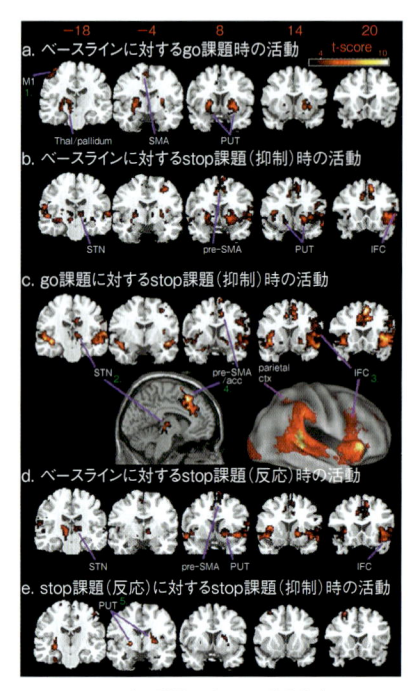

a. 各課題における脳活動　　　　　　　　b. 実験パラダイム

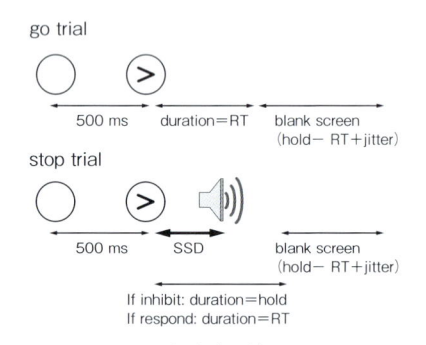

図4-28　stop signal taskにおける皮質および皮質下での脳活動（文献116）より引用）
　左右の矢印がモニター上に表示される．go課題は可能な限り速く矢印の向きに合わせ手指でボタンを押す課題である．stop課題は矢印の表示後に聴覚刺激が与えられた場合に，運動を抑制する．go課題では，一次運動野，補足運動野，視床，被殻，淡蒼球が活動する．stop課題では，下前頭葉，前補足運動野，視床下核が活動する．MI：一次運動野，STN：視床下核，Thal：視床，pre-SMA：前補足運動野，pallidum：淡蒼球，IFC：下前頭葉，SMA：補足運動野，acc：前帯状回，PUT：被殻，parietal ctx：頭頂葉，Blank screen：ブランクスクリーン，duration：継続時間，If inhibit：抑制の場合，If respord：反応した場合，hold：制限時間，jitter：変動時間，RT：反応時間，SSD：stop信号遅延時間

し，stop課題では矢印の表示後に聴覚刺激が与えられ，運動を抑制するよう指示した．go課題では，一次運動野，補足運動野，視床，被殻，淡蒼球の活動が認められた．一方，stop課題では下前頭葉，前補足運動野，視床下核が活動した（**図4-28**）．また，Curtisら[117]も健常成人に対し，モニターの中心にある対象が移動する時に，go課題では速く対象に視点を移動させるが，その時に聴覚

刺激が与えられるstop課題では視点を移動させないように指示した．この計画された運動を取り消す課題を使用し，その時の脳活動を比較し，取り消しに成功したかにかかわらず，stop課題において補足眼野に著明な活動を示した．このようなstop課題による手の運動計画の変更と眼球運動の両方は，前補足運動野と補足眼野の活動を示した．サルの補足眼野において，近年の研究では眼球運動の切り替えに特異的に反応する前補足運動野のニューロンが報告された．Isodaら[118]は，固定点の右または左に対し，色がピンクまたは黄色のどちらかの領域が表示され，その後，固定点が2色のうちのいずれかに変化し，左右で同一の色のほうに視点を移動させる課題をサルに行わせた．そして，前補足運動野において固定点の色が変化した時に，サルが正しく視点の方向を切り替えた際，選択的に活動するニューロンが認められた．また，固定点の色が一定の間は活動せず，視点移動の方向を誤った時にはその活動は減少し，活動に遅延が認められた．

このように補足運動野で認められる活動と比較し，より複雑な制御を必要とする状況において前補足運動野の活動が認められ，大きく関与している可能性が示される．

2. 運動前野

運動前野は，前頭葉の弓状溝と一次運動野の間に位置する領域（ブロードマン6野外側部）である．そして，到達運動に関与する内側部の背側運動前野と腹側運動前野に分類される．

背側運動前野に関し，サルにおいて背側運動前野は解剖学的および生理学的違いに基づき，さらに吻側部（F7，背側運動前野吻側部）と尾側部（F2，背側運動前野尾側部）に分けられる[90,119]．これらの違いは，補足運動野と前補足運動野の分類による相違と類似している．実際，背側運動前野の尾側部は補足運動野と共通点をもち，いずれも一次運動野と脊髄へ直接的な投射が認められるが，前頭前野へは十分な相互作用をもたないとされる[99]．一方，背側運動前野の吻側部は前補足運動野と多くの共通点をもつ．いずれの領域も一次運動野や脊髄への投射は認められず[96]，前頭前野および網様体と相互に関連することが報告されている（**図4-29**）[120]．さらに前補足運動野と背側運動前野の吻側部は，補足運動野や背側運動前野の尾側部と相互接続が十分に認められない[121]．

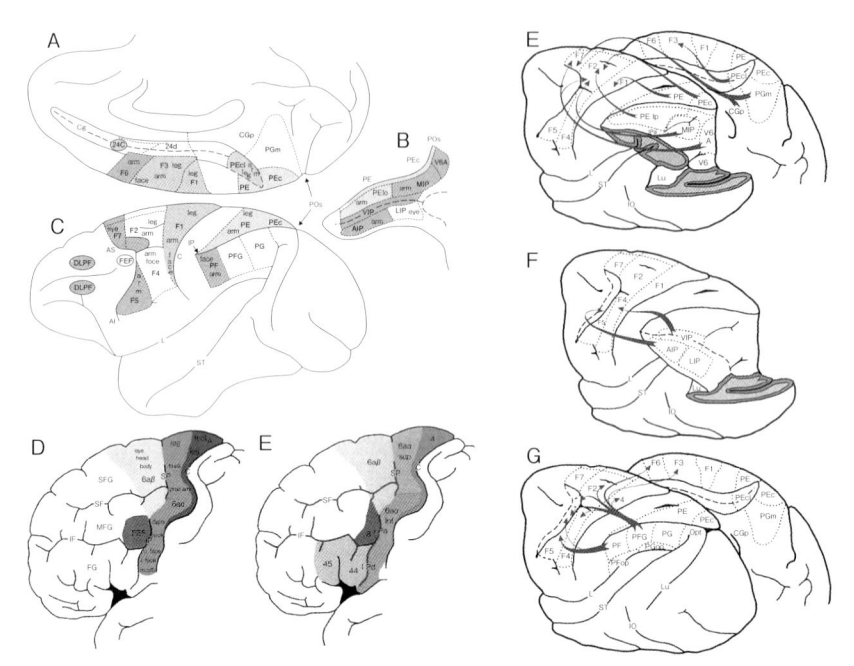

図4-29 運動前野の解剖と頭頂-前頭回路（文献120）より引用）
A, B, Cはマカクサルの脳領域. D, Eはヒトの脳領域. E, F, Gはマカクサルにおける頭頂-前頭回路. Eは正中の頭頂皮質, 上頭頂小葉表層, 頭頂小葉, 頭頂間溝内側塊から起こる投射. Fは頭頂間溝の底および外側塊から起こる投射. Gは下頭頂小葉の表層から起こる投射

　イメージング研究から前補足運動野と背側運動前野の吻側部は, 運動処理過程より認知的機能に関与するということが示唆される. Battaglia-Mayer ら[122]は, サルにおいて単純な手の到達運動で視覚ターゲットに対する目と手の運動課題と, 眼球運動を中心で固定した状態での手の運動課題, そして眼球運動と到達運動の両方を実施する課題を使用した. 眼球運動の情報は, 背側運動前野の吻側部に投射され, 手の運動に関する情報は背側運動前野の尾側部に投射された. さらにFujiiら[123]によって, 2つの領域は眼球運動制御における異なる関与に基づいて特徴づけられ, サルの眼球運動課題, 手の到達運動課題, 安静状態における背側運動前野の活動を比較した. その結果, 眼球運動は背側運動前野の吻側部の刺激によって引き起こされた. 一方, 大部分の上肢や身体運動

は，背側運動前野の尾側部から引き起こされることがわかった．同様に，背側運動前野の吻側部におけるニューロンは，手の運動課題と眼球運動課題により活動した．反対に背側運動前野の尾側部のニューロンは，眼球運動ではなく，手の運動に関連して活動が認められた．したがって，背側運動前野の吻側部と尾側部は解剖学的にも，生理学的にも区別される可能性がある．ヒトを対象とした背側運動前野の吻側部と尾側部の機能的な違いにおけるイメージング研究では，運動実行課題は認知的な要求課題よりも背側運動前野の尾側部で活動を示した．運動に関連した活動は，同一被験者において一次運動野の活動の中心に対し吻側部に位置した[12]．

　Kurataら[124]は，健常成人を対象に聴覚刺激に伴う運動課題に優先的に関与する脳領域を検証した．条件づき運動課題として，ランダムに330 Hzと660 Hzの音を選択し，被験者に1秒ごとに提示した．そして音の高低により，右母指と示指あるいは右母指と小指を同時にタッピングする3つの連続する対立運動を実施した．その結果，一次運動野，背側運動前野，補足運動野，前補足運動野において活動が認められた．しかしながら，条件づき運動課題中の優先的な活動は，反対側の前頭野の背側運動前野の吻側部および前補足運動野でのみ観察された．したがって，背側運動前野は対応する運動反応における空間的な視覚的手がかりと同様に，条件づき手がかりを変換する際に重要な役割を果たすとされるが，前補足運動野とともに背側運動前野の吻側部は知覚運動の統合を行う場所である可能性を示唆した．これらの先行研究より，背側運動前野の尾側部は主に運動準備や運動産生の側面に関与し，背側運動前野の吻側部は運動処理過程より認知的処理過程により密接に関連することが考えられる．

　腹側運動前野は弓状溝の分岐の下のブロードマン6野に位置する．背側運動前野の尾側部のように腹側運動前野は，一次運動野と密接な相互関係があるとされる．加えて，弓状溝の尾側塊やその周辺の腹側運動前野の一部分は，下位頸髄や腰仙髄への投射は少ないが，上位頸髄への投射が確認されている[96]．ヒトの腹側運動前野は，前頭眼球運動野の腹側に位置するとされるが，その正確な位置と境界は明らかになっていない[22]．Matelliら[125]は，サルの腹側運動前野は組織構築学的にF4とF5の2つの領域で構成されると報告している．Rizzolattiら[46]は，F4について後頭頂葉とF4の接続およびF4ニューロンの反応特性について検証し，微小電気刺激により腕と軸方向の運動ではF4内側に再

現され，口や顔ではより外側に再現されるなど，腕，頸部，顔，口の運動が再現されることを示し，またF4ニューロンは体に向かって，あるいは体から離れるような到達運動中に活動が認められたことから，対象物の位置を対象物への適切な運動に変換することに関与するということを示唆した．しかしながら，ヒトにおけるイメージング研究で検証されておらず，サルのF4に相当するヒトにおける位置や存在さえ確立されていない．

腹側運動前野のF5についてRizzolattiら[46]は，固有の視覚的刺激に反応するサルのF5におけるキャノニカルニューロンとミラーニューロンと呼ばれる2つのタイプのニューロンを説明した．キャノニカルニューロンは，異なる大きさと形の三次元的な対象物の視覚提示により反応し，運動への反応は，三次元的な対象物への特有な目標指向性の運動に限られる．このニューロンは，弓状溝に覆われている腹側運動前野の一部に主に発見される．また，ミラーニューロンも弓状溝の尾側の皮質表面における腹側運動前野で主に発見されている．しかしながらメタ分析において，Grèzesら[22]は運動観察中にブロードマン6野の腹側部を含む下前頭皮質領域における神経活動に対して，決定的な根拠を示すことができなかったとしている．反対に他の研究では，対象物の把握や操作による課題[126]と同様に，手指運動の模倣や観察中にブロードマン44野の活動が報告されている[127]．これによりブローカ野の一部と考えられるブロードマン44野が，サルのF5に相当する可能性も示唆される．ブロードマン44野は，黙読や潜在的音声（covert speech）課題中に強く活動するとされ[63]，運動観察中のブロードマン44野の活動は，観察された運動の内的言語化を反映する可能性がある．これを裏づけるように，意味をもたない手のジェスチャーの観察中では，ブローカ野における活動が認められない[128]．しかしながら，Amuntsら[129]はブロードマン44野と6野の吻側－腹側部の間の境界について，単に脳回や脳溝などの指標に基づいて決定できず，かなり多様であることを報告し，正確な位置については，さらに研究が必要と考えられる．Buccinoら[59]らでも，認知可能な顔や手足の運動観察により，運動前野を含む領域で体部位性に組織化された活動を報告した．そして，運動観察課題におけるブローカ野やその周辺の活動も認められた．したがって，ブロードマン44野と6野の活動の関係性は，明確になっていない．重要なことは，これらの結果は，ヒトの腹側運動前野では単に運動観察課題中の活動の存在によって識別することができず，サル

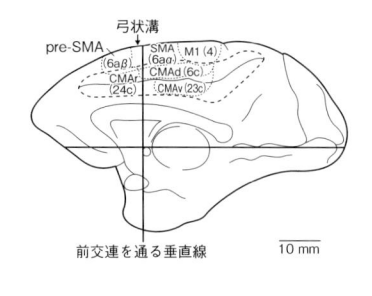

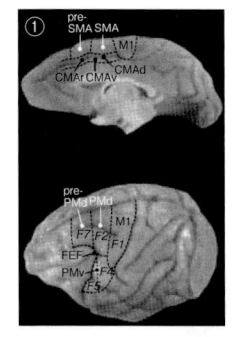

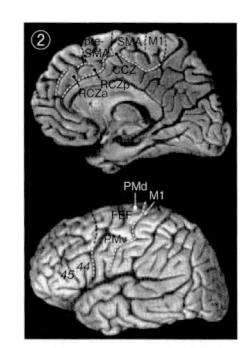

図4-30 帯状皮質運動野の解剖 (文献132, 133)より引用

a. サルの脳内側面　　b. ヒトの脳

M1：一次運動野，SMA：補足運動野，pre-SMA：前補足運動野，CCZ：尾側帯状領域，RCZa：吻側帯状領域前部，RC2p：吻側帯状領域後部，CMAr：帯状回運動皮質吻側部，CMAv：帯状回運動皮質尾側部の腹側部，CMAd：帯状回運動皮質尾側部の背側部，PMd：背側運動前野，PMv：腹側運動前野，FEF：前頭眼球運動野

の腹側運動前野の機能的再分割とヒトにおける下前頭領域は，はっきりとした一致を定めることができないということを示している．

3. 帯状皮質運動野

　帯状溝は，霊長類において前方の帯状回運動皮質吻側部と帯状回運動皮質尾側部に分類される．さらに帯状回運動皮質尾側部は，背側部と腹側部に分かれる．帯状回運動皮質吻側部は前頭前野との結合が強く，帯状回運動皮質尾側部は一次運動野との解剖学的な結合が強いため，内的な欲求や報酬系と運動系を関連づけるような機能が推察される．ヒトにおいては，Picardら[130]らは相当する領域として前交連を通る垂直線（VCA：vertical commissure anterior）ラインに隣接するブロードマン24野内の尾側帯状領域と吻側帯状領域に分類し，吻側帯状領域はさらに前部と後部に分けられた．尾側帯状領域はサルの帯状回運動皮質尾側部の背側部と類似し，吻側帯状領域前部は帯状回運動皮質吻側部と，吻側帯状領域後部は帯状回運動皮質尾側部の腹側部に類似するとされる（図4-30）．

　尾側帯状領域に関し，Shimaら[131]はサルの前肢を使用し，視覚，聴覚，触覚の合図または任意のペースにおける単純なボタン押し課題により活動すること

第4章　運動イメージの神経基盤

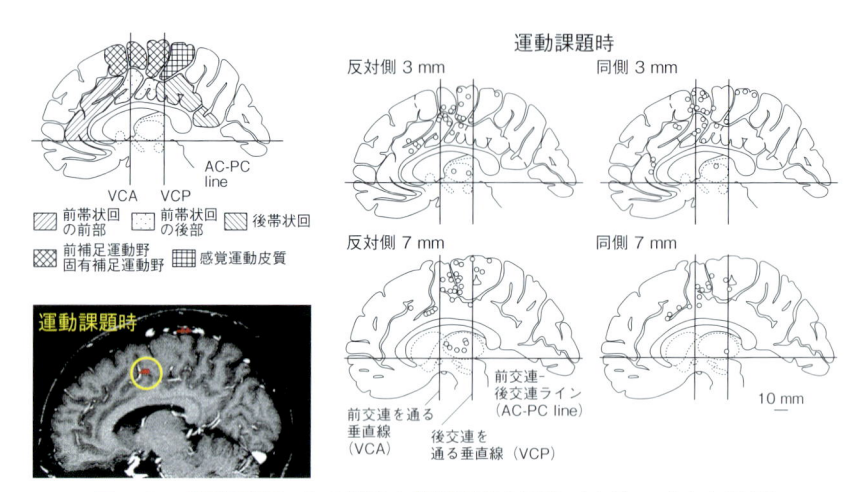

図 4-31 運動課題による帯状皮質運動野の活動 (文献 134) より引用)
系列的な手指対立運動課題.補足運動野とともに運動実行に関連する尾側帯状領域が活動する

を報告している.また,尾側帯状領域の単純な運動課題による活動は,補足運動野の活動変化と類似しているとされる[132].しかしながら補足運動野と異なり,尾側帯状領域の活動は,言語の産生や必要な眼球運動実行のような,顔や眼球の運動が含まれる比較的単純な課題では活動がみられないことも報告されている[133].このことから,2つの領域は接近し,いずれの領域も手の運動課題中に共同に活性化する傾向があるにもかかわらず,その機能において尾側帯状領域が補足運動野と異なることが考えられる.またKwanら[134]は健常成人に対し,温熱および寒冷による痛み刺激時および手指の対立運動課題時の脳活動を測定し,補足運動野とともに運動実行に関連する尾側帯状領域の活動を報告した(図4-31).

吻側帯状領域について,近年の研究では複雑な運動課題によってVCAラインの吻側にある吻側帯状領域の活動が報告されている.例えば,Pausら[135]の報告では単純な運動課題におけるボタン押しでは尾側帯状領域の活動を認める一方,吻側帯状領域後部はより複雑な条件に応じて反対の反応が要求されるボタン押し課題で活動を認めた.さらに,Playfordら[132]の報告では上肢の運動において尾側帯状領域と吻側帯状領域前部に活動を認め,尾側帯状領域は固定さ

れた方向への反復したジョイスティックによる運動で活動し，吻側帯状領域前部は運動方向がランダムに選択される運動時に活動した．そして，固定された方向での運動では，吻側帯状領域前部の活動は認められなかった．同様に Jenkins ら[136]は，上肢の運動課題時に尾側帯状領域では学習されたボタン押しの系列運動で活動し，吻側帯状領域では新しい系列運動を学習する時に活動が認められたと報告した．さらに先行研究において，吻側帯状領域前部は運動の内的な選択に関連して常に活動することが報告されている．例えば，Frith ら[137]は手指の運動課題において，2本の手指のいずれを使用するか被験者が選択し決定する時に活動することを報告している．

　吻側帯状領域においては，眼球運動課題や言語課題において活動の変化が報告されており，運動に対し，より高次の機能を有する可能性がある．例えば，Petersen ら[138]は提示された言語の単純な反復を必要とする課題において，吻側帯状領域前部および後部ともに活動は認められなかった．しかしながら，吻側帯状領域後部は名詞を記載したリストから動詞の産出に関連して活動した．この活動は，名詞のリストに慣れると減少し，新たなリストで再度活動が認められた．また，吻側帯状領域前部および後部は，前頭前野とともに活動する場合が多く，眼球，顔，手の運動を含む複雑な課題で報告されている．一方，尾側帯状領域と前頭前野の関連性は認められず，前頭前野は単純な運動課題において観察されない[132]．

　また，Rubia ら[139]は健常成人に対し，不一致の処理過程と反応選択（go/no-go 課題と stop 課題）の両方を含む課題時の認知機能に関わる脳活動を比較した．その結果，前帯状回皮質に活動の異なる部位が認められた．go/no-go 課題において，go 刺激または no-go 刺激の異なる手がかりは，その後の特定の反応（go または no-go）をそれぞれ決定することになり，この課題は条件づきの視覚運動関連課題と類似する．したがって，手がかりは常に一つの反応と対応するため，刺激と反応が一致しているかを認知する必要は go/no-go 課題ではない．そして，go/no-go 課題における吻側帯状領域の活動は前交連の前部に位置し，この部位は吻側帯状領域後部に含まれる．さらに，吻側帯状領域後部の活動は stop 課題中より go/no-go 課題で，より著明な活動を示した．stop 課題において，手がかりとなる go 反応は，その後に提示される no-go 刺激の有無により反応するか抑制するかを変更する必要がある．したがって，stop 課題では

正反対の指示が対象者の反応を決定するため，より高度な反応が必要となる．stop課題における吻側帯状領域の活動はVCAラインに対し，より吻側の部分に位置し，吻側帯状領域前部に相当した[139]．これらのことから，吻側帯状領域の機能において吻側帯状領域前部は，刺激に対する一致および不一致のモニタリング，吻側帯状領域後部が運動の選択に主に関わると考えられる．

このように，ヒトにおける帯状回前部には少なくとも3つの機能的な領域の存在が考えられ，尾側帯状領域および吻側帯状領域内の前部と後部の下位区分に分類される．尾側帯状領域は，単純な運動課題中に活動する可能性がある．一方，吻側帯状領域前部と後部は，不一致をモニタリングする機能と，反応の選択というそれぞれ異なる機能に関与する可能性が報告されている．これらの皮質領域の機能を定義するためには，さらに研究が必要とされる．

文 献

1) Decety J, et al：Neural mechanisms subserving the perception of human actions. *Trends Cogn Sci* **3**：172-178, 1999
2) Mahoney MJ, et al：Psychology of the elite athlete：An exploratory study. *Cognit Ther Res* **1**：135-141, 1977
3) Jeannerod M：The representing brain：neural correlates of motor intention and imagery. *Brain Behav Sci* **17**：187-245, 1994
4) Jeannerod M：Mental imagery in the motor context. *Neuropsychologia* **33**：1419-1433, 1995
5) Ingvar DH, et al：Distribution of cerebral blood flow in the dominant hemisphere during motor ideation and motor performance. *Ann Neurol* **2**：230-237, 1977
6) Stephan KM, et al：Functional anatomy of the mental representation of upper extremity movements in healthy subjects. *J Neurophysiol* **73**：373-386, 1995
7) Hanakawa T, et al：Functional properties of brain areas associated with motor execution and imagery. *J Neurophysiol* **89**：989-1002, 2003
8) Solodkin A, et al：Fine modulation in network activation during motor execution and motor imagery. *Cereb Cortex* **14**：1246-1255, 2004
9) Stippich C, et al：Somatotopic mapping of the primary sensorimotor cortex during motor imagery and motor execution by functional magnetic resonance imaging. *Neurosci Lett* **331**：50-54, 2002
10) Ehrsson HH, et al：Imagery of voluntary movement of fingers, toes, and tongue activates corresponding body part specific motor representations. *J Neurophysiol* **90**：3304-3316, 2003
11) Fadiga L, et al：Corticospinal excitability is specifically modulated by motor imagery：a

magnetic stimulation study. *Neuropsychologia* **37**：147-158, 1999
12) Gerardin E, et al：Partially overlapping neural networks for real and imagined hand movements. *Cereb Cortex* **10**：1093-1104, 2000
13) Sharma N, et al：Motor imagery：a backdoor t the motor system after stroke? *Stroke* **37**：1941-1952, 2006
14) Spiegler A, et al：Phase coupling between different motor areas during tongue-movement imagery. *Neurosci Lett* **369**：50-54, 2004
15) Meister IG, et al：Playing piano in the mind － an fMRI study on music imagery and performance in pianists. *Brain Res Cogn Brain Res* **19**：219-228, 2004
16) Li S, et al：The effect of motor imagery on spinal segmental excitability. *J Neurosci* **24**：9674-9680, 2004
17) Stinear CM, et al：Kinesthetic, but not visual, motor imagery modulates corticomotor excitability. *Exper Brain Res* **168**：157-164, 2006
18) Ruby P, et al：What you belief versus what you think they believe：a neuroimaging study of conceptual perspective-taking. *Eur J Neurosci* **17**：2475-2480, 2003
19) Parsons LM：Integrating cognitive psychology, neurology and neuroimaging. *Acta Psychol* **107**：155-181, 2001
20) Decety J, et al：Central activation of autonomic effectors during mental simulation of motor actions. *J Physiol* **461**：549-563, 1993
21) Gallese V, et al：Mirror neurons and the simulation theory of mind-reading. *Trends Cogn Sci* **12**：493-501, 1998
22) Grèzes J, et al：Functional anatomy of execution, mental simulation, observation and verb generation of action：a meta-analysis. *Hum Brain Mapp* **12**：1-19, 2001
23) Maeda F, et al：Motion facilitation while observing hand actions：specificity of the effect and role of observers orientation. *J Neurophysiol* **87**：1329-1335, 2002
24) Brass M, et al：Compatibility between observed and executed finger movements：comparing symbolic, spatial and imitative cues. *Brain Cogn* **44**：124-143, 2000
25) Mattar AA, et al：Motor learning by observation. *Neuron* **46**：153-160, 2005
26) Magnée MJ, et al：Similar facial electromyographic responses to faces, voices and body expressions. *Neuroreport* **18**：369-372, 2007
27) Buccino G, et al：Neural circuits involved in the recognition of actions performed by non-conspecifics：an fMRI study. *J Cogn Neurosci* **16**：114-126, 2004
28) Caldara R, et al：Actual and mental motor preparation and execution：a spatiotemporal ERP study. *Exp Brain Res* **159**：389-399, 2004
29) de Lange FP, et al：Neural topography and content of movement representations. *J Cogn Neurosci* **17**：97-112, 2005
30) Lotze M, et al：Activation of cortical and cerebellar motor areas during executed and imagined hand movements：an fMRI study. *J Cogn Neurosci* **11**：491-501, 1999
31) Lafleur MF, et al：Motor learning produces parallel dynamic functional changes during the

execution and imagination of sequential foot movements. *Neuroimage* **16**：142-157, 2002
32) Lang W, et al：Electric and magnetic fields of the brain accompanying internal simulation of movement. *Brain Res Cogn Brain Res* **3**：125-129, 1996
33) Wolbers T, et al：Contralateral coding of imagined body parts in the superior parietal lobe. *Cereb Cortex* **13**：392-399, 2003
34) Lotze M, et al：The musician's brain：functional imaging of amateurs professionals during performance and imagery. *Neuroimage* **20**：1817-1829, 2003
35) Kasess CH, et al：The suppressive influence of SMA on M1 in motor imagery revealed by fMRI and dynamic causal modeling. *Neuroimage* **40**：828-837, 2008
36) Ganis G, et al：Transcranial magnetic stimulation of primary motor cortex affects mental rotation. *Cereb Cortex* **10**：175-180, 2000
37) Sirigu A, et al：Congruent unilateral impairments for real and imagined hand movements. *Neuroreport* **6**：997-1001, 1995
38) Roland PE, et al：Supplementary motor area and other cortical areas in organization of voluntary movements in man. *J Neurophysiol* **43**：118-136, 1980
39) Lotze M, et al：Phantom movements and pain. An fMRI study in upper limb amputees. *Brain* **124**：2268-2277, 2001
40) Alkadhi H, et al：What disconnection tells about motor imagery：evidence from paraplegic patients. *Cereb Cortex* **15**：131-140, 2005
41) Kimberley TJ, et al：Neural substrates for motor imagery in severe hemiparesis. *Neurorehabil Neural Repair* **20**：268-277, 2006
42) Calautti C, et al：Sequential activation brain mapping after subcortical stroke：changes in hemispheric balance and recovery. *Neuroreport* **21**：3883-3886, 2001
43) Filippi MM, et al：Effects of motor imagery on motor cortical output topography in Parkinson's disease. *Neurology* **57**：55-61, 2001
44) Grèzes J, et al：Activations related to "mirror" and "canonical" neurones in the human brain：an fMRI study. *Neuroimage* **18**：928-937, 2003
45) Rizzolatti G, et al：Functional organization of inferior area 6 in the macaque monkey. II. Area F5 and the control of distal movements. *Exp Brain Res* **71**：491-507, 1988
46) Rizzolatti G, et al：The organization of the cortical motor system：new concepts. *Electroencephlogr Clin Neurophysiol* **106**：283-296, 1998
47) Okano K, et al：Neuronal activities in the primate motor fields of the agranular frontal cortex preceding visually triggered and self-paced movement. *Exp Brain Res* **66**：155-166, 1987
48) Hepp-Reymond MC, et al：Force-related activity in two regions of the primate ventral premotor cortex. *Can J Physiol Pharmacol* **72**：571-579, 1994
49) di Pellegrino G, et al：Understanding motor events：A neurophysiological study. *Exp Brain Res* **91**：176-180, 1992
50) Fadiga L, et al：New insights on sensorimotor integration：From hand action to speech

perception. *Brain Cogn* **53**: 514-524, 2003
51) Gallese V, et al: Action recognition in the premotor cortex. *Brain* **119**: 593-609, 1996
52) Rizzolatti G, et al: Premotor cortex and the recognition of motor actions. *Brain Res Cogn Brain Res* **3**: 131-141, 1996
53) Raos V, et al: Functional properties of grasping-related neurons in the ventral premotor area F5 of the macaque monkey. *J Neurophysiol* **95**: 709-729, 2006
54) Murata A, et al: Object representation in the ventral premotor cortex (area F5) of the monkey. *J Neurophysiol* **78**: 2226-2230, 1997
55) Chao LL, et al: Representation of manipulable man-made objects in the dorsal stream. *Neuroimage* **12**: 478-484, 2000
56) Binkofski F, et al: A fronto-parietal circuit for object manipulation in man: evidence from an fMRI-study. *Eur J Neurosci* **11**: 3276-3286, 1999
57) Hermsdörfer J, et al: Cortical correlates of gesture processing: clues to the cerebral mechanisms underlying apraxia during the imitation of meaningless gestures. *Neuroimage* **14**: 149-146, 2001
58) Grèzes J, et al: Top-down effect of the strategy on the perception of human biological motion: a PET investigation. *Cogn Neuropsychol* **15**: 553-582, 1998
59) Buccino G, et al: Action observation activates premotor and parietal areas in a somatotopic manner: an fMRI study. *Eur J Neurosci* **13**: 400-404, 2001
60) Rizzolatti G, et al: Localization of grasp representations in humans by PET: 1. Observation versus execution. *Exp Brain Res* **111**: 246-252, 1996
61) Decety J, et al: A PET exploration of the neural mechanisms involved in reciprocal imitation. *Neuroimage* **15**: 265-272, 2002
62) Chaminade T, et al: Does the end justify the means? A PET exploration of the mechanisms involved in human imitation. *Neuroimage* **15**: 318-328, 2002
63) Grafton ST, et al: Premotor cortex activation during observation and naming of familiar tools. *Neuroimage* **6**: 231-236, 1997
64) Grèzes J, et al: Does visual perception of object afford action? Evidence from a neuroimaging study. *Neuropsychologia* **40**: 212-222, 2002
65) Kohler E, et al: Hearing sounds, understanding actions: action representation in mirror neurons. *Science* **297**: 846-848, 2002
66) Umiltà MA, et al: I know what you are doing. a neurophysiological study. *Neuron* **31**: 155-165, 2001
67) Rizzolatti G, et al: Neurophysiological mechanisms underlying the understanding and imitation of action. *Nat Rev Neurosci* **2**: 661-670, 2001
68) Rizzolatti G, et al: The mirror-neuron system. *Annu Rev Neurosci* **27**: 169-192, 2004
69) Bonini L, et al: Ventral premotor and inferior parietal cortices make distinct contribution to action organization and intention understanding. *Cereb Cortex* **20**: 1372-1385, 2010
70) Caggiano V, et al: Mirror neurons differentially encode the peripersonal and extrapersonal

space of monkeys. *Science* **324** : 403-406, 2009
71) Rochat MJ, et al : Responses of mirror neurons in area F5 to hand and tool grasping observation. *Exp Brain Res* **204** : 605-616, 2010
72) Fogassi L, et al : Parietal lobe : from action organisation to intention understanding. *Science* **308** : 662-667, 2005
73) Rozzi S, et al : Functional organization of inferior parietal lobule convexity in the macaque monkey : electrophysiological characterization of motor, sensory and mirror responses and their correlation with cytoarchitectonic areas. *Eur J Neurosci* **28** : 1569-1588, 2008
74) Fogassi L, et al : Motor functions of the parietal lobe. *Curr Opin Neurobiol* **15** : 626-631, 2005
75) Gazzola V, et al : The observation and execution of actions share motor and somatosensory voxels in all tested subjects : single-subject analyses of unsmoothed fMRI data. *Cereb Cortex* **19** : 1239-1255, 2009
76) Kilner JM, et al : Evidence of mirror neurons in human frontal gyrus. *J Neurosci* **29** : 10153-10159, 2009
77) Iacoboni M, et al : Cortical mechanisms of human imitation. *Science* **286** : 2526-2528, 1999
78) Fadiga L, et al : Motor facilitation during action observation : a magnetic stimulation study. *J Neurophysiol* **73** : 2608-2611, 1995
79) Kilner JM, et al : Motor activation prior to observation of a predicted movement. *Nat Neurosci* **7** : 1299-1301, 2004
80) Johnson-Frey SH, et al : Actions or hand-object interactions? Human inferior frontal cortex and action observation. *Neruon* **39** : 1053-1058, 2003
81) Newman-Norlund R, et al : The role of inferior frontal and parietal areas in differentiating meaningful and meaningless object-directed actions. *Brain Res* **1315** : 63-74, 2010
82) Enticott PG, et al : Understanding mirror neurons : evidence for enhanced corticospinal excitability during the observation of transitive and intransitive hand gestures. *Neuropsychologia* **9** : 2675-2680, 2010
83) Biagi L, et al : Anterior intraparietal cortex codes complexity of observed hand movements. *Brain Res Bull* **81** : 434-440, 2010
84) Dronkers NF, et al : Paul Broca's historic cases : high resolution MR imaging of the brains of Leborgne and Lelong. *Brain* **130** : 1432-1441, 2007
85) Grafton ST, et al : Localization of grasp representations in humans by PET : 2. Observation compared with imagination. *Exp Brain Res* **112** : 103-111, 1996
86) Fazio P, et al : Encoding of human action in Broca's area. *Brain* **132** : 1980-1988, 2009
87) Gazzola V, et al : The anthropomorphic brain : the mirror neuron system responds to human and robotic actions. *Neuroimage* **35** : 1674-1684, 2007
88) Della Sala S, et al : Right-sided anarchic（alien）hand : a longitudinal study. *Neuropsychologia* **29** : 1113-1127, 1991

89) Feinberg TE, et al : Two alien hand syndromes. *Neurology* **42** : 19-24, 1992
90) Matelli M, et al : Architecture of superior and medial area 6 and the adjacent cingulate cortex in the acaque monkey. *J Comp Neurol* **311** : 445-462, 1991
91) Grosbras MH, et al : An anatomical landmark for the supplementary eye fields in human revealed with functional magnetic resonance imaging. *Cereb Cortex* **9** : 705-711, 1999
92) Yamamoto J, et al : Human eye fields in the frontal lobe as studied by epicortical recording of movementrelated cortical potentials. *Brain* **127** : 873-887, 2004
93) Nachev P, et al : Functional role of the supplementary and pre-supplementary motor areas. *Nat Rev Neurosci* **9** : 856-869, 2008
94) Tehovnik EJ, et al : Eye fields in the frontal lobes of primates. *Brain Res Rev* **32** : 413-448, 2000
95) He SQ, et al : Topographic organization of corticospinal projections from the frontal lobe : motor areas on the medial surface of the hemisphere. *J Neurosci* **15** : 3284-3306, 1995
96) Dum RP, et al : The origin of corticospinal projections from the premotor areas in the frontal lobe. *J Neurosci* **11** : 667-689, 1991
97) Luppino G, et al : Corticospinal projections from mesial frontal and cingulate areas in the monkey. *Neuroreport* **5** : 2545-2548, 1994
98) Luppino G, et al : Corticocortical connections of area F3 (SMA-proper) and area F6 (pre-SMA) in the macaque monkey. *J Comp Neurol* **338** : 114-140, 1993
99) Lu MT, et al : Interconnections between the prefrontal cortex and the premotor areas in the frontal lobe. *J Comp Neurol* **341** : 375-392, 1994
100) Wang Y, et al : Prefrontal cortical cells projecting to the supplementary eye field and pre-supplementary motor area in the monkey. *Neurosci Res* **53** : 1-7, 2005
101) Akkal D, et al : Supplementary motor area and presupplementary motor area : targets of basal ganglia and cerebellar output. *J Neurosci* **27** 10659-10673, 2007
102) Nambu A, et al : Dual somatotopical representations in the primate subthalamic nucleus : evidence for ordered but reversed body-map transformations from the primary motor cortex and the supplementary motor area. *J Neurosci* **16** : 2671-2683, 1996
103) Brinkman C, et al : Supplementary motor area in the monkey : activity of neurons during performance of a learned motor task. *J Neurophysiol* **42** : 681-709, 1979
104) Tanji J, et al : Comparison of movement-related activity in two cortical motor areas of primates. *J Neurophysiol* **48** : 633-653, 1982
105) Jahanshahi M, et al : Self-initiated versus externally triggered movements. I. An investigation using measurement of regional cerebral blood flow with PET and movement-related potentials in normal and Parkinson's disease subjects. *Brain* **118** : 913-933, 1995
106) Lau HC, et al : Attention to intention. *Science* **303** : 1208-1210, 2004
107) Cunnington R, et al : The preparation and execution of selfinitiated and externally-triggered movement : a study of event-related fMRI. *Neuroimage* **15** : 373-385, 2002
108) Romo R, et al : Neuronal activity preceding self-initiated or externally timed arm move-

ments in area 6 of monkey cortex. *Exp Brain Res* **67** : 656-662, 1987
109) Tanji J, et al : Contrasting neuronal activity in supplementary and precentral motor cortex of monkeys. I. Responses to instructions determining motor responses to forthcoming signals of different modalities. *J Neurophysiol* **53** : 129-141, 1985
110) Tanji J, et al : Role for supplementary motor area cells in planning several movements ahead. *Nature* **371** : 413-416, 1994
111) Lu X, et al : A neural correlate of oculomotor sequences in supplementary eye field. *Neuron* **34** : 317-325, 2002
112) Chen LL, et al : Supplementary eye field contrasted with the frontal eye field during acquisition of conditional oculomotor associations. *J Neurophysiol* **73** : 1122-1134, 1995
113) Nakamura K, et al : Neuronal activity in medial frontal cortex during learning of sequential procedures. *J Neurophysiol* **80** : 2671-2687, 1998
114) Hikosaka O, et al : Activation of human presupplementary motor area in learning of sequential procedures : a functional MRI study. *J Neurophysiol* **76** : 617-621, 1996
115) Sakai K, et al : Presupplementary motor area activation during sequence learning reflects visuomotor association. *J Neurosci* **19** : RC1, 1999
116) Aron AR, et al : Cortical and subcortical contributions to Stop signal response inhibition : role of the subthalamic nucleus. *J Neurosci* **26** : 2424-2433, 2006
117) Curtis CE, et al : Canceling planned action : an fMRI study of countermanding saccades. *Cereb Cortex* **15** : 1281-1289, 2005
118) Isoda M, et al : Switching from automatic to controlled action by monkey medial frontal cortex. *Nat Neurosci* **10** : 240-248, 2007
119) Barbas H, et al : Architecture and frontal cortical connections of the premotor cortex (area 6) in the rhesus monkey. *J Comp Neurol* **256** : 211-228, 1987
120) Geyer S, et al : Functional neuroanatomy of the primate isocortical motor system. *Anat Embryol (Berl)* **202** : 443-474, 2000
121) Wang Y, et al : Spatial distribution of cingulate cells projecting to the primary, supplementary, and presupplementary motor areas : a retrograde multiple labeling study in the macaque monkey. *Neurosci Res* **39** : 39-49, 2001
122) Battaglia-Mayer A, et al : Eye-hand coordination during reaching. II. An analysis of the relationships between visuomanual signals in parietal cortex and parieto-frontal association projections. *Cereb Cortex* **11** : 528-544, 2001
123) Fujii N, et al : Rostrocaudal distinction of the dorsal premotor area based on oculomotor involvement. *J Neurophysiol* **83** : 1764-1769, 2000
124) Kurata K, et al : Activation of the dorsal premotor cortex and pre-supplementary motor area of humans during an auditory conditional motor task. *J Neurophysiol* **84** : 1667-1672, 2000
125) Matelli M, et al : Pattern of cytochrome oxidase activity in frontal agranular cortex of the macaque monkey. *Behav Brain Res* **18** : 125-136, 1985

126) Ehrsson HH, et al : Differential fronto-parietal activation depending on force used in a precision grip task : an fMRI study. *J Neurophysiol* **85** : 2613-2623, 2001
127) Papathanassiou D, et al : A common language network for comprehension and production : a contribution to the definition of language epicenters with PET. *Neuroimage* **11** : 347-357, 2000
128) Grèzes J, et al : The effects of learning and intention on the neural network involved in the perception of meaningless actions. *Brain* **122** : 1875-1887, 1999
129) Amunts K, et al : Broca's region revisited : cytoarchitecture and intersubject variability. *J Comp Neurol* **421** : 319-341, 1999
130) Picard N, et al : Imaging the premotor areas. *Curr Opin Neurobiol* **11** : 663-672, 2001
131) Shima K, et al : Two movement-related foci in the primate cingulate cortex observed in signal-triggered and self-paced forelimb movements. *J Neurophysiol* **65** : 188-202, 1991
132) Playford ED, et al : Impaired medial frontal and putamen activation in Parkinson's disease : a positron emission tomography study. *Ann Neurol* **32** : 151-161, 1992
133) Picard N, et al : Motor areas of the medial wall : a review of their location and functional activation. *Cereb Cortex* **6** : 342-353, 1996
134) Kwan CL, et al : An fMRI study of the anterior cingulate cortex and surrounding medial wall activations evoked by noxious cutaneous heat and cold stimuli. *Pain* **85** : 359-374, 2000
135) Paus T, et al : Role of human anterior cingulate cortex in the control of oculomotor, manual, and speech responses : a positron emission tomography study. *J Neurophysiol* **70** : 453-469, 1993
136) Jenkins IH, et al : Motor sequence learning : a study with positron emission tomography. *J Neurosci* **14** : 3775-3790, 1994
137) Frith CD, et al : Willed action and the prefrontal cortex in man : a study with PET. *Proc R Soc* **244** : 241-246, 1991
138) Petersen SE, et al : Positron emission tomographic studies of the cortical anatomy of single-word processing. *Nature* **331** : 585-589, 1988
139) Rubia K, et al : Mapping motor inhibition : conjunctive brain activations across different versions of go/no-go and stop tasks. *Neuroimage* **13** : 250-261, 2001

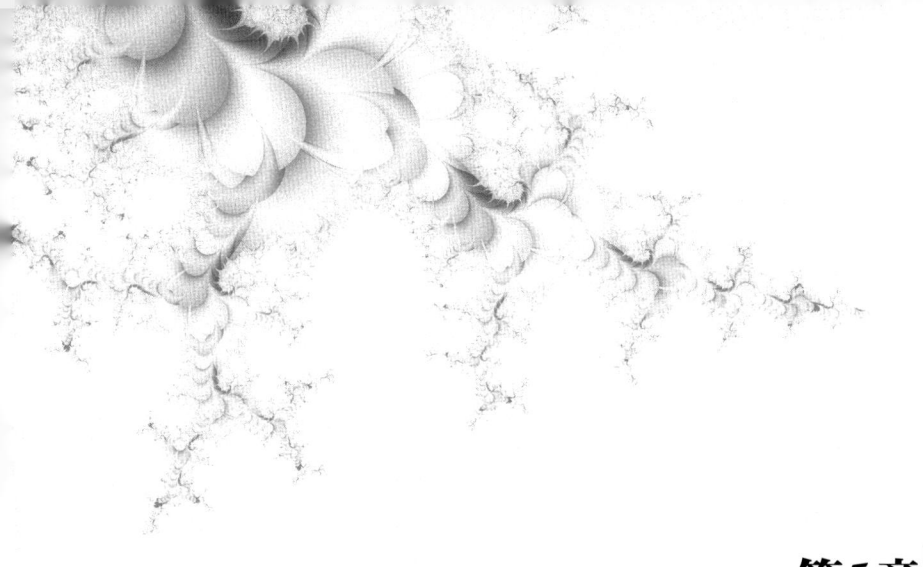

第5章
運動イメージのアウトカムと臨床適応

運動イメージの各種測定法

1. 実験機器による運動イメージの測定方法

　運動イメージの測定は，実験的研究による機器などを用いる客観的な評価と，質問紙法や言語分析など被験者の主観的なイメージの度合いをみるものに分けられる．ここでは，まず運動イメージにおける実験機器による測定の背景について述べる．

　客観的な運動イメージの測定としては，Jacobson[1]や勝部ら[2,3]などの筋電図検査（EMG：electromyography）を用いて調べるものから始まった．例えば，たばこに火をつけて口にくわえるというイメージでは，唇の筋電図に変化が認められたというものである．しかし，唇に電位差が現れなかった者では，視覚的にたばこを追視していたと述べた．そこで眼筋に電極を設定すると，眼球の動きに相当する筋電図が現れた．この場合，前者は自分自身がたばこをくわえるという筋感覚的運動イメージであったが，後者は他者が（または自身を眺めているように）たばこをくわえている三人称的な視覚的運動イメージを行っていたと考えられている．

　Harris[4]らは，三角筋など個々の筋に対して運動イメージを想起させて筋活動を確認した．また，勝部ら[5]はスキーの熟練者に対してスキーの動作をイメージさせると，身体に付けた表面筋電図は順序性のある信号であったが，スキーの未体験の者がスキー動作をイメージすると，筋電図は乱雑な信号であったと報告した．つまり，熟練した動作における運動イメージの鮮明度によって筋活動の違いが認められることが明らかになった．このようにして運動イメージによる筋活動は単純な筋活動のみならず，系列的な筋活動が認められたということがとても重要であった．また，Bonnetら[6]やKasaiら[7]は脊髄のH反射を利用して，運動イメージの想起時に脊髄の運動ニューロンに変化があることを示した．したがって，実験機器による運動イメージの対象部位は，筋肉である効果器やその経路に対して行うものとイメージを行う脳自体に対して計測するものとに大きく分けられる．

　さらに運動イメージの検査は，Rolandら[8]やDecetyら[9]が行った脳イメージング装置であるポジトロン断層法（PET：positron emission tomography）か

ら Ingvar ら[10]や Stephan ら[11]が行った機能的磁気共鳴画像（fMRI：functional magnetic resonance imaging）による研究[12,13]へ移行していった．これらの結果，運動イメージの働く脳の部位と実際の運動とは同一部位であることが確認された[8,14〜16]．さらに近年では機能的近赤外線分光法（fNIRS：functional near-infrared spectroscopy）を用いたものへと発展していった[17]．現在のところ，詳細な運動イメージについて関係する部位が明らかになってきたが[8,18〜24]．どのような系列的な順序で運動イメージがそれぞれの部位を活動させるか，そして顕在的な運動計画と潜在的な運動準備による差異など，不明な点も数多く残している．また，主な脳イメージング装置による運動イメージ研究は上肢が多く，上肢と下肢では運動イメージの活動部位が異なるが，歩行のような周期的な運動についての運動イメージについては不明な点を残している[25,26]．イメージング装置においては，時間分解能が劣ることから，近年では再び脳波（EEG：electroencephalogram）を用いたものも認められている[27]．さらに近年では経頭蓋磁気刺激（TMS：transcranial magnetic stimulation）を用いて運動イメージを喚起させ，運動誘発電位（MEP：motor evoked potential）による測定の試み[28]や，振動による錯覚を用いた刺激により運動イメージをより想起させる試みがなされている[29]．

2. 心理学における運動イメージ評価

心理測定尺度（心理尺度）は，人間の行動や意識という明瞭な形態がないものについて，客観的な数値で示す手段である．しかし，イメージの評価については1960年代の心理学分野におけるイメージ論争*1の結果，主観的なイメージについての存在自体に疑問をもつことが通常であった．このため心的な活動で

---

*1 心理学分野において，イメージの存在自体を疑問視する命題派と，存在を支持するイメージ派との対立が認められた．命題派であった Pylyshyn は，人間の知識の一形態としてイメージという概念を用いることに反対を唱えた．そして，言語知識もイメージ的知識も命題的表象（propositional representation）という形式で統一的に記述されるものであり，イメージという主観的体験そのものは，人間の情報処理過程における単なる付帯現象にすぎないという見解であった．これに対してイメージ派である Paivio らは，言語材料の記憶におけるイメージの働きが記憶の再生成績の向上を認めたことから，2重符号説（dual-coding theory）を提唱した．つまり，イメージは心の中にすべて保存された絵のようなもので，それを「心の目」であらためてみることができるかのように捉えられるとし，これらを主張する考え方をイメージ派と呼んだ．

ある運動イメージについての言及は,十分とはいえないものであった.その後,Kosslyn[30]によってイメージ中においても空間の広がりがあることが報告され[*2],イメージ論争は命題派よりイメージ派が中心となることとなり[31].その後,被験者のイメージの鮮明度やイメージの内容については検討されてきたが,十分な状態とはいえないものであった[*3].

Sharmaら[32]が述べるようにイメージを行う患者のイメージ能力が脳損傷の部位と範囲によって困難になる可能性があるように,脳卒中患者に対してイメージ介入を実行する前に,イメージ能力を評価することはとても重要である.前述したイメージング機器により,イメージ中における脳内での活動状況や分布については解明されつつあるが,主観的な運動イメージ評価については十分な検討はされていない.これは,イメージ自体が主観的な内容を伴うものであるためである.しかし,臨床的にイメージが十分にできたのかどうかを評価する必要性があり,心理測定尺度を用いて運動イメージを測ることはとても重要である.運動イメージにおける媒介変数には,イメージ想起の個人差と想起の方法がある.個人差としては,イメージの鮮明性(vividness)・統御可能性(controllability)に関する能力,およびイメージの見方(視覚的運動イメージ,筋感覚的運動イメージ)があげられており[33],運動イメージの評価についてもこれらを考慮することは重要である.

1)心的時間測定

心的時間測定(mental chronometry)とは,ある課題を時間実行なしに心的にイメージし,それに要した時間を測定するものである.DecetyとJeannerodら[14]は,心的時間を用いた歩行の運動イメージ能力を評価した.その結果,10m先の目標までを実際に歩行する場合と,その運動をイメージする場合とで

---
*2 Kosslynらはイメージの中を走査させ,イメージの中の指定した対象間の距離とイメージ走査の時間に相関が認められることから,イメージの中の空間的広がりを主張し視覚空間とイメージ空間の特性の類似性を指摘した.
*3 現在では,イメージ派もイメージを「絵のようなもの」として表現するのではなく,「視覚的な情報を保存した表象である」と表現するようになった.このKosslynの考え方がイメージを最もよく説明し,しかも最も受け入れられているものである.また,イメージは視覚的なものだけではなく,聴覚・嗅覚・味覚・触覚,筋感覚など,すべての感覚で知覚しうる体験として考えられている.

は，1秒前後の誤差でほぼ同じ時間であったと報告している．つまり，運動実行と運動イメージの時間において時間的一致関係が示された．さらにDecetyら[34]は片麻痺患者の運動イメージ能力を心的時間測定で評価している．その結果，麻痺側と非麻痺側間の差が，遂行実行時間のみならず，心的イメージにおいても認められたと述べている．同様の検査であるが，Malouinら[35]は健常人と片麻痺患者において，心的時間測定の再現性を検討した．その結果，健常人，片麻痺患者ともに実行時間と心的時間の再現性が高いことが認められ，この評価があらためて有効であることが示唆された．つまり，患者の脳内での運動イメージがそのまま身体運動へと表出されていることが考えられる．このため，脳卒中患者の動作改善を考える時には，運動イメージ自体の変化を与えないと動作の改善が認められないことが考えられる．

しかしながら，Decetyらは被験者に対して歩行イメージの際に25 kgの荷物を運ぶように条件を追加し，実際の運動とイメージにおける心的時間との解離を明らかにしていた．同様の実験がCerritelliら[36]も行い，ポインティング課題を用いて実際の動作とイメージ中の時間について，それぞれ目標の大きさが異なることによって生じるフィッツの法則を確認した．さらに，それぞれの課題について2 kgの負荷がある条件とない条件の下で行った．実際の動作では，負荷がある場合にも動作時間は大きな影響を受けなかったが，イメージにおいては負荷を加えることによって有意に動作時間の増加を示した．つまり，運動イメージにおいては重さによるイメージ付加が心的な時間の延長を示すこととなったが，実際の運動では差を認めないという誤差が生じていることとなる．これらの結果は，負荷となる重さがイメージを描いた動作の力量計算の要素は妨害するが，その相対的時間は妨害しないことを示唆するものであった．したがって，筋感覚的運動イメージの中でも重さに対しては動作中の速さとは異なる表象が存在することを意味することとなった．

2) 鮮明性の評価
a. スポーツ分野における運動イメージ鮮明性評価

鮮明性とは，課題についてのイメージ想起が，現実体験と同じように鮮やかではっきりしているかどうかである．Hall[37]はスポーツ選手を対象にして，運動イメージの鮮明度が強い者は弱い者より，効率よく練習として運動イメージ

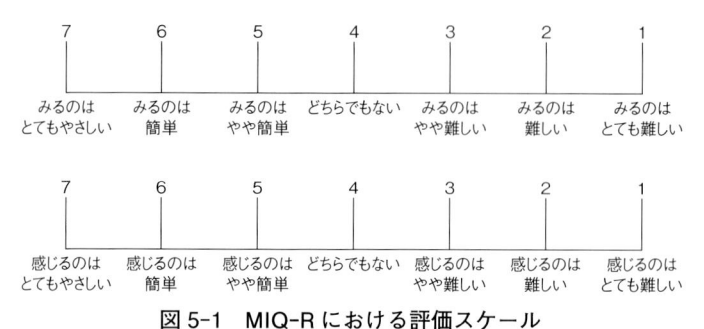

```
   7       6       5       4       3       2       1
   |       |       |       |       |       |       |
 みるのは みるのは みるのは どちらでもない みるのは みるのは みるのは
 とても  簡単   やや簡単        やや難しい 難しい  とても
 やさしい                                         難しい

   7       6       5       4       3       2       1
   |       |       |       |       |       |       |
 感じるのは感じるのは感じるのは どちらでもない 感じるのは感じるのは感じるのは
 とても  簡単   やや簡単        やや難しい 難しい  とても
 やさしい                                         難しい
```

図 5-1　MIQ-R における評価スケール
上段は視覚的運動イメージの時の評価スケールであり，下段は筋感覚的運動イメージの時の評価スケールである

を使用し，その鮮明度が重要な要因であると報告した．この運動イメージの鮮明度の評価としては，Hall ら[38]が作成した movement imagery questionnaire（MIQ）が存在する．この MIQ は各 9 項目の視覚的運動イメージと筋感覚的運動イメージで構成され，座位にて全身運動のイメージを想起させるものである．まず，被験者に 4 つの過程における身体運動をイメージさせる．そして，感じること（またはみること）が「非常に難しい」から感じること（またはみること）が「非常に簡単である」までなどの 7 段階で点数づけを行わせるものである．この MIQ はとても代表的なものでありスポーツ分野ではよく用いられ，信頼性と妥当性についても十分な検討がなされてきた[39]．同様に Isaac ら[40]が開発した運動イメージの鮮明性の評価である vividness of motor imagery questionnaire（VMIQ）は，スポーツ選手を対象としたイメージ評価であり，ジャンプや走行などのイメージの鮮明度を 5 段階で示すものであった．VMIQ は，主に視覚的運動イメージを評価するものであったことなどから，MIQ と VMIQ の比較研究から MIQ の改訂版として movement imagery questionnaire-revised（MIQ-R）[41]が作成された（**図 5-1**）．この MIQ-R では，運動イメージのみを評価することにより時間的にも短い時間で評価することができるようになった．これの日本語版としての Japanese movement imagery questionnaire-revised（JMIQ-R）などが存在する（**表 5-1**）[42]．MIQ-R では，MIQ と同様に視覚的運動イメージと筋感覚的運動イメージの両方を評価するが，運動イメージの項目が 9 項目から 4 項目へとなった．しかしながら，MIQ-R の評価項目で

は被験者に対して,ジャンプなどのイメージを想起させる課題があるため,リハビリテーションを必要とする者に対しては有効なものではないと考えられた.そのため,Malouinら[43]はリハビリテーションが必要な者を対象としたイメージ評価として the kinesthetic and visual imagery questionnaire (KVIQ) を開発した.また,スポーツ選手を対象としたVMIQはVMIQ-IIとして筋感覚的運動イメージを取り入れたものが開発されている[44].

表5-1 JMIQ-Rの評価項目 (文献42)より一部改定)

・項目1
　開始姿勢:足をそろえて立ち,腕は横に垂らしておく
　動　　作:膝をできるだけ高く上げる.その際,反対膝のところまで曲げて左脚だけで立つ.それから右脚を下ろし,また両脚で立つ
　課　　題:最初の開始姿勢を思い浮かべてみる.この動作を実際には行わず,まるで今やっているように体験イメージで感じてみる.このイメージを感じるのがやさしかったか,難しかったかを評価する

・項目2
　開始姿勢:足を少し開いて立ち,腕は横に垂らしておく
　動　　作:低くかがんでから,両腕をまっすぐ上に伸ばすように,できるだけ高くジャンプする.脚を開いて着地し,腕は横に下げる
　課　　題:最初の開始姿勢を思い浮かべてみる.この動作を行っている自分を,できるだけはっきりと鮮明に観察イメージで思い浮かべてみる.イメージを描くのがやさしかったか,難しかったかを評価する

・項目3
　開始姿勢:利き手ではないほうの手を,体の横でまっすぐ伸ばし,手のひらを下に向ける
　動　　作:腕を床と平行に,身体のまっすぐ正面にくるように動かす.腕を伸ばしたまま,ゆっくりと行う
　課　　題:最初の開始姿勢を思い浮かべてみる.この動作を実際には行わず,あたかも今やっているように体験イメージで感じてみる.このイメージを感じるのがやさしかったか,難しかったかを評価する.

・項目4
　開始姿勢:脚を少し開いて立ち,両腕は頭の上にいっぱいに伸ばす
　動　　作:ゆっくりと腰から前に曲げて,指先でつま先を触ろうとしてみる(もし可能であれば,指先か手のひらで床を触る).最初のポジションに戻って直立して,頭の上に腕を伸ばす
　課　　題:最初の開始姿勢を思い浮かべてみる.この動作を行っている自分を,できるだけはっきりと鮮明に観察イメージで思い浮かべてみる.イメージを描くのがやさしかったか,難しかったかを評価する

表5-1 つづき

- 項目5
  - 開始姿勢：脚を少し開いて立ち，腕はそのまま下げておく
  - 動　作：低くかがんでから，両腕をまっすぐ上に伸ばすように，できるだけ高くジャンプする．脚を開いて着地し，腕は横に下げる
  - 課　題：最初の姿勢を思い浮かべてみる．この動作を実際には行わず，あたかも今やっているように体験イメージで感じてみる．このイメージを感じるのがやさしかったか，難しかったかを評価する．
- 項目6
  - 開始姿勢：足をそろえて立ち，腕はそのまま垂らしておく
  - 動　作：右ひざをできるだけ高く上げる．その際，右脚を膝のところで曲げて，左脚だけで立つ．それから右脚を下ろし，また両脚で立つ．これらの動作をゆっくりと行う
  - 課　題：最初のポジションを思い浮かべてみる．この動作を行っている自分を，できるだけはっきりと鮮明に観察イメージで思い浮かべてみる．イメージを描くのがやさしかったか，難しかったかを評価する
- 項目7
  - 開始姿勢：脚を少し開いて立ち，両腕は頭の上にいっぱいに伸ばす
  - 動　作：ゆっくりと上半身を前に曲げて，指先で床を触ろうとしてみる（もし可能であれば，指先か手のひらで床を触る）．最初のポジションに戻って直立して，頭の上に腕を伸ばす
  - 課　題：最初のポジションを思い浮かべてみる．この動作を実際には行わず，あたかも今やっているように体験イメージで感じてみる．このイメージを感じるのがやさしかったか，難しかったかを評価する
- 項目8
  - 開始姿勢：利き手ではないほうの手を，体の横でまっすぐ伸ばし，手のひらを下に向ける
  - 動　作：腕を床と平行に，身体のまっすぐ正面にくるように動かす．腕を伸ばしたまま，ゆっくりと行う
  - 課　題：最初のポジションを思い浮かべてみる．この動作を行っている自分を，できるだけはっきりと鮮明に観察イメージで思い浮かべてみる．イメージを描くのがやさしかったか，難しかったかを評価する

b. リハビリテーション分野における運動イメージ鮮明性評価

(1) the kinesthetic and visual imagery questionnaire（KVIQ）

MIQおよびVMIQのイメージ評価においては，対象がスポーツ選手に限られた俊敏な運動を求める運動イメージを想起させるため，リハビリテーション分野では脳卒中患者などに利用する運動イメージ評価として使用が困難であった．このため，脳卒中患者などの障害者へ利用することができるKVIQがMalouinら[43]によって作成された．the kinesthetic and visual imagery questionnaire-20（KVIQ-20）は，Malouin ら[45]が脳卒中患者に対して運動イメージ評価が可能であるかを評価するために作成されたものである．これの半分の時間で測定できる縮小版としての the kinesthetic and visual imagery questionnaire-10（KVIQ-10）も作成されている[45]．

　この評価も MIQ と同様に座位で行い，視覚的運動イメージと筋感覚的運動イメージのそれぞれのイメージを行わせる．例えば，KVIQ-20 では 10 種類の運動についてそれぞれイメージさせることから 20 項目の評価となる．また，縮小版である KVIQ-10 では，5 種類の運動についてイメージさせるため 10 項目のイメージ評価となる．

　検査者は，以下の手順で評価を行う．まず，座位の被験者の横に検査者が座り，被験者には検査者と同様の開始姿勢になるように指示する．その後に肩関節の屈曲や体幹の屈曲などの単純運動を被験者に一度だけみせる．この後に検査者は被験者に対して一度だけ運動を行うように求める．その後に，観察イメージ（視覚的運動イメージ）と体験イメージ（筋感覚的運動イメージ）の順でそれぞれ行わせ，各運動イメージの鮮明度を 5 段階で評価を行う．この時に，それぞれのイメージがどれくらい想起できたかを確認をとることが必要である．例えば，肘関節の屈曲についてイメージを行わせた時に，手掌の正面をみた（視覚的運動イメージ）や肘に力が入った感覚があるか（筋感覚的運動イメージ）を聴取する．また，これが不確かな場合は，その他の項目についても同様に求めるとよいとされている．

　KVIQ は，数値で答えさせるのではなく回答内容で評価を行う．このため，コミュニケーション障害を有する患者である場合は，視覚的にスケールを提示してもよいが，基本的には記述内容で評価を行う．さらに，脳卒中患者などで麻痺側での運動が困難な場合は，非麻痺側で模倣を行うようにする必要がある．その後，麻痺側での運動イメージを行うようにするとよいとされている．また，運動は痛みが生じない範囲で行うように指示し，疼痛の出現には注意が必要である．また，運動は利き手・利き足によって運動イメージを行わせる側が指定されているが，脳卒中患者であれば発症前の利き手と利き足で行わせる必要がある．

　本章では，臨床でも応用できるように KVIQ における評価基準の日本語訳を作成し（**表 5-2，5-3**）運動イメージの鮮明度を観察イメージ（視覚的運動イ

表 5-2 KVIQ の評価基準

観察イメージ（V イメージ）	体験イメージ（K イメージ）
1. みるのは，イメージできない 2. みるのは，ぼやけたイメージ 3. どちらでもない 4. みるのは，鮮やかなイメージ 5. みるのは，みているような鮮やかなイメージ	1. 感じるのは，イメージできない 2. 感じるのは，弱いイメージ 3. どちらでもない 4. 感じるのは，強いイメージ 5. 感じるのは，運動するのと同じくらい強いイメージ

表 5-3 KVIQ-20 と KVIQ-10 における運動とイメージ

運 動	KVIQ-20		KVIQ-10	
	観察イメージ	体験イメージ	観察イメージ	体験イメージ
頸部屈曲・伸展	1V	1K		
肩をすくめる運動	2V	2K		
肩前方挙上	3Vnd	3Knd	3Vnd	3Knd
肘関節屈曲	4Vd	4Knd		
母指と指の対立	5Vd	5Kd	5Vd	5Kd
	*反対側 #3，#4，#5 の反復			
体幹前屈	6V	6K	6V	6K
膝関節伸展	7Vnd	7Knd		
股関節外転	8Vd	8Kd	8Vd	8Kd
足のタッピング	9Vnd	9Knd	9Vnd	9Knd
足関節外旋	10Vd	10Kd		
	*反対側 #7，#8，#9，#10 の反復			

*両側を測定したい場合は #3～5，#7～10 を繰り返して，実際の運動は一度だけ行うこととしている
V：観察イメージ，K：体験イメージ，d：利き手，利き足，nd：非利き手，非利き足

メージ），体験イメージ（筋感覚的運動イメージ）とそれぞれ表記した．

(2) visual analogue scale（VAS）

Lotze ら[46]は通常では疼痛の評価として用いられる VAS（visual analogue scale）を用いて動作イメージの鮮明度を評価している．これは 100 mm の横線を描き左端にはまったくイメージできない，右端には完全に鮮明であると書き，被験者にチェックさせるというものである．イメージ評価については日々，改変が行われている状態であるため，今後も注意が必要である．

(3) movement imagery questionnaire-revised second version(MIQ-RS)

　KVIQにおけるイメージを想起させる項目は，単関節運動が主であり，単純な運動イメージを想起させることにとどまっている．Greggら[47]はリハビリテーション分野でもMIQを用いることができるようにMIQの修正版としてMIQ-RSを開発した（表5-4）．この評価法は，MIQ-Rで評価する課題であったジャンプするイメージの課題を除外し，リハビリテーションで行うことが多い，おじぎをすること，ドアを押すこと，ドアの取っ手を引くこと，さらにグラスをつかむことなどの4つの項目を追加した．この時，対象者に対して指示を行う手順や評価尺度はMIQ-Rと同様であった（図5-1）．この結果，先行研究であるMIQ-RとMIQ-RSは高い相関を示し，有効性を示している．しかしながら，Greggらが行った対象群はスポーツ歴をもつ者であったことから，今後は臨床的な適用についての検討が課題となっている．特に，MIQ-RSでは対象者が環境に対して行う行為を課題としており，運動イメージ評価において今後の開発も期待される．

3）メンタルローテーション

　統御可能性とは，思い浮かべたイメージを自由に操作する能力のことであり，メンタルローテーション（mental rotation）の能力が関与しているとされている．メンタルローテーションはShepardとMetzler[48]によって提唱され，基本となる図形を回転させた図形から，基本となった図形をイメージする心的活動のことである．例えば，思い浮かべた二次元または三次元でのイメージを，実際に実物を回転させるのと類似した操作を頭の中で行う心的過程を指し，知覚された物体のイメージを心的空間での中で回転させる操作における反応時間が，図形の回転角度の変化に応じて直線的に増加するという報告を行った[49]（図5-2）．これは空間内の物体や，その位置関係およびそれらの変換を表象する心的過程であるが，外的物体および身体部位を心的回転させる能力がイメージ想起能力には重要であると考えられる．

　メンタルローテーションは，以下の認知過程によって生じていると考えられている．①対象物を心的にイメージする，②対象物の心的回転を行う，③それらを比較する，④対象物が同じものであるかを判断する，⑤結果を報告する．

　さらに，Johnson[50]はメンタルローテーションが主に右半球で処理されるこ

表5-4　MIQ-RS

- 課題1
  MIQ-Rの項目1と同様
- 課題2
  開始姿勢：座っている状態で，あなたの膝にあなたの手を置いて，握りこぶしをつくってください
  動　　作：あなたは握りこぶしの状態のまま，腕を完全に真上まで上げてください．それから，握りこぶしを維持している状態で，あなたの膝まであなたの腕を下げてください
  課　　題：最初の開始姿勢を思い浮かべてみる．この動作を行っている自分を，できるだけはっきりと鮮明に観察イメージで思い浮かべてみる．イメージを描くのがやさしかったか，難しかったかを評価する
- 課題3
  MIQ-Rの項目3と同様
- 課題4
  MIQ-Rの項目4と同様
- 課題5
  開始姿勢：あなたは押しドアを押し開こうとしているかのように，肩を高くして手を前に置いてください．あなたの指先は上方に向くようにしてください
  動　　作：あなたは上方に指先を向けたまま，ドアを押し開いているかのように，完全にあなたの腕を伸ばしてください．その後，あなたの手と腕を開始姿勢に戻すことによって，押しドアを閉めてください
  課　　題：最初の開始姿勢を思い浮かべてみる．この動作を行っている自分を，できるだけはっきりと鮮明に観察イメージで思い浮かべてみる．イメージを描くのがやさしかったか，難しかったかを評価する
- 課題6
  開始姿勢：座っている状態で，あなたの膝にあなたの手を置いてください．あなたの真正面のテーブルにドリンクグラスがあるとしてください
  動　　作：前方へ手を伸ばし，グラスをつかんで，そしてテーブルから少しそれを持ち上げてください．その後，後方のテーブルの上にそれを置いて，そしてあなたの手をあなたの膝に戻してください
  課　　題：最初のポジションを思い浮かべてみる．この動作を実際には行わず，あたかも今やっているように体験イメージで感じてみる．このイメージを感じるのがやさしかったか，難しかったかを評価する
- 課題7
  開始姿勢：あなたの手は手前にあります．あなたの前に閉まっているドアがあるとしてください
  動　　作：前方へ手を伸ばし，ドアの取っ手をつかんでドアを引き開けてください．その後，穏やかにドアを閉めて，ドアの取っ手を放して，そしてあなたの腕を手前に戻してください
  課　　題：最初のポジションを思い浮かべてみる．この動作を実際には行わず，あたかも今やっているように体験イメージで感じてみる．このイメージを感じるのがやさしかったか，難しかったかを評価する

表 5-4　つづき

- 課題 8
  MIQ-R の項目 6 と同様
- 課題 9
  開始姿勢：座っている状態で，あなたの膝にあなたの手を置いて，握りこぶしをつくってください
  動　作：あなたは握りこぶしの状態のまま，腕を完全に真上まで上げてください．それから握りこぶしを維持している状態で，あなたの膝まであなたの腕を下げてください
  課　題：最初の姿勢を思い浮かべてみる．この動作を実際には行わず，あたかも今やっているように体験イメージで感じてみる．このイメージを感じるのがやさしかったか，難しかったかを評価する
- 課題 10
  MIQ-R の項目 8 と同様
- 課題 11
  MIQ-R の項目 7 と同様
- 課題 12
  開始姿勢：あなたは押しドアを押し開こうとしているかのように，肩を高くして手を前に置いてください．あなたの指先は上方に向くようにしてください
  動　作：あなたは上方に指先を向けたまま，ドアを押し開いているかのように，完全にあなたの腕を伸ばしてください．その後，あなたの手と腕を開始姿勢に戻すことによって，押しドアを閉めてください
  課　題：最初の姿勢を思い浮かべてみる．この動作を実際には行わず，あたかも今やっているように体験イメージで感じてみる．このイメージを感じるのがやさしかったか，難しかったかを評価する
- 課題 13
  開始姿勢：座っている状態で，あなたの膝にあなたの手を置いてください．あなたの真正面のテーブルにドリンクグラスがあるとしてください
  動　作：前方へ手を伸ばし，グラスをつかんで，そしてテーブルから少しそれを持ち上げてください．その後，後方のテーブルの上にそれを置いて，そしてあなたの手をあなたの膝に戻してください
  課　題：最初の開始姿勢を思い浮かべてみる．この動作を行っている自分を，できるだけはっきりと鮮明に観察イメージで思い浮かべてみる．イメージを描くのがやさしかったか，難しかったかを評価する
- 課題 14
  開始姿勢：あなたの手は手前にあります．あなたの前に閉まっているドアがあるとしてください
  動　作：前方へ手を伸ばし，ドアの取っ手をつかんでドアを引き開けてください．その後，穏やかにドアを閉めて，ドアの取っ手を放して，そしてあなたの腕を手前に戻してください
  課　題：最初の開始姿勢を思い浮かべてみる．この動作を行っている自分を，できるだけはっきりと鮮明に観察イメージで思い浮かべてみる．イメージを描くのがやさしかったか，難しかったかを評価する

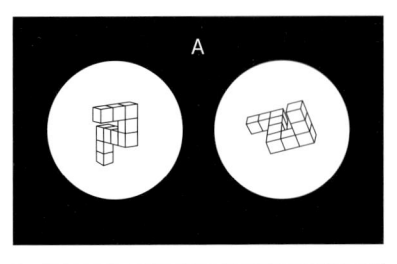

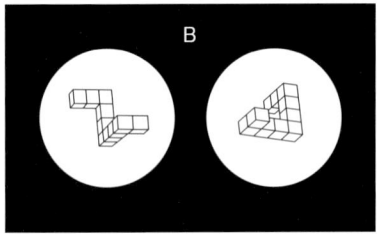

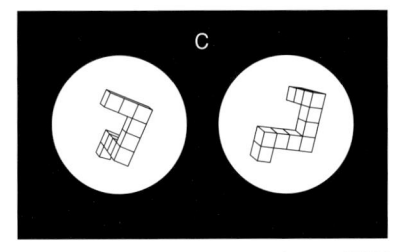

図5-2 メンタルローテーション課題

とを，Vingerhoets ら[51]は両側の上頭頂小葉と視覚領域，運動前野での活動を示すことを報告した．Cohen[52]は，メンタルローテーション中の脳活動を調べたところブロードマンの領域における7a野と7b野の領域，さらに中心前回，17野，体性感覚野における手の領域，前頭葉が活動することを報告している．頭頂葉が活動していることから，メンタルローテーションが脳内における身体イメージを基本にして，運動イメージに関与していることが考えられる．

また Moore ら[53]は，5ヵ月児を対象に7つの立方体から構成される3D図形（典型的なメンタルローテーション課題）を用いて検討し，男児においてこの能力が出現すると報告した．さらに鷲田ら[54]はメンタルローテーションの能力は5〜6歳児で発達しており，実際に物体に触れ，動かすという触運動覚的経験をとおして促進されるとしている．これによって物体の特性や三次元的関係を理

表 5-5　Gordon のイメージ統御可能性テストの例

1. あなたは，家の前の道路にある車をみることができますか．
　　　　　　　　　　　　はい　いいえ　はっきりしない
2. あなたは，その色をみることができますか．
　　　　　　　　　　　　はい　いいえ　はっきりしない
さてあなたは，その車を別の色にすることができますか．
　　　　　　　　　　　　・
　　　　　　　　　　　　・
　　　　　　　　　　　　・
12. あなたは，その車がすっかり古くなり分解されて，車捨て場に捨てられているのをみることができますか．
　　　　　　　　　　　　はい　いいえ　はっきりしない

解できるようになり，触運動と視覚や聴覚が統合されるとイメージ上で空間的操作を行うことが可能になると述べている．さらに積山[55]は，メンタルローテーション課題を遂行する感覚は外的動作から内的な運動イメージ，視覚的運動イメージの順で発達すると報告している．これは心的イメージの起源を身体動作とする Piaget[56] の説や Bruner[57] が唱える表象の発達段階と一致し，動作的表象から映像的表象と同様であると考えられる．メンタルローテーション課題施行時の心的過程は，より年少児では身体運動と密接に関係しており，成長とともに身体運動を伴わず処理できるようになる．その結果，日常生活において空間内の物体やその位置関係，およびそれらの変換を表象する心的過程を無意識のうちに行えるようになると考えられている．

4) 運動イメージの統御可能性テスト

統御可能性とは，課題に対して描いたイメージを意図した方向に操作・変換できるかといった能力のことである．つまり，鮮明性はイメージの鮮やかさを測るものであり，統御可能性はイメージの加工・変換を求めるものとなる．例えば，日常場面での視空間イメージの統御可能性を測定するゴードンテストというものがある（**表 5-5**）．これは，質問紙法で個人のイメージの操作・変換の程度である統御可能性を測定するものである．このテストでは，自宅の前にある車の色を変換させるものであった．しかし，このテストはイメージの対象は身体運動とは直接関係しないものであり，そのイメージをするものは視覚的なイメージ変換を求めたものであった．したがって，このテスト自体は，視覚的

図 5-3 運動イメージ統御可能性テストの問題例
①足先を閉じて気をつけの姿勢をとりなさい．②両腕を真横に 90°上げなさい．
③左足を前に 50 cm 出しなさい．④上体を右に 90°ねじりなさい．⑤左腕を右に
90°動かしなさい．⑥首を左に 90°ねじりなさい

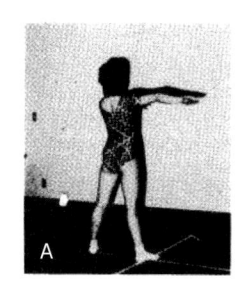

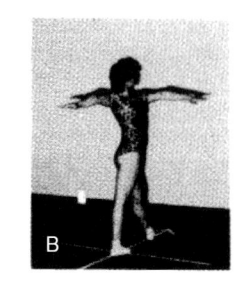

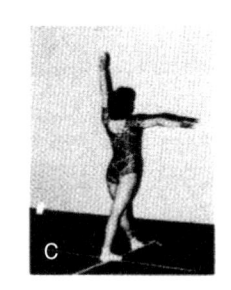

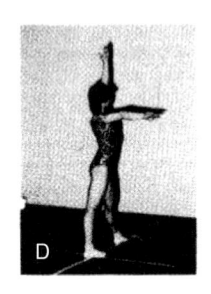

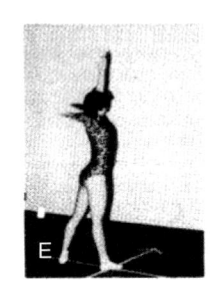

F （その他の動作）
G （はっきりしない）
H （途中でわからなくなった）
　（　　　）回目

イメージの想起・変換を求めるものであるため，運動イメージの統御可能性の評価とはいえないものであった．

特に運動イメージの統御可能性は「描かれた運動パターンのイメージを指示に従って付加変換，再構成する能力である」と西田ら[58)]によって定義されている．そのため統御可能性を調べるには，運動イメージの統御可能性テスト（CMI-T：controllability of motor imagery test）という紙面テストが用いられる[59)]．例えば，被験者は閉眼で指示された身体部位をイメージ中，ある方向に運動させることを指示される．この指示は 6 段階で，1 教示につき 1 変化を求める．イメージの変換に求められる時間は 5 秒である．その後，写真にあるポーズから自らがイメージしたものを選択させるものである（図 5-3）．これを再認法と呼ぶ．しかし，イメージ中においては自己身体を中心とした筋感覚的運動イメージであっても，写真を選択する時には視覚的に変換する問題が生じてく

る．そのため，誤差が生じる可能性が考えられることからNaito[60]は再生法を考案し，被験者自身がイメージした運動を本人の身体で再現を行わせた．再生法では身体の位置関係のイメージを保持しながら心的な運動によって付加されるイメージに更新されていく順序を再生するものとなる．したがって，これは筋感覚的運動イメージを表出させる評価となる．

岡部ら[61]はイメージの鮮明性と統御可能性とパフォーマンスの関連性について述べており，Orlickら[62]は高い競技レベルの選手ほど，イメージの明瞭性および統御可能性が優れていると報告している．しかし，鶴原ら[63]によるとコンピュータグラフィックを用いてCMI-Tを検討した結果，スポーツなどの運動経験が多いと身体の運動について注意することが多いと考えられたが，特に統御可能性が高いとは認められなかった．同様に煙山ら[64]も，スポーツ競技年数はCMI-Tや鮮明性のテストである運動イメージの明瞭性テストⅢ（vividness of motor imagery test Ⅲ）と関連がないと報告している．また，統御可能性は身体運動の際に視覚的にイメージする場合と筋感覚的にイメージする場合とに分けられ，筋感覚的運動イメージの想起は運動プログラムを改変させる手段となる可能性があるとされている．

以上のようにCMI-Tについては，十分な検討が行われていない状態であるものの，運動イメージの評価としては検討の余地があると考える．

運動イメージの臨床適応手段

古くから運動イメージを用いた実践的な研究は，スポーツ分野における運動技能の取得で有効性が報告されていた[63〜67]．これは，運動イメージの反復によって特定の運動神経ネットワークの反復的な賦活化になり，このネットワークにおけるシナプス伝達の強化がなされ，実際の運動練習による学習と同様の可能性が考えられているからである[68]．

さらにPageら[69,70]によると脳卒中患者においてイメージ訓練を行う者と，イメージ訓練を行わない者とを比較した時に，イメージ訓練を併用した群においては，日常生活動作（ADL：activities of daily living）の変化があったことを報告した．同様に近年におけるシステマティックレビューでは，運動イメージを取り入れた訓練は従来のリハビリテーションと比較した結果，脳卒中の患者

において有効であることが示唆されている[71~73]．

　以上のことから，リハビリテーションにおける運動イメージを利用することの価値は，とても有効であることが知られてきた[74,75]．しかしながら，運動イメージの中でも，視覚的運動イメージは年齢によって想起する鮮明度については差を認めなかったが，筋感覚的運動イメージは，高齢者では喚起することが難しいことがわかっている[76]．このことから，どのようにして運動イメージを喚起するかが，今後の課題となっている．

1．鏡を用いた運動イメージ喚起

　切断後の幻肢を有する患者においては，求心性の情報が消失しているにもかかわらず喪失した四肢や指の存在や疼痛を訴えることが報告されている[77]．このため，Ramachandranら[78]はミラーセラピーを考案し，箱の中に鏡を設置し，健側での運動と切断側である幻肢との比較を行わせることで，視覚的な錯覚入力を与え，その錯覚により運動感覚を生成させ，それが運動前野や一次運動野の賦活を促し，また体性感覚野での身体イメージの再構築に影響を与えた．つまり，鏡の中にある視覚情報を与えると患肢の知覚-運動ループが再統合される結果，幻肢の随意運動感覚が出現し幻肢痛が寛解するというものである[79~81]．この幻肢とは，上肢の切断患者が喪失した腕のイメージを行うことによって一次運動野と一次体性感覚野の活動を認めることから[82]，身体イメージと運動イメージの双方の関与が考えられる．また，事故などで後天的な切断を負った者に対して先天的な切断者では幻肢に対する脳活動が認められないことから[83]，それぞれ自身の生育歴に関連する自己身体イメージと，イメージ想起時の自己身体との関係性の不一致により幻肢や幻肢痛が生じていると考えられる．

　その後，ミラーセラピーは，複合性局所疼痛症候群（CRPS：complex regional pain syndrome）に用いられ，疼痛の軽減を認められることが報告され，Altschulerら[84]やStevensら[85]はこのミラーセラピーを慢性期脳卒中片麻痺患者に応用し，手指機能の改善が認められたと報告した．さらに，Sathianら[86]は重度深部感覚障害患者においても手指機能が改善すると報告し，手塚ら[87,88]は脳卒中片麻痺患者においてミラーセラピーを行い，ADLの向上を報告している．

2. メンタルローテーションにおける臨床応用

　運動イメージを想起させるには，例えばメンタルローテーションで回転図形を身体の一部分の写真に変換し，それが右側のものなのか，左側のものなのかを判断させることで可能となる[51]．山田ら[89]は手足の写真を用いてメンタルローテーション反応時間は加齢とともに延長する傾向にあると報告し，さらに転倒高齢者の反応時間は非転倒高齢者よりも有意に延長することを報告している．

　メンタルローテーションにおける治療介入については，CRPS に対して検討されている[90〜92]．これらの報告からは，幻肢と同様に身体イメージと運動イメージにおける不一致により CRPS が生じていることが示唆されており，メンタルローテーション課題を行ったことにより疼痛が軽減したことを報告している．これは，健常者でも自己身体に関する視覚情報と体性感覚情報が一致しない場合において疼痛など異常感覚が出現することが報告されていること[93]からも，脳内での身体イメージと運動イメージの関係性が重要であると考える．

3. 映像観察による運動イメージ

　Rizzolatti ら[94〜96]によって発見されたミラーニューロンシステムは，ヒトが他人の行動を観察している時に観察者の口に相当するブローカ野や手の動きなどに相当する一次運動野が働くことが知られている[97,98]．このため，他者の動作を観察・模倣することが運動計画を作り出す模倣運動に関与があることが指摘されている．この結果をもとに Ertelt は運動観察療法（action observation therapy）として脳卒中患者において応用することを検討した[99]．その結果，通常の治療群と比較すると上肢機能の改善が認められた．さらに，対象者を fMRI で分析すると両側腹側運動前野，両側上側頭回，補足運動野，対側縁上回などのミラーニューロンシステムに関与する部位の活動性の増加を認めたと報告した．さらに，下肢では大内田ら[100]が脳卒中患者に対して一人称的な視点で足関節の背屈と底屈を観察させ，その後，随意運動が回復したと報告した．このようにして，他者観察における運動イメージの喚起についてはミラーニューロンシステムが関与していると考えられているが，観察させる視覚的情報の選択や難易度，観察者の注意機能などを踏まえた設定が重要であると考える．

4. 健側による運動イメージの喚起

一人称的な運動イメージを想起させるために、健側の動きを比較させると有効的に想起させることができる。例えば、障害を思っている患者は、患側での運動イメージの喚起をすることが困難となる。このため、健側での運動を何度も行わせ運動感覚の記憶を行わせる。その後に健側での運動イメージを想起させる。そして、そのイメージを患側へと転移させるというものである[101]。香川ら[102]は変形性股関節症患者における歩行障害に対して、前述した方法を紹介している。この時、障害側の股関節外転筋に対して対側の股関節外転筋に収縮を促し、健側と患側でのイメージ喚起を行わせ、その後、運動を行わせることを推奨している。筆者は脳卒中患者の随意運動などの筋収縮の運動イメージだけではなく、異常筋緊張に対して健側で筋弛緩を患者に行わせた後に、そのイメージを麻痺側で再びイメージさせることで筋緊張の変化があったことを認めている。さらに、高橋[103]は脳卒中患者においても歩行訓練の前に非麻痺側での運動イメージ喚起を促すことがよいとしている[103,104]。

しかしながら、この方法において臨床的な十分な検討がなされていないため今後の臨床研究が必要ではないかと考える。

5. 道具を用いた運動イメージの喚起

道具を用いた運動イメージの喚起は、Perfettiら[105]によって考案された方法である。例えば、傾斜台や道具を用いて、前者では方向や距離、形態などの空間識別を行わせ、後者では表面素材や圧力、摩擦、重量などの識別を行わせるものである。この識別時における脳内の活動[106]は、運動学習時と同様の活動部位[107]であることが知られているが、その時、他動的に動かされたそれぞれの指や各四肢などの運動について運動イメージを喚起させるものである。詳しくは成書に譲るが[108~110]、運動イメージを想起させるためには、自己の身体についての情報が重要であるため[111]、身体イメージと運動イメージとの関連が重要であるとしている。さらに前述した言語による運動イメージ喚起を重要とし、健側から患側への運動イメージの転移も用いることとしている。

文　献

1) Jacobson E：Electrophysiology of mental activities. *Am J Psychol* **44**：677-694, 1932
2) 勝部篤美, 他：運動と精神電流現象 (1)―体操における精神電流現象. 体育学研究 **5**：95-99, 1961
3) 勝部篤美, 他：運動と精神電流現象 (5) ―イメージと映画を刺激材料とした剣道ならびに弓道についての精神電流現象. 体育学研究 **8**：7-13, 1964
4) Harris DV, et al：The effects of skill level on EMG activity during internal and external imagery. *J Sport Psychol* **8**：105-111, 1986
5) 勝部篤美, 他：運動と精神電流現象第三報―スキー (回転) 回想における精神電流現象. 体育学研究 **6**：30-35, 1962
6) Bonnet M, et al：Mental simulation of an action modulates the excitability of spinal reflex pathways in man. *Brain Res Cogn Brain Res* **5**：221-228, 1997
7) Kasai T, et al：Evidence for facilitation of motor evoked potentials (MEPs) induced by motor imagery. *Brain Res* **744**：147-150, 1997
8) Roland PE, et al：Supplementary motor area and other cortical areas in organization of voluntary movements in man. *J Neurophysiol* **43**：118-136, 1980
9) Decety J, et al：Mapping motor representations with positron emission tomography. *Nature* **371**：600-602, 1994
10) Ingvar DH, et al：Distribution of cerebral blood flow in the dominant hemisphere during motor ideation and motor performance. *Ann Neurol* **2**：230-237, 1977
11) Stephan KM, et al：Functional anatomy of the mental representation of upper extremity movements in healthy subjects. *J Neurophysiol* **73**：373-386, 1995
12) Roth M, et al：Possible involvement of primary motor cortex in mentally simulated movement：a functional magnetic resonance imaging study. *Neuroreport* **17**：1280-1284 1996
13) Luft AR, et al：Possible：Comparing motion- and imagery- related activation in the human cerebellum：a functional MRI study. *Hum Brain Mapp* **6**：105-113, 1998
14) Decety J, et al：The timing of mentally represented actions. *Behav Brain Res* **34**：35-42, 1989
15) Lotze M, et al：Activation of cortical and cerebellar motor areas during executed and imagined hand movements：An fMRI study. *J Cogn Neurosci* **11**：491-501, 1999
16) Porro CA, et al：Primary motor and sensory cortex activation duing motor performance and motor imagery：A functional magnetic resonance imaging study. *J Neurosci* **16**：7688-7698, 1996
17) Ishizu T, et al：Motor activity and imagery modulate the body-selective region in the occipital-temporal area：a near-infrared spectroscopy study. *Neurosci Lett* **465**：85-89, 2009
18) Stephan KM, et al：Functional anatomy of the mentalrepresentation of upper extremity movements in healthy subjects. *J Neurophysiol* **73**：373-86, 1995
19) Porro CA, et al：Primary motor and sensory cortex activation during motor performance and motor imagery：a functional magnetic resonance imaging study. *J Neurosci* **16**：

7688-7698, 1996
20) Roth M, et al：Possible involvement of primary motor cortex in mentally simulated movement：a functional magnetic resonance imaging study. *Neuroreport* **7**：1280-1284, 1996
21) Jackson PL, et al：Potential role of mental practice using motor imagery in neurologic rehabilitation. *Arch Phys Med Rehabil* **82**：1133-1141, 2001
22) Luft AR, et al：Possible：Comparing motion- and imagery- related activation in the human cerebellum：a functional MRI study. *Hum Brain Mapp* **6**：105-113, 1998
23) Naito E, et al：Kinesthetic illusion of wrist movement activates motor- related areas. *Neuroreport* **12**：3805-3809, 2001
24) Ehrsson HH, et al：Imagery of voluntary movement of fingers, toes, and tongue activates corresponding body-part-specific motor representations. *J Neurophysiol* **90**：3304-3316, 2003
25) Malouin F, et al：New perspectives of locomotor rehabilitation after stroke. *Med Sci* **19**：994-998, 2003
26) Jahn K, et al：Brain activation patterns during imagined stance and locomotion in functional magnetic resonance imaging. *Neuroimage* **22**：1722-1731, 2004
27) Dechent P, et al：Human primary motor cortex involvement in motor imagery revisited：Abstr. *OHBM NY Neuroimage* **19**：1066, 2003
28) Li S, et al：Interactions between imagined movement and the initiation of voluntary movement：a TMS study. *Clin Neurophysiol* **120**：1154-1160, 2009
29) Naito E, et al：Kinesthetic illusion of wrist movement activates motor-related areas. *Neuroreport* **12**：3805-3809, 2001
30) Kosslyn, SM：Image and mind. Harvard University press, Massachusetts, 1980
31) 中島義明，他（編）：新・心理学の基礎知識．有斐閣，2005．p160
32) Sharma N, et al：Motor imagery a backdoor to the motor system after stroke? *Stroke* **37**：1941-1952, 2006
33) 西田　保，他：運動イメージの明瞭性に関する因子分析的研究．体育学研究 **26**：189-205，1981
34) Decety J, et al：Effect of brain and spinal cord injuries on motor imagery. *Eur Arch Psychiatry Clin Neurosci* **240**：39-43, 1990
35) Malouin F, et al：Reliability of mental chronometry for assessing motor imagery ability after stroke. *Arch Phys Med Rehabil* **89**：311-319, 2008
36) Cerritelli B, et al：The effect of an external load on the force and timing components of mentally represented actions. *Behav Brain Res* **108**：91-96, 2000
37) Hall CR：Imagery in sport and exercise. Singer RN, et al（eds）：Handbook of Sport Psychology 2nd ed. John Wiley & Sons, New York, 2001, pp529-549
38) Hall CR, et al：The measurement of imagery ability. *Hum Mov Sci* **4**：107-118, 1985
39) Atienza F, et al：Factor analysis and reliability of the Movement Imagery Questionnaire. *Percept Mot Skills* **78**：1323-1328, 1994

40) Isaac A, et al：An instrument for assessing imagery of movement：The Vividness of Movement Imagery Questionnaire（VMIQ）. *J Mental Imagery* **10**：23-30, 1986
41) Hall CR, et al：Measuring movement imagery abilities：A Revision of the Movement Imagery Questionnaire. *J Mental Imagery* **21**：143-154, 1997
42) 長谷川望, 他：運動イメージ能力に関する研究―MIQ-R 日本語版作成の試み. 日本イメージ心理学会第 1 回大会発表論文集, 2000, p30
43) Malouin F, et al：The kinesthetic and visual imagery questionnaire for assessing motor imagery ability after stroke：a reliability and internal consistency study. *J Neurol Phys Ther* **31**：20-29, 2007
44) Roberts R, et al：Movement imagery ability：development and assessment of a revised version of the vividness of movement imagery questionnaire. *J Sport Exerc Psychol* **30**：200-221, 2008
45) Malouin, F, et al：The Kinesthetic and Visual Imagery Questionnaire（KVIQ）for Assessing Motor Imagery in Persons with Physical Disabilities：A Reliability and Construct Validity Study. *J Neurol Phys Ther* **31**：20-29, 2007
46) Lotze M, et al：The musician's brain：functional imaging of amateurs and professionals during performance and imagery. *Neuroimage* **20**：1817-1829, 2003
47) Gregg M, et al：The MIQ-RS：A Suitable Option for Examining Movement Imagery Ability. *Evid Based Complement Alternat Med* **7**：249-257, 2010
48) Shepard R, et al：Mental rotation of three-dimensional objects. *Science* **171**：701-703, 1971
49) Persons LM：Integrating cognitive psychology, neurology and neuroimaging. *Acta Psychol（Amst）* **107**：155-181, 2001
50) Johnson AM：Speed of mental rotation as a function of problem solving strategies. *Percept Mot Skills* **71**：803-806, 1990
51) Vingerhoets G, et al：Motor imagery in mental rotation：and Fmri study. *Neuroimage* **17**：1623-1633, 2002
52) Cohen M：Changes in Cortical Activities During Mental Rotation：A mapping study using functional magnetic resonance imaging. *Brain* **119**：89-100, 1996
53) Moore DS, et al：Mental rotation in human infants：A sex difference. *Psychol Sci* **19**：1063-1066, 2008
54) 鷲田孝保, 他：4～6 才児に見られる心的回転の特徴. 作業療法 **18**：184, 1999
55) 積山　薫：身体表象と空間認知. ナヤニシヤ出版, 1997
56) Piaget J：La naissance de l'intelligence chez l'enfant. Delachaux et Niestlé, 1936
57) Bruner J：Studies in cognitive growth：A collaboration at the Center for Cognitive Studies. Wiley & Sons, New York, 1966
58) 西田　保, 他：運動イメージの統御可能性テスト作成の試み. 体育学研究 **31**：13-22, 1986
59) 西田　保, 他：運動イメージの明瞭性に関する因子分析的研究. 体育学研究 **26**：189-

205, 1981
60) Naito E : Controllability of motor imagery and transformation of visual imagery. *Percept Mot Skills* **78** : 479-487, 1994
61) 岡部 瞳，他：運動イメージの明瞭性と運動学習におけるイメージトレーニングの効果の関連性．体育学研究 **39** : 13-16, 2006
62) Orlick T, et al : Mental links to excellence. *The Sport Psychologist* **2** : 105-130, 1988
63) 鶴原清志，他：運動イメージの統御可能性（CMI）テスト-コンピュータグラフィックス（CG）版の妥当性と信頼性の検討．総合保健体育科学 **30** : 15-20, 2007
64) 煙山千尋，他：運動のイメージに影響する認知的要因の研究．桜美林論集 **36** : 131-141, 2009
65) Cumming J, et al : Deliberate imagery practice : the development of imagery skills in competitive athletes. *J Sports Sci* **20** : 137-145, 2002
66) Brouziyne M, et al : Mental imagery combined with physical practice of approach shots for golf beginners. *Percept Mot Skills* **101** : 203-211, 2005
67) Coelho RW, et al : Imagery intervention in open and closed tennis motor skill performance. *Percept Mot Skills* **105** : 458-468, 2007
68) Sakamoto T, et al : Long-lasting potentiation of synaptic potentials in the motor cortex produced by stimulation of the sensory cortex in the cat : a basis of motor learning. *Brain Res* **413** : 360-364, 1987
69) Page SJ, et al : A randomized efficacy and feasibility study of imagery in acute stroke. *Clin Rehabil* **15** : 233-240, 2001
70) Page SJ, et al : Mental practice in chronic stroke : results of a randomized, placebo-controlled trial. *Stroke* **38** : 1293-1237, 2007
71) Braun SM, et al : The effects of mental practice in stroke rehabilitation : a systematic review. *Arch Phys Med Rehabil* **87** : 842-852, 2006
72) Zimmermann-Schlatter A, et al : Efficacy of motor imagery in post-stroke rehabilitation : a systematic review. *J Neuroeng Rehabil* **5** : 8, 2008
73) Liu KP, et al : A randomized controlled trial of mental imagery augment generalization of learning in acute poststroke patients. *Stroke* **40** : 2222-2225, 2009
74) Jackson PL, et al : Potential role of mental practice using motor imagery in neurologic rehabilitation. *Arch Phys Med Rehabil* **82** : 1133-1141, 2001
75) Malouin F, et al : Brain activations during motor imagery of locomotor-related tasks : a PET study. *Hum Brain Mapp* **19** : 47-62, 2003
76) Mulder T, et al : Motor imagery : the relation between age and imagery capacity. *Hum Mov Sci* **26** : 203-211, 2007
77) Berlucchi G, et al : The body in the brain : neural bases of corporeal awareness. *Trends Neurosci* **20** : 560-564, 1997
78) Ramachandran VS, et al : Touching the phantom limb. *Nature* **377** : 489-490, 1995
79) Chan BL, et al : Mirror therapy for phantom limb pain. *N Engl J Med* **357** : 2206-2207,

2007
80) Sumitani M, et al：Mirror visual feedback alleviates deafferentation pain, depending on qualitative aspects of the pain：a preliminary report. *Rheumatology（Oxford）* **47**：1038-1043, 2008
81) Oakley DA, et al：Hypnotic imagery as a treat-ment for phantom limb pain：two case reports and a review. *Clin Rehab* **16**：368-377, 2002
82) Lotze M, et al：Phantom movements and pain：an fMRI study in upper limb amputees. *Brain* **124**：2268-2277, 2001
83) Brugger P, et al：Beyond remembering：phantom sensations of congenitally absent limbs. *Proc Natl Acad Sci U S A* **97**：6167-6172, 2000
84) Altschuler EL, et al：Rehabilitation of hemiparesis after stroke with a mirror. *Lancet* **353**：2035-2036, 1999
85) Stevens JA, et al：Using motor imagery in the rehabilitation of hemiparesis. *Arch Phys Med Rehabil* **84**：1090-1092 2003
86) Sathian K, et al：Doing it with mirrors：A case study of a novel approach to neurorehabilitation. *Neurorehabil Neural Repair* **14**：73-76, 2000
87) 手塚康貴，他：脳卒中片麻痺患者に対するミラーセラピー．理学療法 **22**：871-879, 2005
88) 手塚康貴，他：脳卒中後上肢運動麻痺に対する鏡像を利用した治療の効果-ランダム化クロスオーバー研究．理学療法学 **33**：62-68，2006
89) 山田 実，他：運動イメージ想起能力の年代別基準値の作成および高齢者における転倒との関係―手・足の写真によるメンタルローテーションを用いた検討．理学療法科学 **23**：579-584，2008
90) Schwoebel J, et al：Pain and the body schema：Effects of pain severity on mental representations of movement. *Neurology* **59**：775-777, 2002
91) Moseley GL：Is successful rehabilitation of complex regional pain syndrome due to sustained attention to the affected limb? A randomised clinical trial. *Pain* **114**：54-61, 2005
92) Steebergen B, et al：Solving a mental rotation task in general hemiparess：motor imagery versus visual imagery. *Neuropsychologia* **45**：3324-3328, 2007
93) McCabe CS, et al：Evidence for a mismatch between the brain's movement control system and sensory system as an explanation for some pain-related disorders. *Curr Pain Headache Rep* **11**：104-108, 2007
94) Rizzolatti G, et al：Premotor cortex and the recognition of motor actions. *Brain Res Cogn Brain Res* **3**：131-141, 1996
95) Fogassi L, et al：Parietal lobe：from action organization to intention understanding. *Science* **308**：662-667, 2005
96) Rizzolatti G, et al：The mirror-neuron system. *Ann Rev Neurosci* **27**：169-192, 2004
97) Fadiga L, et al：Motor facilitation during action observation：a magnetic stimulation study. *J Neurophysiol* **73**：2608-2611, 1995

98) Buccino G, et al：Action observation activates premotor and parietal areas in a somatotopic manner：an fMRI study. *Eur J Neurosci* **13**：400-404, 2001
99) Buccino G, et al：Functions of the mirror neuron system：implications for neurorehabilitation. *Cogn Behav Neurol* **19**：55-63, 2006
100) 大内田裕, 他：脳卒中への応用―ミラーニューロンシステムと運動学習. 総合リハ **38**：129-133, 2010
101) Franca P：認知運動療法における治療介入としての運動イメージの使用. 認知運動療法研究 **2**：100-107, 2002
102) 香川真二, 他：変形性股関節症患者の生活機能トレーニングの考え方とその実際. 理学療法 **24**：557-564, 2007
103) 高橋昭彦：脳卒中片麻痺に対する認知運動療法の臨床アプローチと効果. PTジャーナル **42**：259-269, 2008
104) 山岸茂則：脳卒中片麻痺患者の歩行障害に対する教示法の実際. 理学療法 **26**：1442-1447, 2009
105) Perfetti C：La rieducazione motoria dell'emiplegico. Ghedini, Milano. 1979
106) van Asselen M, et al：Brain areas involved in spatial working memory. *Neuropsychologia* **44**：1185-1194, 2006
107) Jenkins IH, et al：Motor sequence learning：a study with positron emission tomography. *J Neurosci* **14**：3775-3790, 1994
108) Perfetti C, 他：認知運動療法―運動機能再教育の新しいパラダイム. 協同医書出版社, 1998
109) 宮本省三, 他：認知運動療法入門―臨床実践のためのガイドブック. 協同医書出版社, 2002
110) Panté F：認知運動療法講義. 協同医書出版社, 2004
111) Van de Winckel A, et al：Can quality of movement be measured? Rasch analysis and inter-rater reliability of the Motor Evaluation Scale for Upper Extremity in Stroke Patients (MESUPES). *Clin Rehabil* **20**：871-884, 2006

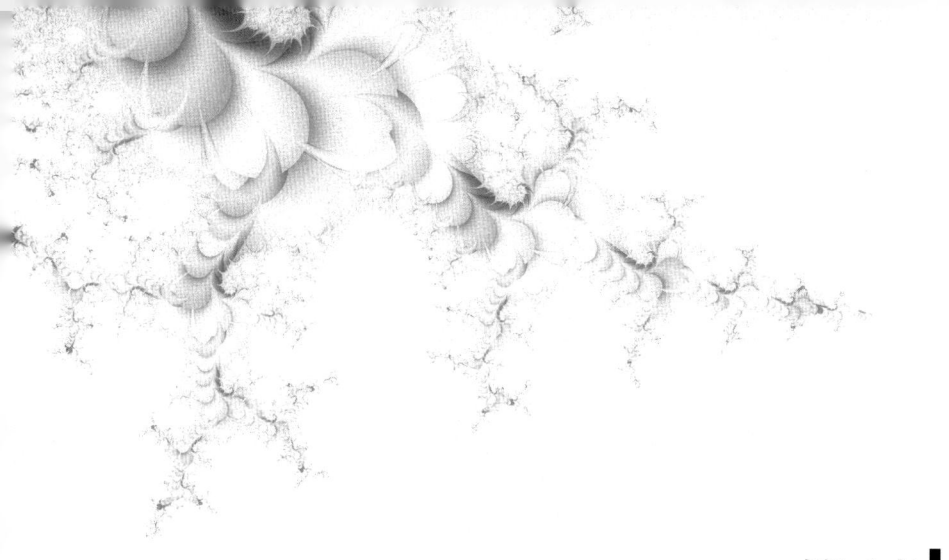

第6章
イメージの障害とそれに対する治療介入

脳損傷患者に対する運動イメージ治療

 脳損傷患者に対する運動イメージ治療の報告は，近年徐々に増加してきている．コクランシステマティックレビューでも「脳卒中片麻痺患者の上肢治療のためのメンタルプラクティス」としてテーマに取り上げられている[1]．しかしながら，まだ発展途上の治療介入であり，現時点における脳損傷患者に対する運動イメージ治療に関するランダム化比較試験は，18件と数少ない．運動イメージ治療に関する臨床的な用語としては，メンタルプラクティス（mental practice）という用語が通常よく使用されており，その目的は運動スキルの改善として捉えることができる．メンタルプラクティスの実施における要点としては，使用する感覚モダリティの選択，イメージの方法，運動イメージ能力，継続的な実施である．感覚モダリティとしては聴覚，視覚，視覚と体性感覚を合わせた錯覚などがある．聴覚はオーディオテープなどを使用し，目的動作を想起させるような言語教示によって聴覚的な手がかり刺激を使用する方法がある．視覚は，他者の行為や運動の観察，ビデオ映像や写真などの視覚的な手がかりを教示する方法がある．視覚と体性感覚を合わせた錯覚は，鏡などを使用した運動の錯覚を手がかりとして教示する方法である．どのような感覚モダリティを使用したメンタルプラクティスが有効なのかは明らかではないが，患者の注意や興味が持続する形式の介入がより実際的である．イメージの方法に関しては，自分自身が運動を行っているかのような一人称的運動イメージと他者が運動を行っているのをみているような三人称的運動イメージがある．前者は筋感覚的運動イメージと呼ばれており，後者は視覚的運動イメージと呼ばれている．運動学習においては前者が有効であると考えられているが，明確な根拠や結論は存在していない．運動イメージ能力に関しては，運動イメージがどの程度できるかを明らかにしたうえで介入を検討する必要があり，その運動イメージ能力の差が治療の成功を決定する可能性がある[2]．メンタルプラクティスの継続的な実施に関しては，最近の興味深い報告がある．Braunら[3]は，ナーシングホームにおける脳卒中者に対するメンタルプラクティスの実施可能性を述べている．多くの参加者が，介入の当初はよい反応を示したが，運動イメージの困難さから持続した運動イメージ介入実施の難しさを示している．また，上肢の機能回復におけるメンタルプラクティスのシステマティックレビューで

は，運動イメージの介入方法やセッティングは研究によりさまざまであったが，運動イメージ訓練と実際の上肢を使用した機能的練習の組み合わせが重要なポイントであることが示されている[4]．

1．上肢機能障害に対する運動イメージ治療の効果

2009年のシステマティックレビューにおいて，メンタルプラクティスが上肢運動障害の治療として，エビデンスレベルの高い治療と報告されている（図6-1)[5]．分析に使用されたのは，4研究72名の患者であったが，CI療法（constraint-induced movement therapy）と同程度の有意な効果を示している．Pageら[6~8]は，メンタルプラクティスの効果を2000年以降継続して報告している．彼らは，主に聴覚的モダリティを使用した運動イメージ介入と身体練習の組み合わせで介入を実施しており，日常生活動作（ADL：activities of daily living）における有意な改善を明らかにしている．また最近のPageら[9]の報告では，慢性期脳卒中患者21名に対して，上肢の課題特異性訓練に運動イメージ訓練を加えてリハビリテーションを10週間実施し，その効果がリハビリテーション終了後3カ月間保持されているかどうかを検討している．運動イメージには，上肢運動に関連する活動に焦点化した録音テープ（コップのリーチや把握，本のページをめくる，書字，食事，ヘアブラシの使用など）を，上肢の課題特異性訓練終了後に30分程度聴取させ，イメージを行わせる方法を使用している．その結果，訓練直後から3カ月後の間に有意な機能低下を認めず，向上

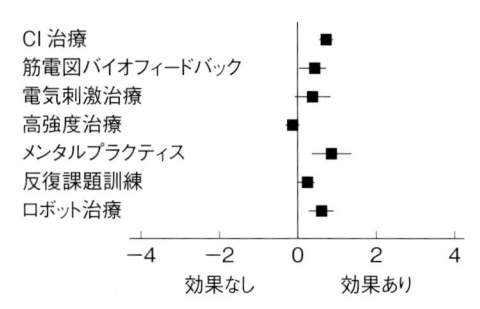

図6-1　脳卒中後の上肢運動障害に対する治療のエビデンス（文献5）より改変引用）

した運動機能が維持されていることが明らかとなっている．このことは，運動イメージ訓練が短期的な運動機能の改善ばかりでなく，運動記憶の長期保存に役立つ可能性を示しており，今後さらにリハビリテーションにおける運動イメージ治療の長期的な効果の検討が必要であることを示唆している．

Liuら[10]のランダム化比較試験では，家事動作や買い物課題の運動イメージを利用した介入効果を検討している．興味深いことに，介入課題の改善ばかりでなく，直接介入していない活動においても改善がみられ，その転移効果を報告している．最近では，発症後平均7.3週の回復期脳卒中患者におけるメンタルプラクティスの効果がランダム化クロスオーバー研究で検討されている[11]．週5回，3週間の伝統的な神経リハビリテーションプログラムに60分間のメンタルプラクティスを追加することで，上肢運動機能の有意な改善が明らかとなっている．

一方で，脳卒中患者に対する運動イメージを使用したメンタルプラクティスが，他の介入に比べて有意な効果を示さないという最近のランダム化比較試験の報告がある[12]．彼らは，発症後6カ月以上経過した脳卒中患者を，運動イメージ群，注意プラセボ群，通常ケア群のいずれかにランダムに割り付けている．運動イメージ群では，45分間の治療セッションのうち，最初の30分間はさまざまな構成的運動（グーパー，手首回転，腕挙上など），目標指向型運動（リーチ，物体把握や挙上など），ADL動作（アイロン，シャツの袖洗いやボタンをとめるなど）のイメージを行い，次に鏡やビデオを使用したイメージ訓練を10分間，最後に手のメンタルローテーション課題を5分間実施している．注意プラセボ群も同様に45分間のセッションとし，最初の25分間は視覚・感覚イメージ課題（フルーツや花などの静止物体，太陽や吹雪などの気候情報に基づく温感イメージ，コーヒーやパン屋さんなどの嗅覚情報による臭いイメージ，ビデオや絵による風景や静止画再生など），次に10分間は抑制課題（遅延再生やストループ課題），その後5分間は視覚運動性錯覚（滝の錯覚）を観察する治療セッション，そして最後に5分間の物体のメンタルローテーションを実施している．4週間，週3回の介入を自宅もしくは通院で実施している．その結果，上肢運動機能，握力，ADLなどのアウトカムにおいて，改善の程度に3群間に有意な違いがないことが証明された．この結果は，これまでにメンタルプラクティスの効果を証明してきた先行研究と相違した解釈を引き起こし，その治療

適応においても慎重な態度が求められる.

　これまでの運動イメージを使用したリハビリテーション研究では,個々の患者の運動イメージ能力について検討されてこなかった.最近になって,脳卒中患者の運動イメージ能力が調べられている[2].この報告では,運動イメージ能力は,リハビリテーションによって脳卒中後の最初の数週間で回復してくるが,運動イメージ練習の開始の遅れは,運動イメージの回復そのものの遅れにつながると結論しており,運動イメージ能力そのものに対するリハビリテーションも必要である可能性がある.また,患者の運動イメージ様式の障害については,個々の患者でさまざまであり,一人称的運動イメージや三人称的運動イメージの障害程度にもばらつきが認められている.運動イメージ能力についての別の研究では,感覚障害の有無が運動イメージにどのような影響があるかを調べている[13].この研究では,box and block test（BBT）の心的時間測定法が運動イメージの評価で使用され,麻痺肢の重症感覚障害を有した患者群,運動麻痺のみの患者群,健常群の3群で比較している.15個のブロックを実際に移動させる時間とイメージで移動させる時間を測定し,（実際の移動時間－イメージ時間）÷実際の移動時間の比率を算出し,さらに経頭蓋磁気刺激（TMS: transcranial magnetic stimulation）で皮質脊髄路の興奮性も測定している.重症感覚障害を有した患者群では,運動麻痺のみの患者群よりもBBTがより遅延し,運動イメージ能力においても重症感覚障害患者群の麻痺側上肢にのみ異常を認めた.また,重症感覚障害患者の運動イメージ中の麻痺側の皮質脊髄路興奮性も有意に低いことが明らかとなり,感覚障害の有無により運動イメージ能力が影響を受けることが示されている.

　運動イメージを補完するために,ビデオや鏡を使用する治療も多く報告されてきている.これらの方法は,単純に運動イメージを実施する場合に比べて運動イメージが容易である点,ミラーニューロンシステムを基盤とした治療応用が特徴であり,主に上肢の運動治療で応用されてきている.運動観察治療では,最初に患者は他者の運動行為を観察する期間が与えられ,数分間,上肢の日常関連動作を観察する.その後,観察した運動と同様の運動を患者自身で実際に練習を実施していく.事前に運動を観察することで,ミラーニューロンシステムを駆動させ,心的リハーサルを行い,課題指向的な運動準備状態を調整する方法であると考えられている.Ertelt ら[14]は,はじめて脳卒中患者における運

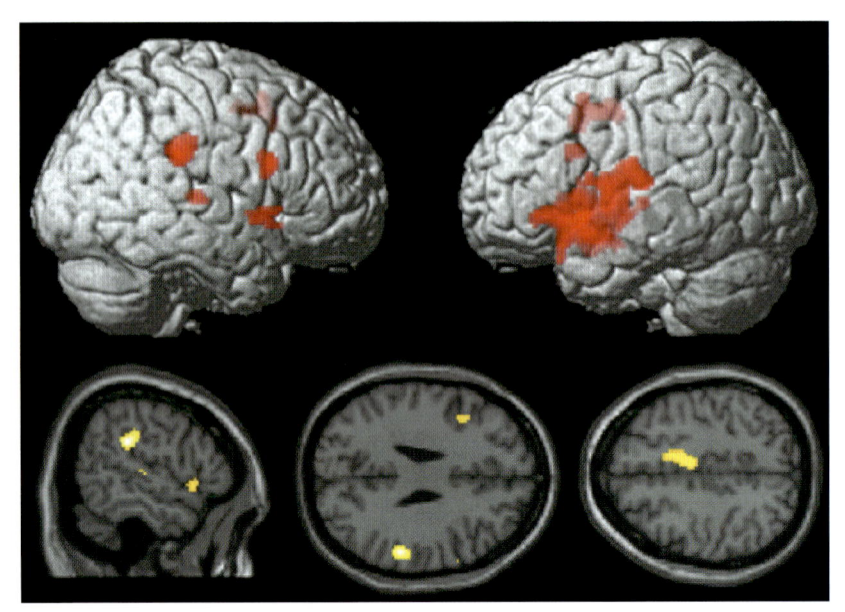

図 6-2 運動観察治療後の物品操作時の脳活動（文献 14）より引用）
両側腹側運動前野，補足運動野，対側縁上回で活動が増加している

動観察治療の効果を報告した．彼らは，慢性期脳卒中患者に対して運動観察治療を行い，上肢の機能的パフォーマンスが向上したことを報告している．また，運動観察治療後の磁気共鳴画像（MRI：magnetic resonance imaging）によって，両側腹側運動前野，両側上側頭回，補足運動野，対側縁上回などのミラーニューロンシステム関連領野で活動が増加していることを明らかにしている（**図 6-2**）．最近の報告[15]では，脳卒中後 1 カ月の 102 名の患者に対して 3 時間の理学療法に 15 分間 2 回の運動イメージ治療を追加し，週 5 回，4 週間，20 セッションでその効果を検討している．そこでは，20 種類の日常的な上肢活動を撮影したビデオから 3 種類を選択し，それぞれを 3 分間観察した後に 2 分間の身体練習を行った．コントロール群と比較して，運動観察治療群に BBT のスコアに有意な改善を示したことから，運動観察治療が上肢の巧緻性改善において従来のリハビリテーションを補完する役割をもつことが示唆されている．
著者らも日本版の運動観察治療 DVD を作成（**図 6-3**）し，その臨床的効果を検討している．その結果，回復期リハビリテーションにおける運動観察治療が

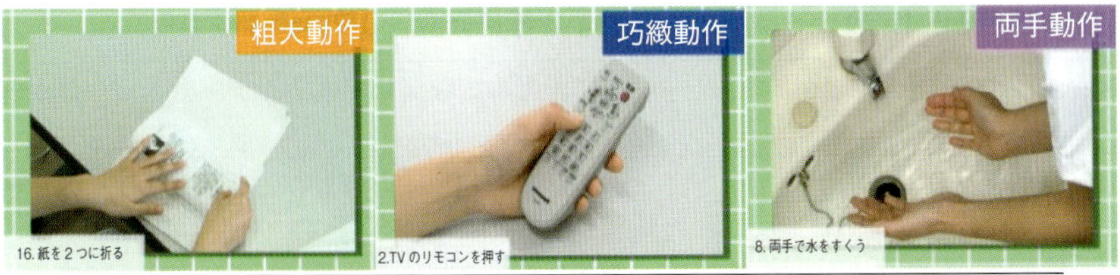

粗大動作	紙を折る，タオルで机を拭く，電話をとるなど
巧緻動作	TVのリモコンを押す，コインを拾う，ページをめくるなど
両手動作	両手で水をすくう，両手を洗う，ぞうきんを絞るなど

図6-3 運動観察治療用ビデオの内容

上肢の日常的使用頻度やその質，機能的パフォーマンススコアを向上させることが明らかであった．

　鏡を使用した運動錯覚による治療も最近脳卒中リハビリテーションに応用されている．鏡を使用する方法は，もともとは幻肢痛，いわゆる難治性疼痛に対する治療方法としてRamachandranら[16]によって報告され，現在ではミラーセラピーと呼ばれて認知されている．この方法論を脳卒中患者の運動障害の治療に最初に利用した報告がAltschulerら[17]である．患者の正中矢状面上に設置した鏡に健側上肢を反射させ，その鏡の背面に麻痺肢を置いておく．患者は麻痺肢の場所に，健側肢の鏡映像を一致させて観察することで，麻痺肢があたかも動いているかのような錯覚を経験する．この錯覚経験が，脳の感覚皮質や運動皮質などを興奮させ，運動機能の回復に貢献するという理論である．Altschulerら[17]の最初の報告では，発症後6カ月以上経過した慢性期の脳卒中患者においても運動機能が回復したと報告されている．最近数年で，いくつかのミラーセラピーに関する臨床報告がある（表6-1）[18]．Hamzeiら[19]ドイツのグループは，健常者26名を対象に機能的磁気共鳴画像（fMRI：functional magnetic resonance imaging）によって，ミラーセラピーの効果の神経可塑性メカニズムを検証している．ミラー群とコントロール群の2群に分けて，両群ともに右手を使用して棒やビー玉などを移動させる訓練を1日20分間，4日間実施した．ミラー群には被験者の正中矢状面上に鏡を設置して右手の鏡映像が観察され，まるで左手が動いているかのような錯覚が経験できるようにした．コントロール群には普通の板を設置した（図6-4，6-5）．訓練後，棒やビー玉を制

表6-1 ミラーセラピーに関する臨床研究（文献18)より引用）

Ramachandran, et al（1995）	上肢切断者の幻肢痛に対するミラーセラピーの症例研究
MacLachlan, et al（2004）	下肢切断者の幻肢痛に対するミラーセラピーの症例研究
Chan, et al（2007）	幻肢痛に対するミラーセラピーのランダム化比較研究
Sumitani, et al（2008）	切断，腕神経叢または他の神経損傷後の幻肢痛患者の疼痛の質的側面におけるミラーフィードバックの効果
Darnall（2009）	幻肢痛に対するミラーセラピーの症例研究
Altschuler, et al（1999）	脳卒中後片麻痺患者に対するミラーセラピーの予備研究
Sathian, et al（2000）	脳卒中後片麻痺患者と感覚障害患者におけるミラーセラピーの症例研究
Stevens and Stoykov（2003）	脳卒中後片麻痺患者に対するミラーセラピーの2症例研究
Stevens and Stoykov（2004）	脳卒中後片麻痺患者に対するミラーセラピーの症例研究
Sütbeyaz, et al（2007）	脳卒中後下肢麻痺患者に対するミラーセラピーのランダム化比較研究
Yavuzer, et al（2008）	脳卒中後上肢麻痺患者に対するミラーセラピーのランダム化比較研究
McCabe, et al（2003）	CRPS患者に対するミラーセラピーの予備的コントロール研究
Karmarkar and Lieberman（2006）	CRPS患者の痛みに対するミラーセラピーの症例研究
Vladimir Tichelaar, et al（2007）	CRPS患者に対するミラーセラピーの症例研究
Selles, et al（2008）	CRPS患者に対するミラーセラピーの症例研究
Sumitani, et al（2008）	切断，腕神経叢または他の神経損傷後の幻肢痛患者の疼痛の質的側面におけるミラーフィードバックの効果
Rosén and Lundborg（2005）	神経損傷を有した手の外科患者に対するミラーセラピー
Altschuler and Hu（2008）	手関節骨折後の患者に対するミラーセラピー

CRPS：complex regional pain syndrome（複合性局所疼痛症候群）

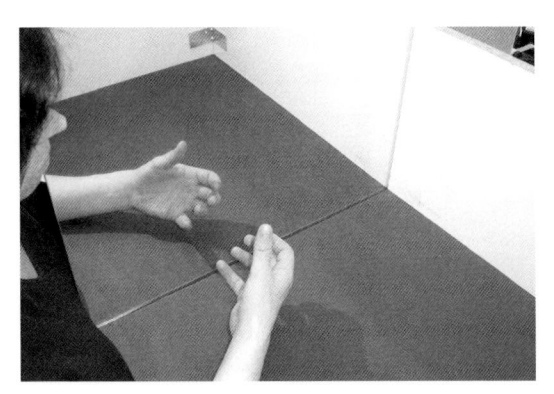

図6-4　ミラーセラピー

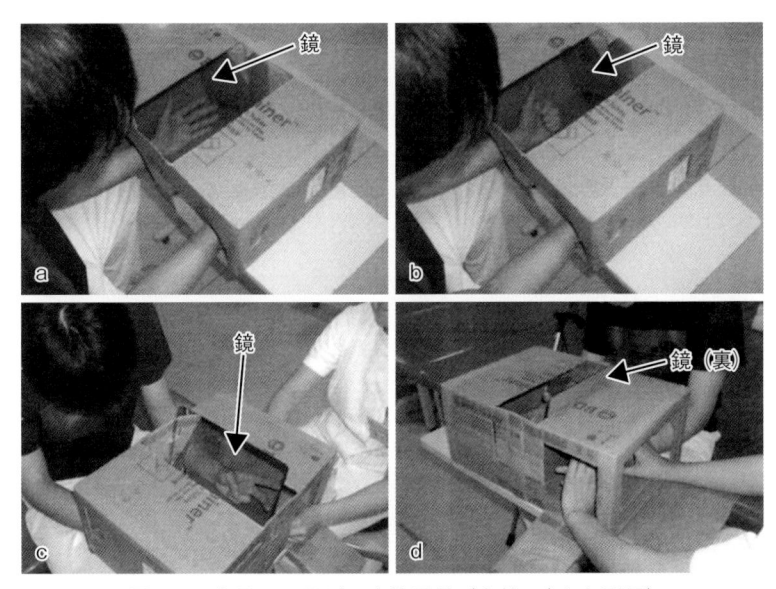

図6-5　ミラーセラピー実施風景（文献20）より引用）
　　　a，b：鏡に映った右手
　　　c，d：セラピストによる治療側手の他動運動

限時間内にいくつ移動できるかを測定した．訓練を実施した右手のパフォーマンスは両群に差はなかったが，左手の成績はミラー群が有意に向上したことが明らかとなった（図6-6）．さらに，fMRI測定により左側の感覚運動皮質の活

ミラー群　　　　　　　コントロール群

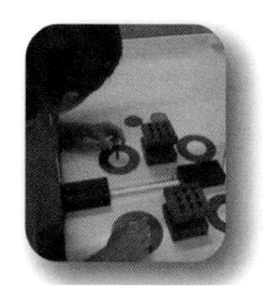

結　果

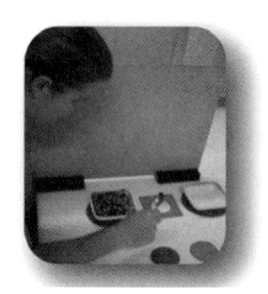

左手（非訓練側）　　　　　　右手（訓練側）

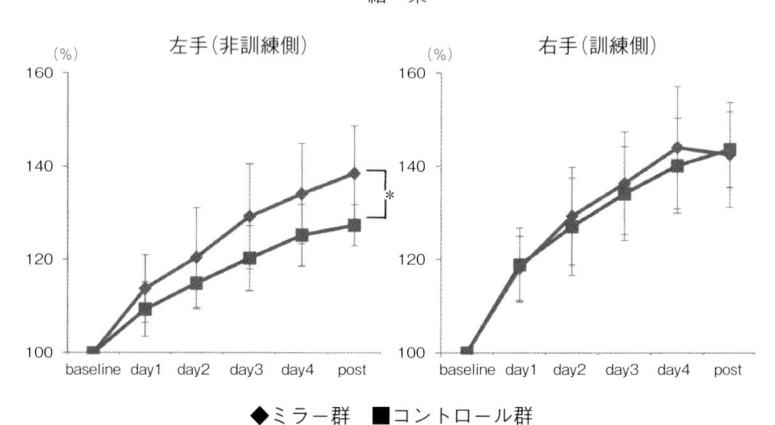

図 6-6　ミラーセラピーによる効果（文献 19）より引用）
左手（非訓練側）に改善がみられている

動増加を証明した．Dohle ら[21)]は，脳卒中後の重症麻痺患者に対するミラーセラピーの効果を検討している．この研究では，脳卒中発症後 8 週間以内の 36 名に対して 6 週間，週 5 回，30 分のミラーセラピーの介入を行ったところ，手指運動機能が向上したことを明らかにしている．このことから，ミラーセラピーは脳卒中回復期の段階から重症例においても積極的に利用する価値があることが示唆される．ミラーセラピー中の脳活動に関しては一定の見解が得られていない．Michielsen ら[22)]は 22 名の脳卒中患者において，ミラー錯覚中の fMRI を記録している．その結果，ミラー錯覚中に大脳皮質の運動野やミラーニューロンシステムに関連した領域の活動はみられず，後部帯状回や楔状部に活動増加

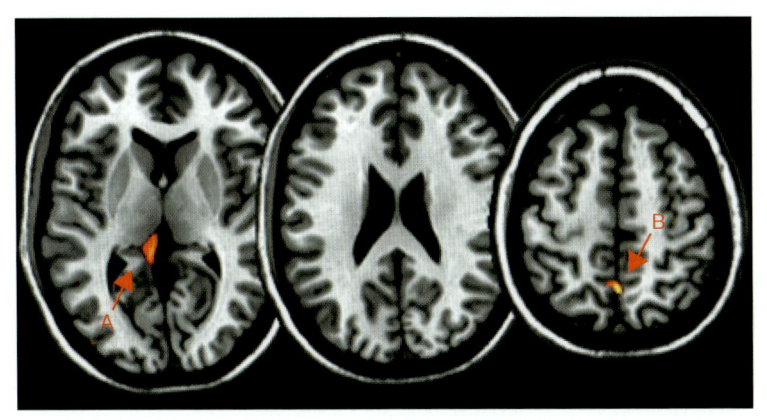

図 6-7　ミラーセラピーによる脳活動領域（文献 22）より引用）
　　　　A：後部帯状回，B：楔状部

を認めた（**図 6-7**）．また，さらに 40 名の脳卒中患者に対して 6 週間のランダム化比較試験を行った結果でも，ミラーセラピーの効果が持続しないことが示されている[23]．最近のミラーセラピーの効果に関するシステマティックレビューでは，それほど顕著な効果は示されず，対象や方法など検討されるべき事項が多く存在することが示されている[24]．

2. 下肢機能障害に対する運動イメージ治療の効果

　脳卒中患者の 80％は歩行障害を有する．上肢に関連した運動イメージ治療の報告が多いが，下肢においてもいくつかの研究報告があり，Malouin ら[25]は 2010 年に歩行障害に対するメンタルプラクティスのレビューを報告している．また，Verma ら[26]は課題指向型サーキットトレーニングに運動イメージを組み合わせた治療とボバースコンセプトに基づいた治療（コントロール治療）の効果を回復期（発症後 6.3 週）の脳卒中患者 30 名で比較している．2 週間，週 7 日間の治療を実施し，6 週間のフォローアップまで追跡し，functional ambulation classification（FAC），rivermead visual gait assessment（RVGA），歩行速度，6 分間歩行で評価している．コントロール治療に比較して，課題指向型サーキットトレーニングに運動イメージを組み合わせた治療がほとんどのアウ

トカムで改善を示し，その効果は6週間後まで継続することが明らかとなった．慢性期の脳卒中患者に対する歩行イメージ訓練の効果を検討した報告もある[27]．24名の慢性期脳卒中患者に，ビデオを使用した歩行イメージ訓練を週5日，4週間実施している．歩行イメージ訓練群では，歩行速度の増加，ストライド長の増大などが明らかであったが，コントロール群ではそうではなかった．実施の歩行練習が困難なケースにおいても，歩行イメージ訓練は将来の歩行能力の獲得に役立つ可能性がある．また最近，Kim ら[28]は慢性期脳卒中患者の歩行イメージトレーニングに適した方法を検討している．自身の歩行を視覚的にイメージする方法（三人称的運動イメージ）と運動感覚的にイメージする方法（一人称的運動イメージ），そしてそれぞれに聴覚的なステップリズムを付与する方法において，その効果を15名の脳卒中患者で比較している．この研究では，timed up & go テストと歩行中の麻痺側下肢の筋電図と運動学的分析で評価している．その結果，運動感覚的なイメージトレーニングのほうが，視覚的なイメージトレーニングよりも顕著な効果を示し，またさらにステップリズムを付与した場合のほうが大きな改善が認められることを示した．運動イメージ治療では，さまざまな感覚様式を利用することで，よりリアリティのあるイメージを形成することが重要であると明らかになった．Malouin ら[29]は，慢性期脳卒中患者に対して，起立運動のイメージ訓練の効果を検証している．その結果週3回，4週間の治療によってコントロール群に比較して起立動作時の下肢荷重量が有意に改善している．この研究では，イメージ訓練の総反復回数が約1,100回で，身体練習での総反復回数はコントロール群と同様で約120回であった．イメージ訓練であっても，その反復回数や用量が重要であることが示唆される研究である．そのほかにも，Malouin らはいくつかの起立動作に関する運動イメージ治療の効果を報告している[30,31]．

変わったところでは自宅ベースでの歩行の運動イメージ訓練が，慢性期脳卒中患者に効果があるという報告がある[32]．17名の脳卒中患者が，自宅で15分間/回，週3回，6週間の歩行イメージ訓練の介入を受けた．介入後，歩行速度が40％向上し，3週間後までその効果が持続した．また，機能的歩行評価のTinetti performance-oriented mobility assessment においても，参加者の65％に歩行レベルの向上を認めた．このことから，在宅リハビリテーションの場面においても，介入方法を工夫すれば有効な運動イメージ訓練の戦略が提案でき

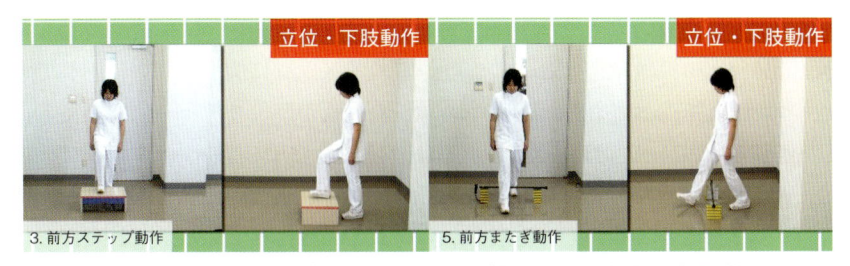

図 6-8 前方ステップ動作，前方またぎ動作の運動観察治療用動画

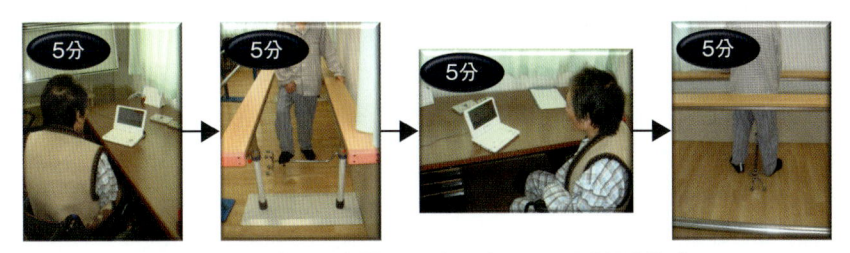

図 6-9 前方・側方杖またぎを利用した運動観察治療

ることがうかがえる．

　運動イメージ形成を補助する手段として，下肢運動機能においても運動観察やミラーセラピーが利用されている．著者らは，脳卒中患者の立位・歩行動作に焦点化した運動観察治療を実施している（**図 6-8，6-9**）[33,34]．運動観察治療後には，立位バランスや応用歩行の能力が向上する傾向を確認している．下肢運動麻痺に対するミラーセラピーも Sütbeyaz ら[35]がランダム化比較試験を報告している．その結果，下肢の Brunnstrom stages と機能的自立度評価表（FIM：functional independence measure）の運動項目において有意な改善が得られることが明らかになっている．従来のリハビリテーションにミラーセラピーを追加することで，亜急性期脳卒中患者の運動障害を改善させることを示している．

3. 失行に対する運動イメージ治療の効果

　失行におけるジェスチャーのパントマイムの障害は，運動イメージ生成の障害である．これは空間内で四肢を適切に扱うための身体情報や空間情報へのア

クセスが障害されたことを意味している．また Ochipa ら[36)]は，観念運動失行では道具使用の模倣障害とともに，動作時のイメージに関する問いに回答できなかったことを述べており，運動イメージの生成がジェスチャーに関連することが示唆されている．Tomasino ら[37)]は，模倣動作や口頭指示によるジェスチャーに障害をみせた失行症患者に対し，絵に示されている手が右手もしくは左手かを尋ねたところ，その正解率が低いことを報告している．これらから，運動イメージ能力の障害が失行を生じさせている要因の一つではないかと予測される．

失行に対する運動イメージ治療の効果を紹介した研究がある．脳梗塞後 7 カ月の 44 歳男性に対して，上肢運動課題（カップに手を伸ばして取る，本のページをめくる）を 6 週間，週 3 回，60 分/回で実施した．その結果，上肢の機能的パフォーマンスが向上したが，失行症状そのものには変化がなかった．身体練習とイメージ治療の組み合わせでは，失行そのものは変化しないことがわかったが，身体的なパフォーマンスは変化することが明らかとなった[38)]．Smania ら[39)]はジェスチャーを使用した失行治療のランダム化比較試験を報告している．13 名の失行患者にジェスチャー訓練を実施すると，失行症状が有意に改善し，また ADL における効果の汎化も確認されている．

失行のリハビリテーションにおいて，有効な治療方法は確立されていない．その原因としては，失行は病態が複雑で解釈の仕方がさまざまであり，また元来リハビリテーションの臨床では，ADL をどう改善するかということが主要なテーマであり，失行症状自体の解釈がリハビリテーションと直接関連しにくいという面があった．しかしながら，近年の運動イメージに関する神経メカニズムや行動学的根拠を応用することで，新たな失行リハビリテーションの方法論の提案が可能であるのではないかと思われる．

脊髄損傷患者に対する運動イメージ治療

1. 脊髄損傷と中枢神経系の可塑的変化

脊髄は，脳と末梢器官とを連絡する中枢神経の一部を構成している．これらの損傷を脊髄損傷と呼び，損傷髄節以下の知覚麻痺や運動麻痺，膀胱直腸障害，

異常疼痛,自律神経障害など種々の症状を呈する[40]. 脊髄損傷は,外傷性脊髄損傷と非外傷性脊髄損傷に分類でき,外傷性脊髄損傷の発生率のほうが高い[41]. ここでは,外傷性脊髄損傷について記載する.

外傷性脊髄損傷では,突如として脳と末梢器官との連絡が絶たれた脳の特異的な状態を引き起こす.それは,以前より切断者で報告されてきた幻肢[42]や切断後の大脳皮質の可塑的変化[43]と類似した状態へと陥る.通常,われわれは意図した運動の運動プログラムとそれに伴う予測された感覚と運動実行の結果で生じる求心性感覚フィードバックが一致することにより,そのときどきの環境・状況に応じた姿勢・運動の調整とそれらの学習を行っている.しかし,そのシステムが破綻した状況では,脊髄損傷後においても幻肢が生じることが報告されており[44],加えて異常感覚や疼痛が出現することが報告されている[45~47].それらは,脳へ入力される求心性体性感覚フィードバックが減少,または変化することにより,脳内での感覚処理が混乱した状態を引き起こしていることが原因と考えられる.そして,それらの状態へ適応していくために,脊髄損傷後には脳や脊髄において可塑的変化が生じ始める.動物モデルを使用した研究結果からは,シナプス可塑性,軸索新芽形成,樹状突起新芽形成が,損傷尾側の脊髄回路,損傷周囲の脊髄や損傷の吻側脊髄,脊髄上の構造で生じることが明らかにされている[48~55]. さらにヒトの脳と関連した研究では,損傷後に手指運動の脳活性部位が後方へ変化し(図6-10)[56],機能回復とともに前方へ移動した[57]ことが報告されている.また,Curtら[58]は対麻痺者と四肢麻痺者の手首の屈曲・伸展の反復運動中の脳活動をfMRIで測定した.対麻痺者では,運動関連領野の活性範囲が増大したのに対して,四肢麻痺者では活性範囲が減少していたことを報告している.さらに,健常者との比較では対麻痺者で一次運動野の活性範囲が拡大し,非麻痺肢の運動においても皮質再組織化が生じることを報告している.頸髄損傷者への介入研究では,集中訓練と体性感覚刺激を行った症例報告[59]がある.その報告の中では,1日2時間,週5回の介入が3週間行われた.結果として,症例の上肢パフォーマンスの改善とともに上腕二頭筋の皮質マップが,介入前後で後方から前方へ移動し,活性範囲が拡大したことが報告されている(図6-11).このように,脊髄損傷者では損傷後に脊髄のみならず,脳においても可塑的変化が生じている.これらの可塑的変化は,中枢神経系の損傷後の身体への適応を示した学習を反映していることが考えら

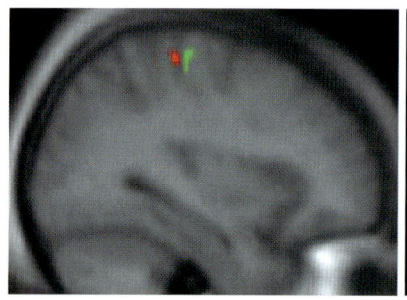

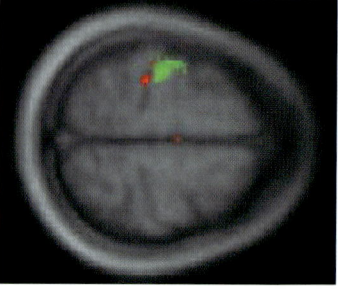

a. 矢状断　　　　　　　　　　b. 冠状断

図 6-10　手指運動中の脳活動（文献 56）より引用）
右手指運動中の脳活動を示す．赤色は脊髄損傷者の活性部位を示し，緑色は非脊髄損傷者を表す．脊髄損傷者の活性部位が，非脊髄損傷者と比較して後方へ位置している

れる．

2. 脊髄損傷者の運動イメージ研究

　脊髄損傷者を対象とした運動イメージ研究は，求心性感覚遮断の影響を検討したものや，高位頸髄損傷者へのブレイン・コンピュータ・インターフェース（BCI：brain computer interface）やブレイン・マシン・インターフェース（BMI：brain machine interface）[*1]の導入を背景に行われているものが多い[60,61]．そのため，運動遂行能力およびその運動イメージが保存されているか否かが議論の中心となっている．ここでは，いくつかの脊髄損傷者の運動イメージ研究について紹介する．

　脊髄損傷者の運動イメージ研究は，1990年にDecetyとBoisson[62]が，心的時間測定法〔メンタルクロノメトリー（mental chronometry）〕を使用した実験結果を報告した．脊髄損傷者においても，3種類の運動について運動イメージ時間を測定できたことから，運動イメージの時間的側面に関して保存されていることを明らかにした[62]．また，同時に麻痺肢の努力感覚が残存していたこと

[*1] BCIやBMIおよび神経補綴学（neural prosthetics）は，脳の信号を直接取り出しロボットハンドやパソコンなどの外部機械を操作するシステムとして研究開発が進められている．筋萎縮性側索硬化症患者や頸髄損傷患者への導入が試みられている．

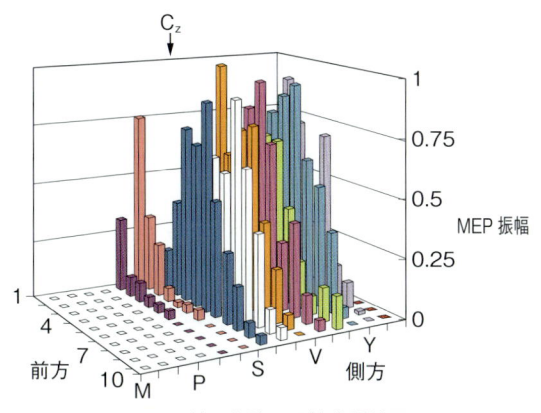

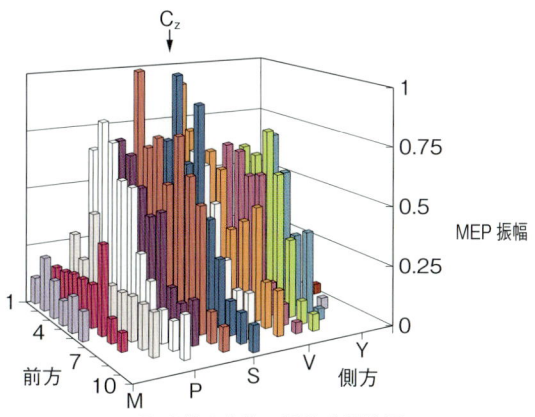

図6-11 上腕二頭筋の運動誘発電位（MEP）（文献59)より引用）

aは，介入前の右上腕二頭筋のMEPを示している．bは，介入後のMEPを示している．介入前は，Czより後方にMEPが集中しているのに対して，介入後ではCzより前方へと移動している

も報告し，運動イメージの存在を裏づけた．1990年代後半に入ってからは，脳イメージング装置を用いて脊髄損傷者の運動イメージ研究が行われ始めた．Lacourseら[63]は，四肢麻痺者と対麻痺者で手と足の運動課題を使用した運動イ

メージ中の脳波（EEG：electroencephalography）を測定した．その結果，一次運動野や補足運動野の運動関連領域で事象関連電位（ERP：event-related potentials）が確認された．手の運動イメージ中のERPは健常者と対麻痺者で中等度の相関を示し，四肢麻痺者と異なった．また，足の運動イメージ中のERPは，四肢麻痺者と対麻痺者で中等度の相関を示し，健常者と異なった[64]．これは，脊髄損傷の損傷高位によって運動イメージが影響を受けることを示している．健常者と対麻痺者，四肢麻痺者でERPの違いがあったのは，感覚入力の欠如あるいはイメージ中に運動機能の喪失によって麻痺肢を静止する必要がなく，筋出力を調整するための抑制処理が減少していた可能性があると考察している．さらにCramerら[64]は，対麻痺者で下肢の運動イメージ中の脳活性をfMRIで測定した．脊髄損傷者の脳活性が，健常者と比較して減少したことから，脳の運動システム機能の喪失を指摘している．

　Sabbahら[65]は，対麻痺者の足の運動実行，運動イメージ，そして他動的足指刺激と他動的足指運動の4課題を設定し，その課題に対して鏡を用いて観察している時の脳活動を測定した．運動試行中には，一次運動野，運動前野，補足運動野が活性した．運動イメージ中には，両側の運動前野と補足運動野が活性し，一次運動野の活性した被験者が含まれていたことも報告した．そして，鏡を用いた足指運動の観察では，両側の運動前野，補足運動野，頭頂後領域で活性が認められた．これは，脊髄損傷者の麻痺肢の運動イメージが保存されているのとともに，視覚の代償によってミラーニューロンシステムを活性化させ，足運動の知覚を生み出し，イメージの生成へと貢献していることが考えられる．また，損傷後19年経過した被験者では運動イメージ課題をうまく遂行できなかったが，その一方で損傷後18年と33年経過した被験者において運動イメージ中の運動関連領野の活動が認められている．したがって，損傷後の経験年数との関係は明らかではなく，むしろ個人のイメージ遂行能力に影響されることが推測できる．加えて，Alkadhiら[66]はfMRIを使用して対麻痺者の足関節の底屈・背屈の反復運動実行とイメージ中の脳活動を測定した．運動実行，イメージとも健常者と同様に，運動関連領野の活性が認められた（**図6-12**）．これは，運動の内部リハーサルが運動記憶に依存し，一次運動野の活性を引き起こす可能性を示唆している．さらに，この論文の中でイメージの鮮明度と運動関連領野の活性範囲が相関することを報告している．同様に，同じ研究グルー

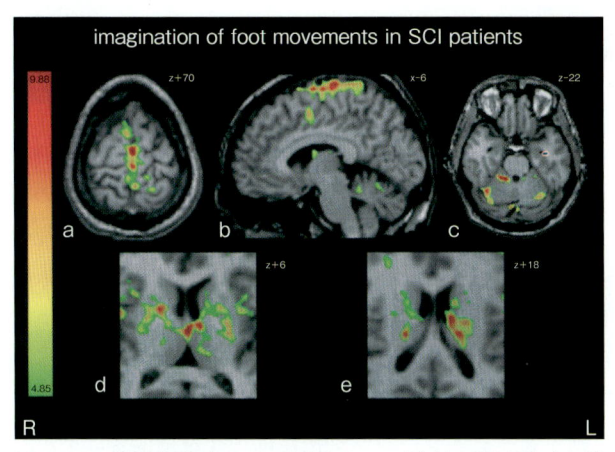

図6-12 脊髄損傷者の右足運動イメージ中の脳活動（文献66)より引用)

a，b：対側一次運動野足領域で強い活動．さらに両側の補足運動野，前補足運動野，帯状皮質運動野で活動が示された
c：小脳においても主に同側性に活動を示している
d，e：強い皮質下活動としては両側被殻，尾状核，視床で示された

プのHotz-Boendermakerら[67]は，慢性期対麻痺者の運動試行と運動イメージ中の脳活動をfMRIで測定し，慢性期対麻痺者の運動試行時と健常者の運動実行時には類似した運動ネットワークが活性化し，慢性期対麻痺者の運動イメージ中においてもそれらの領域を活性化することができたことを報告している．

このように，脊髄損傷者の運動イメージに関するいくつかの研究が行われてきた．健常者と比較して，脊髄損傷者の運動イメージ中の脳活動は低下しているが，損傷からの期間に関係なく運動関連領野の活性が明らかにされている．また運動の観察においても，運動関連領野を活性化することができることも明らかにされている．これらの知見は，脊髄損傷者が高い運動イメージ遂行能力を保存しているとともに，損傷髄節以下の運動と感覚が喪失した状態であっても，麻痺した身体の知覚を生みだすことができる自己の身体に対する高い認知能力をもっていることを示している．

3. 脊髄損傷者の運動イメージ介入研究

　脊髄損傷者への運動イメージトレーニングの介入研究は，脳卒中患者や整形外科疾患患者に対する研究に比べると数少ない．なぜなら，脊髄損傷後の運動機能の回復は，限られることが多く，完全損傷であれば麻痺肢の運動機能をアウトカムとして設定することが困難であるからである．現在の脊髄損傷者に対する運動イメージトレーニングの介入研究は，脊髄損傷後の神経因性疼痛，BCIやBMIを含めたneural prosthesisに関係したものに限られている．

　Cramerら[68]は，慢性期の脊髄完全損傷者に対する舌と足の運動イメージトレーニングを7日間実施し，介入前後の脳活動をfMRIで計測している（図6-13）．足の運動イメージトレーニング後には，脊髄損傷者は足が麻痺しているため実際には運動ができないが，健常者と同様に左被殻で運動試行時のfMRI活性の増加が確認された．この被殻は運動学習に関連する領域であり[69]，麻痺肢の自発運動と求心性感覚フィードバックが欠如しているにもかかわらず，それらと独立して脳運動システム機能を調整できることを明らかにした．これらの結果は，脊髄損傷者において運動イメージトレーニングが，機能回復のための介入手段としての価値をもつこと示している．

　脊髄損傷後の神経因性疼痛に対して運動イメージトレーニングが用いられた研究がある．Moseley[70]はバーチャル歩行を使用した視覚的錯覚によって，脊髄損傷後の神経因性疼痛への影響を検討した．バーチャル歩行では，疼痛強度がvisual analogue scale（VAS）で65%減少し，またその効果は35分程度持続し，他のイメージ課題および映像課題と比較して長時間の持続効果があったことを報告した（図6-14）．また，異常感覚においてもバーチャル歩行後に軽減が認められた．さらに，彼らはバーチャル歩行を1日10分，15日間実施する介入研究を行い，15日間介入後に疼痛強度の減少を示したことを報告した．この結果は，バーチャル歩行が対麻痺者の神経因性疼痛の軽減に有効である可能性を示す．しかし，バーチャル歩行実施によって疼痛の増加が起こる参加者も報告されていることから，運動イメージがすべての脊髄損傷者に有効ではなく，対象者に応じたさらに詳細な導入方法の検討が求められる．

　Moseleyが，バーチャル歩行による視覚的錯覚が疼痛軽減に効果があると示したのとは逆に，Gustinら[71]は疼痛が増加することを報告した．彼らは，完全

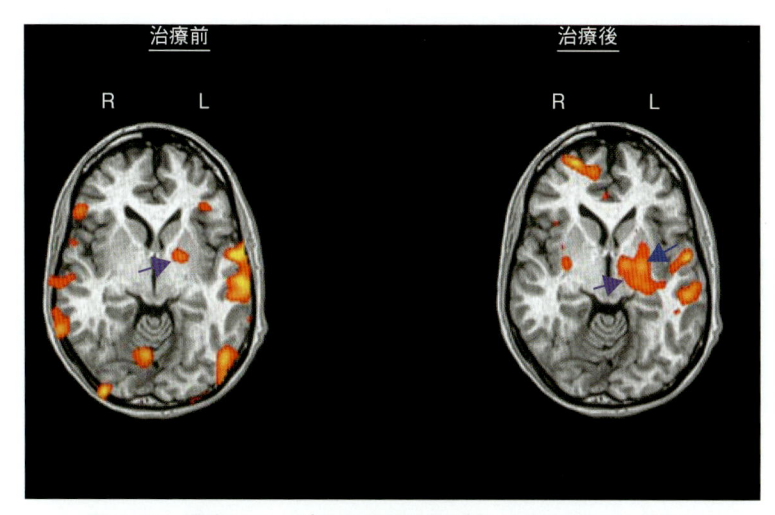

図6-13 運動イメージ介入前後の脳活動（文献68）より引用）
　損傷後2年が経過した32歳の脊髄損傷者（完全損傷）の脳活動を示す．左図は運動イメージトレーニング実施前を示す．紫の矢印は左淡蒼球の活性を表す．右図は運動イメージトレーニング実施後を示す．左淡蒼球の活性が増加している（紫の矢印）．青の矢印は被殻後部を示す

　胸髄損傷患者15名（麻痺域の疼痛を有する7名，疼痛を有さない8名）に対して，右足関節の背屈・底屈の運動イメージトレーニングを7日間行った．その結果，運動イメージ中の平均疼痛強度および無痛性感覚強度が増加することを報告した（**図6-15**）．そして，その疼痛が増強した部位は下肢に限られており，皮質表象領域の近接部位の活性によって引き起こされたと考察している．これらは，運動イメージによって麻痺域の疼痛を引き起こす可能性を示している．これにより運動イメージによる皮質興奮性が，疼痛を引き起こす mental allodynia あるいは cognitive allodynia として報告された．この研究での疼痛が増強した結果は，Moseleyの結果と異なるようであるが，損傷レベルと疼痛を有する部位を一致させた場合には，同様の結果を示している．つまり，Moseleyや Gustinらの報告で疼痛の増強を示した被験者は，損傷髄節以下に疼痛を有していた．それゆえに，求心性感覚フィードバックが絶たれた状態では，運動イメージがむしろ脳内での混乱を引き起こし，疼痛や不快感を引き起こしていることが推測される．このように，脊髄損傷者への運動イメージトレーニングに

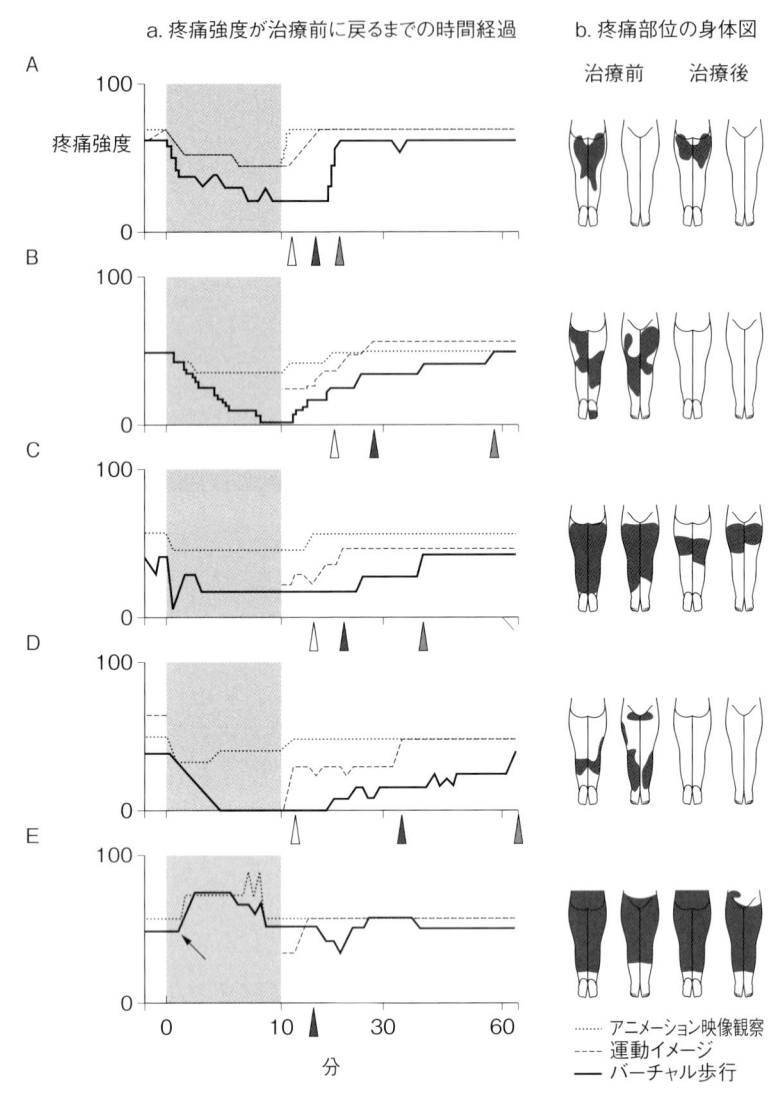

a. 疼痛強度が治療前に戻るまでの時間経過　　b. 疼痛部位の身体図

治療前　　治療後

図6-14　5名の脊髄損傷者での疼痛に対する3つの治療効果（文献70）より引用）

三角標は，介入前の疼痛の状態へ戻るまでの時間点を示す．点線：アニメーション映像観察（△），破線：運動イメージ（▲），実線：バーチャル歩行（▲）．バーチャル歩行では他の条件と比べて，疼痛が前の状態へ戻るまでの時間が長い

……… アニメーション映像観察
--- 運動イメージ
── バーチャル歩行

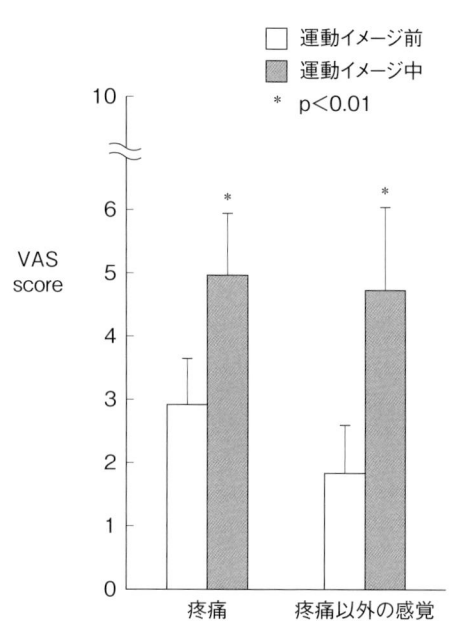

図6-15 運動イメージによる疼痛と疼痛以外の感覚の強度（文献71）より引用）

アミかけで示した棒グラフが，運動イメージ中の疼痛と無痛性感覚強度を示す．運動イメージ中にいずれにおいても強度の増加が認められる

よる疼痛強度の減少は，求心性感覚フィードバックの状態に依存する可能性をもつことが示されている．

　BCIを使用した研究では，Enzingerら[72]がBCIトレーニングを8年間行ってきた四肢麻痺者1名（C5髄節機能残存）とイメージトレーニングを実施していない健常者5名の手関節と足関節の屈曲・伸展の運動イメージ中の脳活動をfMRIで測定し比較している．その結果，四肢麻痺者は一次感覚運動皮質の活性が認められたのに対して，健常者ではその活動が認められなかった．また，この四肢麻痺者の運動イメージ中の脳活動は，イメージ中の運動肢と対側の感覚運動皮質と同側の補足運動野，小脳が活性した．これは，健常者の運動実行時とかなり類似した脳活動パターンを示している．この結果は，BCIを用いた

運動イメージトレーニングが，長期間の求心路遮断にもかかわらず，感覚運動皮質へのアクセスを維持することを補助する可能性を示す根拠と考えられる．

前述した研究結果は，脊髄損傷者に対する運動イメージトレーニングの有効性の根拠を示したものである．しかし，脊髄損傷者に対する運動イメージの介入研究は，まだまだ少なく，今後の研究が期待される．

4. 脊髄損傷者の運動イメージ治療の展望

脊髄損傷後には，中枢神経でさまざまな可塑的変化が生じており，とりわけ脳の可塑的変化に関しては，多くの実験・研究が行われてきている．これらに共通して，脊髄損傷者は運動実行と運動イメージにおいて，健常者の運動実行と類似した運動ネットワークが保存されていることが明らかにされている．そして，その高い運動イメージ能力は，疼痛や異常感覚のコントロール，BCIやBMIの使用といった分野で応用されてきている．しかし運動イメージ介入は，完全損傷者では麻痺肢の機能回復が現状では困難であり，運動機能回復とは直結させがたい．一方で，不全損傷者では歩行トレーニングによる効果が報告されており[73〜75]，運動機能回復へ向けた導入の可能性を有している．ただし，不全損傷者の運動イメージ研究は病態が多様であることもあり，いまだ進んでおらず，その詳細についてもあまり知られていない．今後の研究成果を期待するとともに，運動イメージ介入の適応を模索していく必要性があるだろう．

運動器疾患患者に対する運動イメージ治療

運動器とは身体活動を担っている四肢，体幹の骨格，関節，靱帯，筋，神経の総称である．運動器疾患の主たる病態は，骨，関節構成体，筋，神経などの外傷，炎症，退行性変化であり，疼痛や関節可動域制限，筋力低下などの諸症状によりパフォーマンスの低下をきたしやすい．近年，運動イメージ治療によるリハビリテーションアプローチが注目されているが，脳損傷患者に比べて，運動器疾患患者に対して運動イメージ能力の評価および治療に焦点をあてた研究は少ない．しかし，運動の実行には運動器（末梢器官）のみならず，中枢神経系および認知機能が深く関与していることが明らかとなっており，運動器疾患患者においてもそれら末梢器官の損傷が運動イメージ能力に影響しているこ

とが考えられる．ここでは，切断や関節固定患者に主に焦点をあて，運動器疾患患者の運動イメージ能力についての文献をいくつか提示し，それらに対する運動イメージ治療について紹介したい．

中枢神経疾患[76〜79)]や脊髄疾患[80〜82)]における運動イメージ活動は，身体運動が制限あるいはまったく不可能であったとしても保たれているとの報告がある．一方で，Nicoら[83)]は上肢切断者に運動イメージ能力の評価を行い，上肢切断者では運動イメージの正確性が低下していることを報告している．彼らは16名の上肢切断者を対象として，さまざまな角度から写した手部の写真をコンピューター上に提示し，左右どちらの手かを素早く判断する課題，すなわちメンタルローテーション課題を与えた（**図6-16**）．その結果，利き手切断者は，非利き手切断者および健常者よりも課題正答率および回答時間が有意に低下しており，特に普段見慣れない肢位の写真判別時に低下を認めていた．また，被験者の年齢や切断罹患期間と課題成績との間に，有意な相関は認めなかったと報告している．

Malouinら[84)]は下肢切断者を対象にして運動イメージの主観的鮮明度の観点から同様の検討を行っている．彼らは下腿切断者14名に the kinesthetic and visual imagery questionnaire（KVIQ）を使用して評価を行い，切断後の運動イメージ鮮明度は失った肢の足部運動において有意に低下していたと報告している（**図6-17a**）．つまり，運動イメージの生成自体は可能であるが，それらのイメージの鮮明度は肢の欠損後により低下していることが示唆される．これら両者の研究から切断による肢の欠損は，運動イメージ自体を消失させるのではなく，その想起をより困難にしていることが推察される．

また，前述の研究においては切断肢に対して義肢を装着した場合に，運動イメージ能力にどのような影響を与えるのかを検討している．Nicoら[83)]は，義手装着患者の課題正答率，回答時間は非装着患者に比べて有意に低下していたと報告している．これは義肢が患肢の運動イメージに影響を与える可能性を示唆しているが，この研究ではサンプル数がまだ少なく（装飾用義手5名，能動義手2名，筋電制御義手2名），義肢が運動イメージに与える影響については慎重に吟味する必要がある．筋電制御義手を使用した患者は，他の義手患者よりも課題成績がわずかによく，この結果より，義手を機能的に使用できるかどうかが運動イメージにとって重要なのかもしれない．すなわち，中枢での課題実行

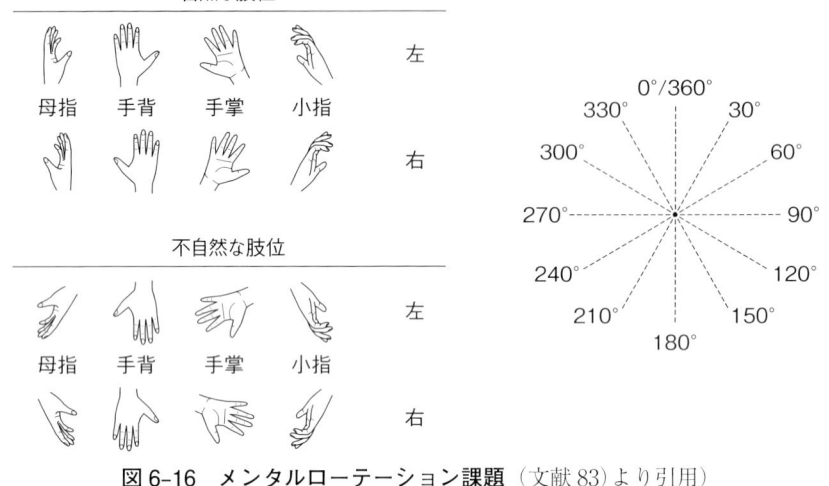

図6-16 メンタルローテーション課題（文献83)より引用）

　指令が実際に運動として表出され，視覚・体性感覚情報としてフィードバックできることが重要と考えられる．義手が身体の一部として能動的に作用することによってはじめて，身体図式として組み入れられる可能性があり，このことは，道具が脳内での表象を含めて身体の一部となりうるというサルでの研究結果とも一致している[84]．一方，Malouinら[84]は下腿義足装着患者に運動イメージ鮮明度の評価を行い，義足患者の運動イメージ鮮明度は高く，義肢を装着して歩行した期間と運動イメージ鮮明度のスコアに有意な正の相関を認めたと報告している．この結果は，Nicoら[83]のデータと一見相反するように思えるが，両者の実験では運動イメージの評価バッテリーが異なっており，また上肢と下肢での運動イメージ特性の違いも影響しているためと考えられる．いずれにしても共通していえることは，身体に機能的に作用する適切な義肢使用は，切断肢の心的イメージの保持に有効であることを示している．

　また，Malouinら[84]は関節の不動化が運動イメージに及ぼす影響についても報告している．荷重をかけずに2～4週間にわたり足部をギプス固定していた患者では，下肢切断者と同様に足部運動の運動イメージ鮮明度が有意に低下していた（**図6-17b**）．このことは，短期間の固定に伴う四肢の不動により，運動イメージ鮮明度の変化が比較的早期に起こりうることを暗示している．さらに興

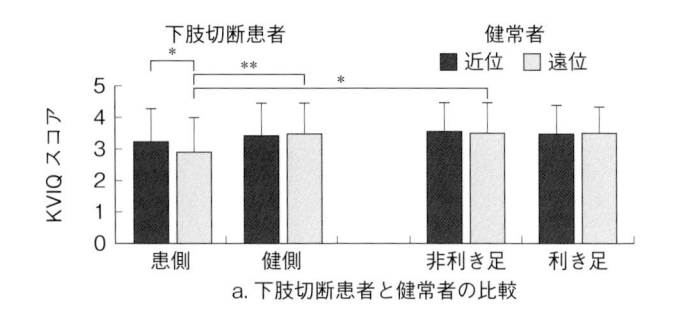

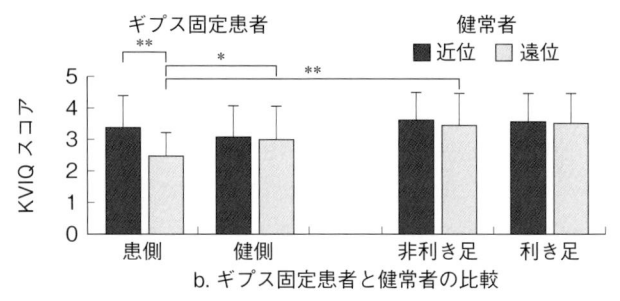

図6-17 下肢切断患者,ギプス固定患者,健常者の運動イメージ鮮明度（文献84)より引用）

味深いことは，足部ギプス固定患者では，固定されていない健側下肢の運動イメージ鮮明度と固定期間との間に正の相関を認めたことである．すなわちこれは，固定期間の長さに伴い健側の使用が増加することにより，健側の運動イメージ鮮明度が促通・増進されたことを示唆している．これらの研究は，運動器での末梢器官レベルでもその欠損や不動化が運動イメージ能力に影響を与えることを証明している．この背景には，大脳には可塑性があり，一般に大脳への入力情報の減少により大脳皮質の再現領域が縮小すること，そして入力情報が増加するように刺激を与えることでその再現領域が拡大するという事実が関与していると考えられる[86~88]．それゆえ，四肢から継続した入力情報を与えることが，その肢の皮質レベルでの心的表象を保持させるための必要条件であるといえる．切断患者の場合，環境に対して能動的にそして機能的に使用できる義肢は，動作レベルの向上だけでなく，運動イメージの保持の観点においてもその一助となるかもしれない．

運動器疾患に対する運動イメージ治療については，その症状の特性から主に慢性疼痛に着目されて行われている．その対象は複合性局所疼痛症候群（CRPS：complex regional pain syndrome）や幻肢痛であり，いずれも運動イメージ治療が疼痛軽減に有効であるとの報告が多い．ここでは，まず幻肢痛に対する運動イメージ治療について紹介する．MacIverら[89]は，幻肢痛を有する上肢切断者に対して運動イメージ治療を6週間行い，脳画像を用いてその効果を検証している．治療介入内容としては，段階的に運動イメージを用いて切断肢のリラクセーション，また運動および感覚情報に意識を集中させるものであり，治療後は幻肢痛が有意に低下していたと報告している．また，それを裏づけるために手および口唇運動時のfMRI画像を計測している．その結果，治療介入前は口唇運動時に手の領域の活動も認められ，これらの広がりの程度は幻肢痛のスコアと相関を認めていた（図6-18）．一方，幻肢のある手の運動をイメージした時や，健側の手の運動を実際に行った時には，両側の手の領域が活動するだけでなく，口唇の領域の活動も認められた（図6-19）．しかし，運動イメージ治療の介入後には，それらの活動領域の広がりが減少していたと報告している．これらの結果は，幻肢痛が大脳皮質レベルで機能局在の再編成によって生じており，運動イメージ治療の介入によって大脳皮質の再組織化が可能であることを示唆している．

　運動器疾患患者において，疼痛以外で運動イメージ治療の効果を検証した報告は少ない．末梢組織の損傷に対して，ランダム化比較試験によってはじめて運動イメージ治療の効果を検証した研究は，おそらくStenekesら[90]によるものである．彼らは，手指屈筋腱修復術後の患者が6週間クライナートスプリントを装着している期間に，運動イメージ治療を試みている．運動イメージ治療の内容としては，スプリントによる固定期間中にイメージ下で手指の屈曲・伸展運動を繰り返し行わせた．その結果，スクリーン上に提示された手指でなるべく早くボタンを押す課題において，運動イメージ治療を受けていない患者群よりも術前に比べて反応速度の遅延が有意に減少していた（図6-20）．一方，両群において他の手関節機能（疼痛，筋力，運動学的分析など）では有意な差を認めなかった．このことは，運動イメージ治療により関節不動化に伴う中枢神経での情報処理速度の低下を防ぎ，中枢での運動制御の障害を予防できる可能性を示している．実際，健常者において身体運動と運動イメージ治療を組み合

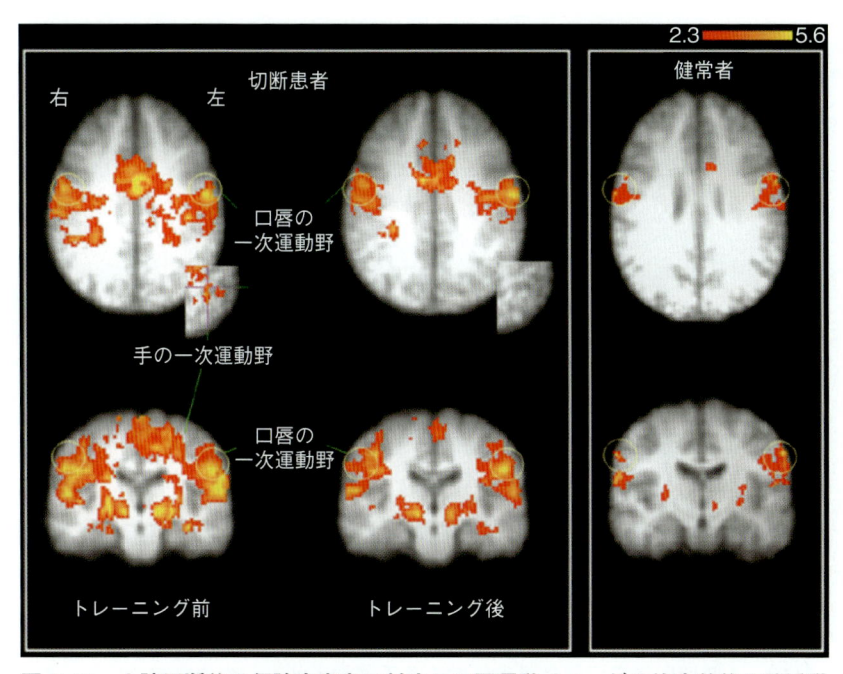

図 6-18 上肢切断後の幻肢痛患者に対する口唇運動イメージの治療前後の脳活動
（文献 89）より引用）

わせて手指のボタン押し課題を行うと，課題成績の向上とともに大脳基底核の活動が増加することが報告されている[91]．また運動イメージを行うには，ワーキングメモリーでの動的な運動表象の保持が必要であり，それには前頭葉と大脳基底核との神経連絡が重要であることも報告されている[92,93]．ポジトロン断層法（PET：positron emission tomography）を使用したイメージング研究では，手指屈筋腱損傷後の患者が治療を受けて機能が回復すると，手指屈曲運動時には大脳基底核の活動が観察されるが，スプリントで固定するとすぐに大脳基底核の活動が認められなくなることがわかっている[94]．それゆえ，運動イメージによって大脳基底核の活動を持続させることは，不動によって生じる中枢神経機能の衰退を防ぐ可能性がある．

　元来，運動器疾患に対するリハビリテーションでは，末梢レベルでの機能障害に主に焦点があてられて治療介入が行われてきた．しかし，最近の研究によ

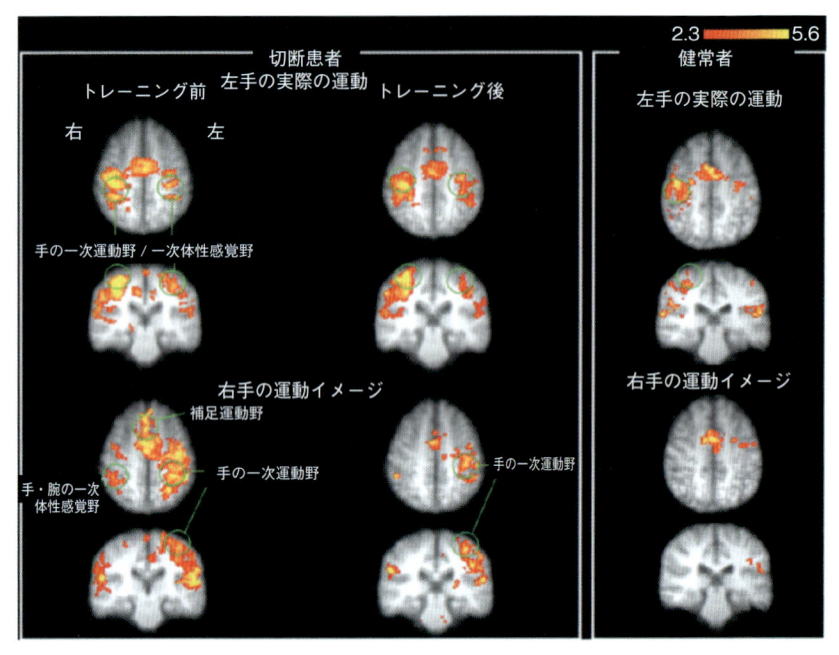

図 6-19 上肢切断後の幻肢痛患者に対する手運動イメージの治療前後の脳活動
（文献 89）より引用）

り，特に関節の不動化（物理的，機能的に）が比較的早期に運動イメージ，すなわち中枢神経機能に影響を与えることが明らかとなっている．患者が患部の運動を行うことができない場合，とりわけ運動イメージ治療は有効であると考えられる．また，パフォーマンスの改善には機能障害の回復が必要であることはいうまでもないが，運動イメージ治療との併用により，従来のリハビリテーションを単独で行うよりもより高い効果が得られる可能性があり，これに関して今後の研究成果が期待される．

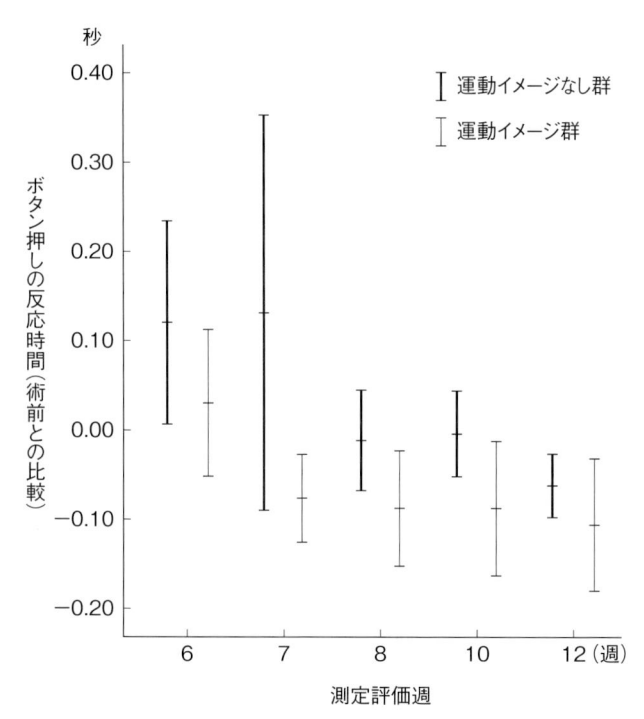

図 6-20　手指屈筋腱修復術後の運動イメージ治療の効果（文献 90）より引用）
スプリント固定期間中に運動イメージ治療を実施することで，ボタン押し課題の反応速度の低下が予防できた

難治性疼痛患者に対する運動イメージ治療

　疼痛に対する運動イメージ治療は，運動障害に対する治療と方法論としては類似している．その目的が，運動回復ではなく疼痛の軽減におかれており，その多くは難治性疼痛や幻肢痛などの治療に応用されている．これら難治性疼痛のメカニズムはまだまだ不明な点が多いが，痛みの慢性化する原因として Fink ら[95]は感覚情報の不一致をあげている．図 6-21, 6-22 のような実験を McCabe ら[96]は実施している．彼らは 41 名の健常者に対して，視覚と体性感覚の一致および不一致条件が痛みを引き起こすかを検討している．27 名（66％）が不快感

第 6 章　イメージの障害とそれに対する治療介入　　237

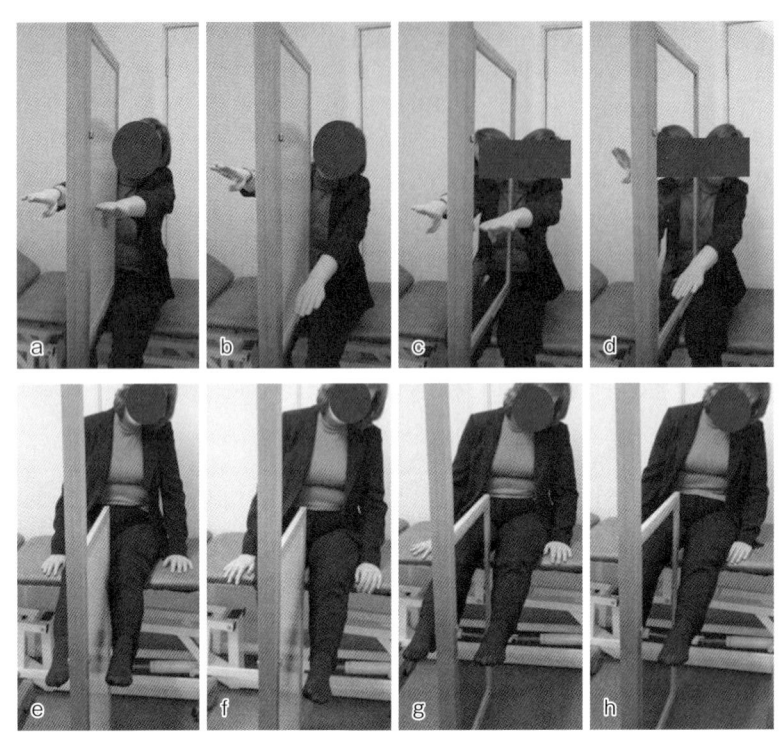

図 6-21 MaCabe らのミラーセラピー研究（文献 96）より引用）
a，b，e，f はホワイトボード，c，d，g，h は鏡をみている．a と c は上肢の一致運動，b と d は上肢の不一致運動，e と g は下肢の一致運動，f と h は下肢の不一致運動

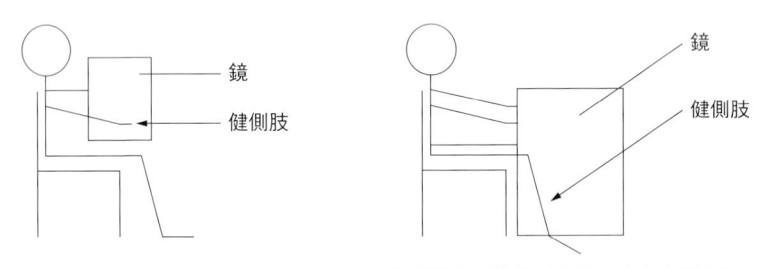

図 6-22 MaCabe らのミラーセラピー研究の設定（文献 97）より引用）

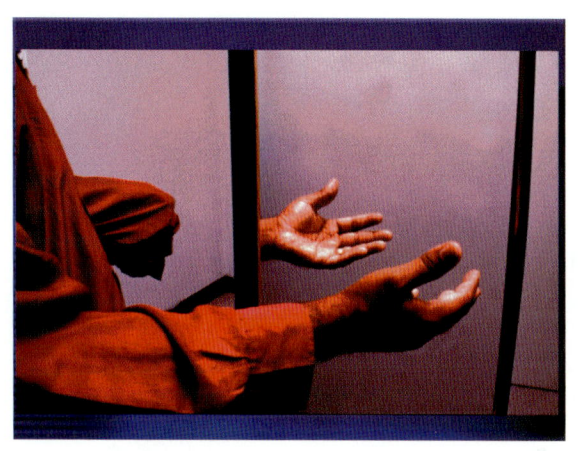

図6-23 切断患者に対するミラーセラピー（文献99）より引用）

や痛みを示し，最もその影響が大きかったのが鏡を観察しながら不一致運動を実施している条件であった．すなわち，鏡に映った手（錯覚手）と実際の鏡背面にある手との間に情報の不一致が生じている条件であり，運動によって得られる感覚と視覚的に受容される感覚に相違があると不快感や痛みが出現するということである．この理論を応用してRamachandranら[98,99]は幻肢痛のメカニズムを述べている．切断後は，切断肢からの視覚フィードバックは起こらない．しかし，体性感覚における運動記憶情報は残存している．運動の意図や記憶があるにもかかわらず，視覚的には情報のフィードバックがないという状況が，幻肢痛を生み出すと考えた．そして，この情報の不一致の存在を検証し，修正できる方法としてミラーセラピーが考案された（**図6-23**）[97,100]．

ミラーセラピーが疼痛の軽減や寛解に効果的であるという報告がいくつかあり，最近ではシステマティックレビューも報告されている[101]．Cacchioら[102]は，24名の複合性局所疼痛症候群（CRPS：complex regional pain syndrome）type 1患者を対象にしたランダム化比較試験を報告している．ミラーセラピー群，ミラーを覆った（カバーミラー）群，心的イメージ群の3群にランダム化し，1日30分の治療を4週間実施した．ミラーセラピー群では，4週後に疼痛強度が有意に減少し（VAS：−51 mm），運動機能や浮腫も改善した（**図6-24**）．

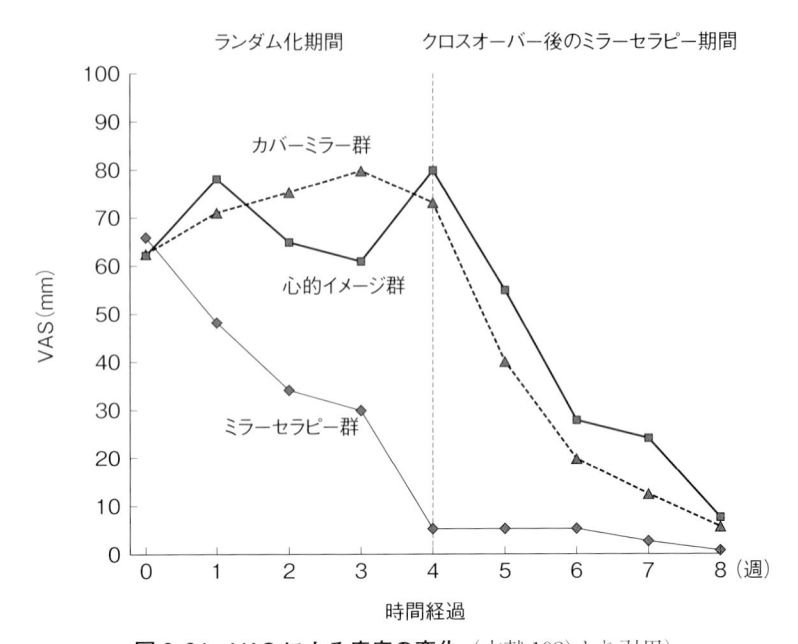

図6-24 VASによる疼痛の変化（文献102）より引用）
ミラーセラピー群でVASスコアの減少が大きく，他の2群もクロスオーバー後は疼痛が著減している．縦軸はVASスコア，横軸は時間経過（週），破線はクロスオーバーの時点

さらに，4週間後にカバーミラー群と心的イメージ群の患者12名が，ミラーセラピーを開始した．その結果，ミラーセラピー群と同様に疼痛の有意な減少が観察された．この研究での鎮痛効果はあまりにも劇的すぎるので，CRPS type 1の痛みが本当に持続的に軽減できるかどうかを今後さらに追試していく必要がある．Mercierら[103]は，幻肢痛に対するミラーセラピーの効果を検証しており，週2回，8週間の治療によって疼痛スコアが38％減少することを確認しており，この効果に関しては介入後1カ月間は持続することが明らかにされた．

Sumitaniら[104〜108]は，疼痛に対するミラーセラピーの研究をいくつか報告しており，その中でもミラーセラピーの効果の差異を痛みの性質や患肢の運動感覚の側面から検討している研究が興味深い．この研究では，22名の神経障害性疼痛患者のうち，10名が50％以上の疼痛緩和，5例で30〜50％の疼痛緩和を得た一方，7例では無効であった．さらに，患者が自発的に述べる痛みの性質を

表6-2 ミラーセラピー前後に患者が述べる痛みの性質（文献105)より引用）

皮膚表在感覚に関連した疼痛	
1-a) 侵害受容性疼痛	
刃物でえぐられるような ギリギリと刻まれるような 電撃が走るような ビリビリする（しびれ痛み） チクチクするような	ズキンとするような 細い針が通るような 貫かれるような しみるような
1-b) 温度覚に関連した疼痛	
凍てつくような	灼けつくような
自己受容感覚に関連した疼痛	
2-a) 圧受容覚に関連した疼痛	
押し潰されそうな 圧迫されるような ズキズキと鼓動するような	重だるい 突っ張るような
2-b) 運動感覚に関連した疼痛	
ねじれるような 握りこぶしを作り続けているような	こむら返りのような ちぎれるような

聴取し，その性質を皮膚受容感覚（表在感覚）と自己受容感覚（深部感覚）に関連した性質に分類して効果を分析している（**表6-2**）．その結果，ミラーセラピーによって自己受容感覚に関連した痛み（例：ねじれるような）は有意に減少したが，皮膚受容感覚に関連した痛み（例：ナイフで刺されたような）にはあまり効果がなかった（**図6-25**）．加えて，ミラーセラピー前後での幻肢の随意運動の可否についても評価している．有効例では幻肢の随意運動を獲得し，運動感覚を伴う不快な幻肢痛が出現した際に，幻肢の随意運動を行うことにより，幻肢痛を自己管理できるようになった患者が多く存在した．幻肢を自在に操れる感覚を生成することが，不快感や疼痛を軽減させることにつながり，感覚と運動情報の不一致の改善がなんらかの影響を及ぼすことは明らかである．また，数回の介入では明らかな自覚的変化を呈する患者はいないが，継続的にミラーセラピーを実施することで幻肢のコントロールが可能になってくる患者がみられる．よって，ミラーセラピーにおいても一般的なリハビリテーション

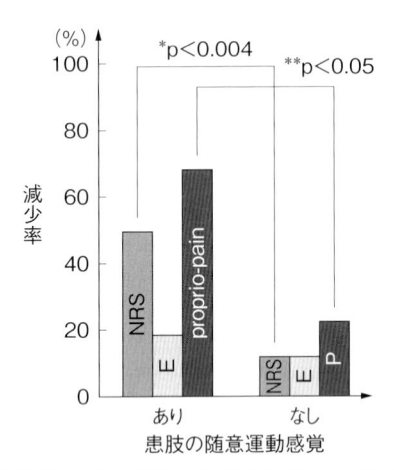

図6-25 痛みの性質と患肢の運動感覚からみたミラーセラピーの効果（文献104, 105）より引用）

随意運動感覚があるほうが幻肢痛の減少が大きい．自己受容感覚（深部感覚）に関連した痛みは有意に減少するが，皮膚受容感覚（表在感覚）に関連した痛みは変化しない．縦軸は治療前後の疼痛強度（NRS：numerical rating scale）と皮膚受容感覚に関連した性質の疼痛（E）の訴え，および自己受容感覚に関連した性質の疼痛（proprio-pain）の訴え，それぞれの減少率を示す．横軸は，ミラーセラピー前後による患肢随意運動の出現の有無による患者の群分けを示す

原則と同様に，一定の介入時間および介入量の確保が重要であり，長期的なフォローアップまでを含めて治療を実施し，評価を行っていく必要性がある．

Ramachandranら[109]は，ミラーフィードバックを使用してユニークな介入をしている．その研究では，切断患者に対してミラーセラピーをする際に特殊なレンズを使用して鏡像サイズを拡大または縮小させる手法を使用した．拡大レンズを使用した際には疼痛強度の変化はなかったが，縮小レンズを使用した際に幻肢痛が減少することが示された（**図6-26**）．視覚的に入力される手のサイズ情報が，知覚される幻肢痛の大きさを変化させることは興味深い介入である．Moseleyら[110]もCRPS患者に対してよく似た実験をしている．彼らの実験では，CRPS患者が拡大レンズあるいは縮小レンズを装着した状態で，運動課題を実施した際の痛みと腫脹の程度を測定している．結果は前述したRamachandranら[109]の研究と同様に，拡大レンズの装着によって痛みや腫脹が増加し，

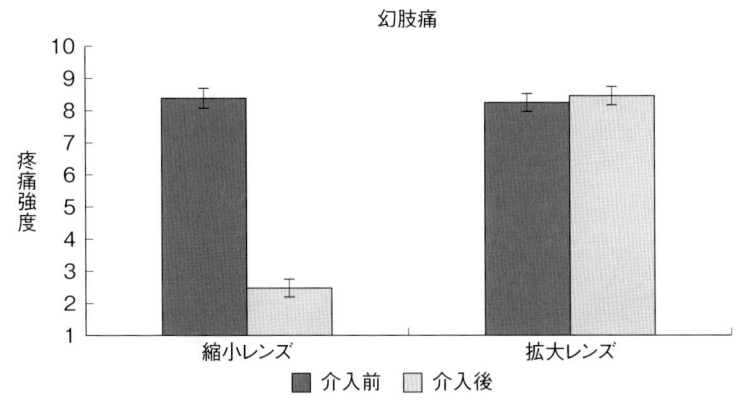

図6-26 切断患者に対して実施した拡大・縮小レンズを使用したミラーセラピー（文献109）より引用）
縮小レンズを使用すると幻肢痛も大幅に減少する

縮小レンズの装着時には痛みや腫脹が改善することが示された（図6-27）.
　McCabeら[111]は外傷後もしくは明らかな誘因のない下肢CRPS type 1患者に対して，ミラーセラピーによる介入研究を行っている（図6-28）．その結果，発症後8週間以内の初期段階のCRPS type 1患者では疼痛軽減の効果が得られたと報告している．しかし，発症後初期段階以降の慢性期の患者においてはミラーセラピーによる介入効果が明らかではなかった．このことからMoseley[112,113]は，これら慢性期CRPS type 1患者に対しては治療に反応する活動皮質領域に調整を加えた介入が必要であると主張した．彼は，身体運動を伴わない認知課題（メンタルローテーション課題）から開始し，運動イメージ課題，ミラーセラピーへと移行する3段階の運動イメージプログラム（GMI：graded motor imageryまたはMIP：motor imagery program）を考案した．そして，外傷後6カ月以上経過した慢性期CRPS type 1患者に対してGMIを実施し，コントロール群と比較して有意な疼痛軽減効果が認められたと報告している．著者ら[114]も，脳卒中後CRPS type 1患者に対するMIPの効果を1事例研究デザインで報告している．その結果は，MIP実施期間に特異的な疼痛軽減効果が認められ，その効果はMIP終了後も持続していた．また，患側手を模写させる課題を使用した身体図式の評価では，MIP後より詳細な患側手の模写が可能に

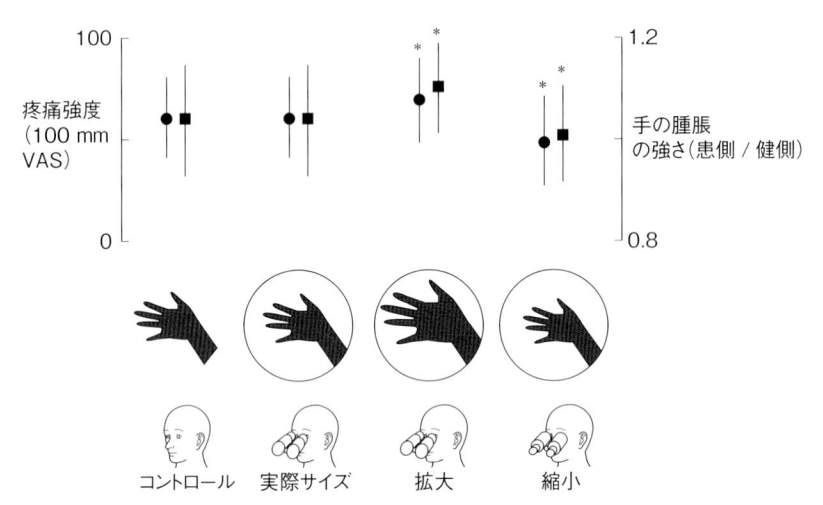

図 6-27　視覚情報が複合性局所疼痛症候群患者に及ぼす影響（文献 110）より引用）

患者は4条件で運動を実施し，痛みと腫脹を評価された．運動中の手の視覚映像が拡大された時，痛みや腫脹が増加した．反対に，視覚映像が縮小された時，痛みや腫脹は減少した．●：疼痛強度（100 mmVAS），■：課題後の腫脹（罹患肢，非罹患肢）

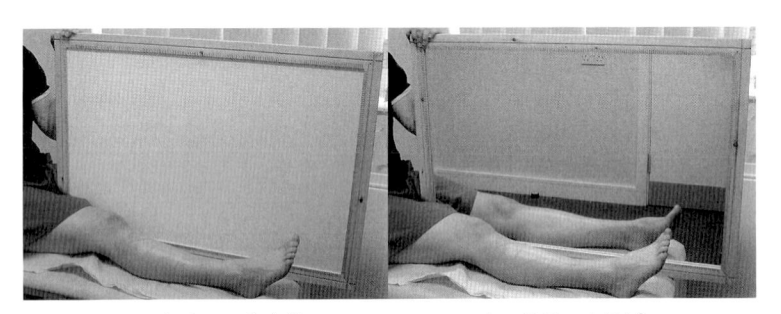

a．コントロール条件　　　　b．ミラーセラピー

図 6-28　下肢に対するミラーセラピーの例（文献 111）より引用）

コントロール条件では，左右下肢の間に板が設置されている．ミラーセラピーでは，左右下肢の間に鏡が設置され，右下肢が鏡に反射しており，鏡に反射した右足があたかも左足のようにみえる錯覚状態となる

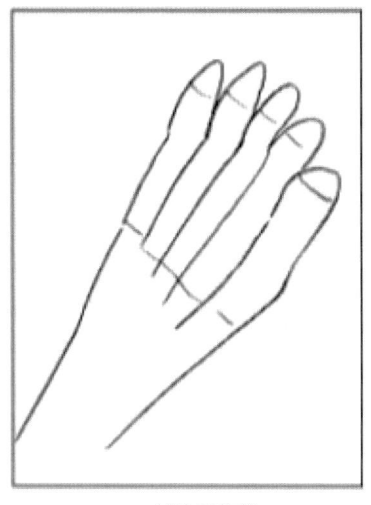

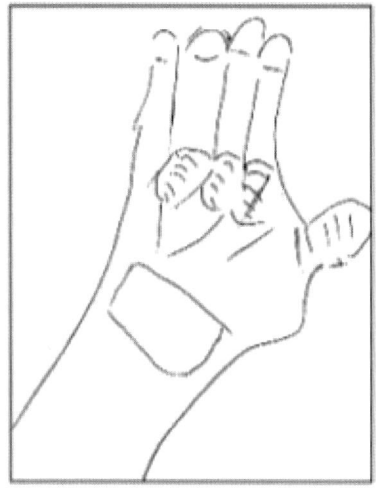

a．MIP 実施前 b．MIP 実施後

図 6-29　motor imagery program（MIP）実施前後における患手の描写変化
（文献 114）より引用）

なることが明らかになった（図 6-29）．この GMI に関連する治療セットは，比較的安価で販売（NOI group：http://www.noigroup.com/en/Home）されており，臨床導入が容易な介入手段であるように思われる（図 6-30）．また，手のメンタルローテーション課題に関しては，最近ではオンラインや携帯型端末用のアプリケーションとしても販売されており，自宅などでも継続して簡単に GMI が実践できる可能性が広がっている．

　上肢の疼痛関連症状に対する運動イメージ治療の報告が比較的多いが，下肢の疼痛に関する介入研究もいくつかある．Moseley[115]は，脊髄損傷後の神経性疼痛を有した患者 4 名に対して鏡を使用したユニークな治療方法を報告している．図 6-31 のような設定を作成し，バーチャル歩行を経験させるという手法である．患者自身は座位の状態であるが，この下半身の歩行映像と鏡を組み合わせる手法によって，あたかも歩行している錯覚が生成される．このバーチャル歩行治療を 3 週間実施後，患者の疼痛が VAS で 53 mm（65％）軽減したことを示し，治療後 3 カ月時点でもその効果は持続していた．歩行の錯覚を引き起こすという方法は非常にユニークであり，脊髄損傷者の神経性疼痛の治療と

a. 手のメンタルローテーション課題　b. 運動イメージ　c. ミラーセラピー

図6-30　graded motor imagery（GMI）

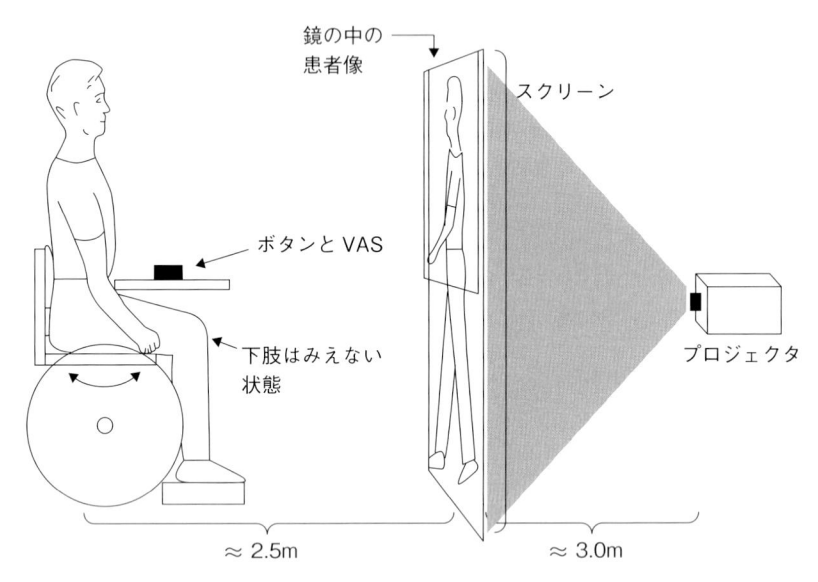

図6-31　脊髄損傷後の神経性疼痛患者に対するバーチャル歩行装置（文献115）より改変引用）
　前面に設置したボードの上半分は鏡であり患者自身の上半身が観察でき，下半分は健常者の歩行中の下半身のビデオ映像を投影する．患者は歩行のビデオ映像に合わせて上肢の振りを自身で実行する

して有用であるかもしれない．著者らも同様のバーチャル歩行環境を作成し，健常者のバーチャル歩行中の脳イメージングを行っている．参加者のほとんどが明瞭な錯覚感を経験し，バーチャル歩行中の右頭頂葉および右感覚運動野の活動増加が明らかとなった[117]．

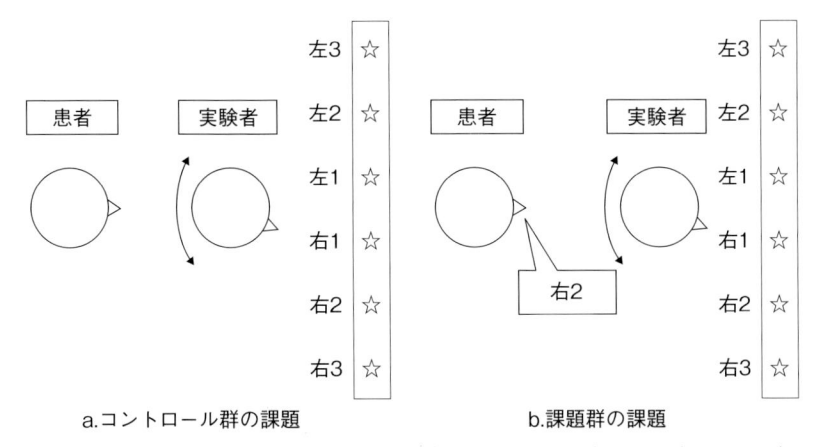

図 6-32 痛みの認知的側面に対する視線方向認知課題（文献 120）より引用）
　コントロール条件では，単に後方から前方実験者の頸部運動を観察している．視線方向認知条件では，後方から前方実験者がどこの目標点（☆印）をみているか意図を推定しながら観察している

　Nobusakoら[118,119]は，上肢・下肢の痛みに対する運動イメージ治療ではなく，頸部痛に対する運動観察および視線の意図推定を利用した治療を考案し，その有効性を検証している．この課題は頸部痛患者が，後方から他者の頭頸部の回旋運動を観察し，その運動観察から他者が何を観察しようとしたか意図を推定する課題である．その意図推定の際には，患者は他者の運動を観察しながら，あたかも自分が頸部回旋運動を実施しているような運動シミュレーションをする必要がある（**図 6-32**）．そして，34 名の頸部関節可動域制限と痛みがある患者を対象に，コントロール研究を実施している．この結果，他者の運動を単に観察しているコントロール条件と比較して，意図推定を行いながら観察した群において，関節可動域制限と痛みの有意な改善が示された．他者の行動を観察し，イメージし，シミュレーションすることが，痛みの認知的側面に対するアプローチとして有用であることが示唆されている．
　疼痛に対する運動イメージ治療はまだ歴史が浅く，根拠の質の高い臨床研究も十分でない．しかしながら，近年の科学技術の進歩，学際的枠組みを超えた疼痛学の発展により，疼痛の捉え方やメカニズムの理解が多面的に行われるようになってきた．リハビリテーション領域においても同様であり，疼痛のリハ

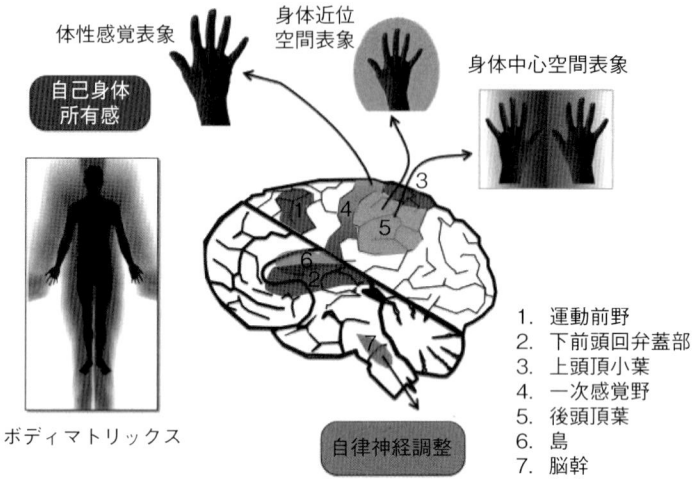

図 6-33 ボディマトリックスに関連する脳領域（文献 121)より引用）

1. 運動前野
2. 下前頭回弁蓋部
3. 上頭頂小葉
4. 一次感覚野
5. 後頭頂葉
6. 島
7. 脳幹

ビリテーションの専門書である「ペインリハビリテーション」が 2011 年に出版されている[120]。そのような中，運動イメージを疼痛治療に応用し，また運動の錯覚などのオプションを付加することで，さらに運動イメージの効果を引き出そうという試みは，まだスタートしたばかりである．Moseleyら[121]は，最近「ボディマトリックス（body matrix）」の概念を身体錯覚という観点から，その生理学的および臨床的展望で示している（**図 6-33**）．このようにヒトの身体と心の理解が進歩する中で，おそらく疼痛のリハビリテーションも変化していくことが求められるだろう．今後は，従来の疼痛治療やリハビリテーションに加えて，運動イメージという方法論も駆使しながら，疼痛のリハビリテーションが進化していくことになると思われる．

文　献

1) Barclay-Goddard RE, et al：Mental practice for treating upper extremity deficits in individuals with hemiparesis after stroke. *Cochrane Database Syst Rev* **11**：CD005950, 2011
2) de Vries S, et al：Recovery of motor imagery ability in stroke patients. *Rehabil Res Pract* **2011**：283840, 2011
3) Braun SM, et al：Feasibility of a mental practice intervention in stroke patients in nursing homes：a process evaluation. *BMC Neurol* **10**：74, 2010

4) Nilsen DM, et al：Use of mental practice to improve upper-limb recovery after stroke：a systematic review. *Am J Occup Ther* **64**：695-708, 2010
5) Langhorne P：Motor recovery after stroke：a systematic review. *Lancet Neurology* **8**：741-754, 2009
6) Page SJ, et al：A randomized efficacy and feasibility study of imagery in acute stroke. *Clin Rehabil* **15**：233-240, 2001
7) Page SJ, et al：Mental practice in chronic stroke：results of a randomized, placebo-controlled trial. *Stroke* **38**：1293-1297, 2007
8) Page SJ, et al：Effects of mental practice on affected limb use and function in chronic stroke. *Arch Phys Med Rehabil* **86**：399-402, 2005
9) Page SJ, et al：Retention of motor changes in chronic stroke survivors who were administered mental practice. *Arch Phys Med Rehabil* **92**：1741-1745, 2011
10) Liu KP, et al：Mental imagery for promoting relearning for people after stroke：a randomized controlled trial. *Arch Phys Med Rehabil* **85**：1403-1408, 2004
11) Riccio I, et al：Mental practice is effective in upper limb recovery after stroke：a randomized single-blind cross-over study. *Eur J Phys Rehabil Med* **46**：19-25, 2010
12) Ietswaart M, et al：Mental practice with motor imagery in stroke recovery：randomized controlled trial of efficacy. *Brain* **134**：1373-1386, 2011
13) Liepert J, et al：Reduced Upper Limb Sensation Impairs Mental Chronometry for Motor Imagery After Stroke：Clinical and Electrophysiological Findings. *Neurorehabil Neural Repair*. 2012［Epub ahead of print］
14) Ertelt D, et al：Action observation has a positive impact on rehabilitation of motor deficits after stroke. *Neuroimage* **36**（**suppl 2**）：T164-173, 2007
15) Franceschini M, et al：Clinical Relevance of Action Observation in Upper-Limb Stroke Rehabilitation：A Possible Role in Recovery of Functional Dexterity. A Randomized Clinical Trial. *Neurorehabil Neural Repair*. 2012［Epub ahead of print］
16) Ramachandran VS, et al：Touching the phantom limb. *Nature* **377**：489-490, 1995
17) Altschuler EL, et al：Rehabilitation of hemiparesis after stroke with a mirror. *Lancet* **353**：2035-2036, 1999
18) Ramachandran VS, et al：The use of visual feed-back, in particular mirror visual feedback, in restoring brain function. *Brain* **132**：1693-1710, 2009
19) Hamzei F, et al：Functional Plasticity Induced by Mirror Training：The Mirror as the Element Connecting Both Hands to One Hemisphere. *Neurorehabil Neural Repair*. 2012［Epub ahead of print］
20) 手塚康貴, 他：脳卒中片麻痺患者に対するミラーセラピー. 理学療法 **22**：871-879, 2005
21) Dohle C, et al：Mirror therapy promotes recovery from severe hemiparesis：a randomized controlled trial. *Neurorehabil Neural Repair* **23**：209-217, 2009
22) Michielsen ME, et al：The neuronal correlates of mirror therapy：an fMRI study on mirror

induced visual illusions in patients with stroke. *J Neurol Neurosurg Psychiatry* **82**：393-398, 2011
23) Michielsen ME, et al：Motor recovery and cortical reorganization after mirror therapy in chronic stroke patients：a phase II randomized controlled trial. *Neurorehabil Neural Repair* **25**：223-233, 2011
24) Rothgangel AS, et al：The clinical aspects of mirror therapy in rehabilitation：a systematic review of the literature. *Int J Rehabil Res* **34**：1-13, 2011
25) Malouin F, et al：Mental practice for relearning locomotor skills. *Phys Ther* **90**：240-251, 2010
26) Verma R, et al：Task-oriented circuit class training program with motor imagery for gait rehabilitation in poststroke patients：a randomized controlled trial. *Top Stroke Rehabil* **18** (**Suppl 1**)：620-632, 2011
27) Hwang S, et al：Locomotor imagery training improves gait performance in people with chronic hemiparetic stroke：a controlled clinical trial. *Clin Rehabil* **24**：514-522, 2010
28) Kim JS, et al：Visual and kinesthetic locomotor imagery training integrated with auditory step rhythm for walking performance of patients with chronic stroke. *Clin Rehabil* **25**：134-145, 2011
29) Malouin F, et al：Added value of mental practice combined with a small amount of physical practice on the relearning of rising and sitting post-stroke：a pilot study. *J Neurol Phys Ther* **33**：195-202, 2009
30) Malouin F, et al：Training mobility tasks after stroke with combined mental and physical practice：a feasibility study. *Neurorehabil Neural Repair* **18**：66-75, 2004
31) Jackson PL, et al：The efficacy of combined physical and mental practice in the learning of a foot-sequence task after stroke：a case report. *Neurorehabil Neural Repair* **18**：106-111, 2004
32) Dunsky A, et al：Home-based motor imagery training for gait rehabilitation of people with chronic poststroke hemiparesis. *Arch Phys Med Rehabil* **89**：1580-1588, 2008
33) 池岡　舞, 他：脳卒中患者の歩行障害に対する運動観察治療の効果. 第48回近畿理学療法学術大会, 2008, p94
34) 渕上　健, 他：脳卒中片麻痺患者の立位パフォーマンスに対する運動観察治療の効果. 第45回日本理学療法学術大会, 2010, p603
35) Sütbeyaz S, et al：Mirror therapy enhances lower-extremity motor recovery and motor functioning after stroke：a randomized controlled trial. *Arch Phys Med Rehabil* **88**：555-559, 2007
36) Ochipa C, et al：Selective deficit of praxis imagery in ideomotor apraxia. *Neurology* **49**：474-480, 1997
37) Tomasino B, et al：Selective deficit of motor imagery as tapped by a left-right decision of visually presented hands. *Brain Cogn* **53**：376-380, 2003
38) Wu AJ, et al：Improved function after combined physical and mental practice after stroke：

a case of hemiparesis and apraxia. *Am J Occup Ther* **65**：161-168, 2011
39) Smania N, et al：The rehabilitation of limb apraxia：a study in left-brain-damaged patients. *Arch Phys Med Rehabil* **81**：379-388, 2000
40) 国分正一：脊椎・脊髄損傷．石井清一，他（監）：標準整形外科 第8版．医学書院，2002，pp693-694
41) Nobunaga AI, et al：Recent demographic and injury trends in people served by the Model Spinal Cord Injury Care Systems. *Arch Phys Med rehabil* **80**：1372-1382, 1999
42) Bailey AA, et al：Phantom Limb. *Can Med Assoc J* **45**：37-42, 1941
43) Karl A, et al：Reorganization of motor and somatosensory cortex in upper extremity amputees with phantom limb pain. *J Neurosci* **21**：3609-3618, 2001
44) Conomy JP：Disorders of body image after spinal cord injury. *Neurology* **23**：842-850, 1973
45) Störmer S, et al：Chronic pain/dysaesthesiae in spinal cord injury patients：results of a multicentre study. *Spinal Cord* **35**：446-455, 1997
46) Ravenscroft A, et al：Chronic pain after SCI. A patient survey. *Spinal Cord* **38**：611-614, 2000
47) Siddall PJ, et al：Non-painful sensory phenomena after spinal cord injury. *J Neurol Neurosurg Psychiatry* **66**：617-622, 1999
48) Fouad K, et al：Cervical sprouting of corticospinal fibers after thoracic spinal cord injury accompanies shifts in evoked motor responses. *Curr Biol* **11**：1766-1770, 2001
49) Raineteau O, et al：Plasticity of motor systems after incomplete spinal cord injury. *Nat Rev Neurosci* **2**：263-273, 2001
50) Weidner N, et al：Spontaneous corticospinal axonal plasticity and functional recovery after adult central nervous system injury. *Proc Natl Acad Sci U S A* **98**：3513-3518, 2001
51) Raineteau O, et al：Functional switch between motor tracts in the presence of the mAb IN-1 in the adult rat. *Proc Natl Acad Sci U S A* **98**：6929-6934, 2001
52) Beattie MS, et al：Endogenous repair after spinal cord contusion injuries in the rat. *Exp Neurol* **148**：453-463, 1997
53) Weaver LC, et al：Autonomic dysreflexia and primary afferent sprouting after clip-compression injury of the rat spinal cord. *J Neurotrauma* **18**：1107-1119, 2001
54) Hill CE, et al：Degeneration and sprouting of identified descending supraspinal axons after contusive spinal cord injury in the rat. *Exp Neurol* **171**：153-169, 2001
55) Nishimura Y, et al：Time-dependent central compensatory mechanisms of finger dexterity after spinal cord injury. *Science* **318**：1150-1155, 2007
56) Turner JA, et al：An fMRI investigation of hand representation in paraplegic humans. *Neurorehabil Neural Repair* **17**：37-47, 2003
57) Green JB, et al：Cortical motor reorganization after paraplegia：an EEG study. *Neurology* **53**：736-743, 1999
58) Curt A, et al：Changes of non-affected upper limb cortical representation in paraplegic

patients as assessed by fMRI. *Brain* **125**：2567-2578, 2002
59) Hoffman LR, et al：Cortical reorganization following bimanual training and somatosensory stimulation in cervical spinal cord injury：a case report. *Phys Ther* **87**：208-223, 2007
60) 脳を生かす研究会：ブレイン・マシン・インターフェース—脳と機会をつなぐ．オーム社．2007
61) 牛場潤一．brain-machine interface（BMI）の最前線．総合リハ **37**：719-724．2007
62) Decety J, et al：Effect of brain and spinal cord injuries on motor imagery. *Eur Arch Psychiatry Clin Neurosci* **240**：39-43, 1990
63) Lacourse MG, et al：Cortical potentials during imagined movements in individuals with chronic spinal cord injuries. *Behav Brain Res* **104**：73-88, 1999
64) Cramer SC, et al：Brain motor system function after chronic, complete spinal cord injury. *Brain* **128**：2941-2950, 2005
65) Sabbah P, et al：Sensorimotor cortical activity in patients with complete spinal cord injury：a functional magnetic resonance imaging study. *J Neurotrauma* **19**：53-60, 2002
66) Alkadhi H, et al：What disconnection tells about motor imagery：evidence from paraplegic patients. *Cereb Cortex* **15**：131-140, 2005
67) Hotz-Boendermaker S, et al：Preservation of motor programs in paraplegics as demonstrated by attempted and imagined foot movements. *Neuroimage* **39**：383-394, 2008
68) Cramer SC, et al：Effects of motor imagery training after chronic, complete spinal cord injury. *Exp Brain Res* **177**：233-242, 2007
69) Doyon J, et al：Distinct contribution of the cortico-striatal and cortico-cerebellar syatems to motor skill learning. *Neuropsychologia* **41**：252-262, 2003
70) Moseley GL：Using visual illusion to reduce at-level neuropathic pain in paraplegia. *Pain* **130**：294-298, 2007
71) Gustin SM, et al：Movement imagery increases pain in people with neuropathic pain following complete thoracic spinal cord injury. *Pain* **137**：237-244, 2008
72) Enzinger C, et al：Brain motor system function in a patient with complete spinal cord injury following extensive brain-computer interface training. *Exp Brain Res* **190**：215-223, 2008
73) Dietz V, et al：Locomotor activity in spinal cord-injured persons. *J Appl Physiol* **96**：1954-1960, 2004
74) Little JW, et al：Incomplete spinal cord injury：neuronal mechanisms of motor recovery and hyperreflexia. *Arch Phys Med Rehabil* **80**：587-599, 1999
75) Beekhuizen KS, et al：Massed practice versus massed practice with stimulation：effects on upper extremity function and cortical plasticity in individuals with incomplete cervical spinal cord injury. *Neurorehabil Neural Repair* **19**：33-45, 2005
76) Malouin F, et al：Clinical assessment of motor imagery after stroke. *Neurorehabil Neural Repair* **22**：330-340, 2008
77) Johnson SH：Imagining the impossible：intact motor representations in hemiplegics. *Neuroreport* **11**：729-732, 2000

78) Johnson SH, et al：Intact motor imagery in chronic upper limb hemiplegics：evidence for activity-independent action representations. *J Cogn Neurosci* **14**：841-852, 2002
79) Sirigu A, et al：Congruent unilateral impairments for real and imagined hand movements. *Neuroreport* **6**：997-1001, 1995
80) Alkadhi H, et al：What disconnection tells about motor imagery：evidence from paraplegic patients. *Cereb Cortex* **15**：131-140, 2005
81) Cramer SC, et al：Effects of motor imagery training after chronic, complete spinal cord injury. *Exp Brain Res* **177**：233-242, 2007
82) Hotz-Boendermaker S, et al：Preservation of motor programs in paraplegics as demonstrated by attempted and imagined foot movements. *Neuroimage* **39**：383-394, 2008
83) Nico D, et al：Left and right hand recognition in upper limb amputees. *Brain* **27**：120-132, 2004
84) Malouin F, et al：Effects of practice, visual loss, limb amputation and disuse on motor imagery vividness. *Neurorehabil Neural Repair* **23**：449-463, 2009
85) Iriki A, et al：Coding of modified body schema during tool use by macaque postcentral neurones. *Neuroreport* **7**：2325-2330, 1996
86) Cohen LG, et al：Plasticity of cortical motor output organization following deafferentation, cerebral lesions, and skill acquisition. *Adv Neurol* **63**：187-200, 1993
87) Merzenich MM, et al：Somatosensory cortical map changes following digit amputation in adult monkeys. *J Comp Neurol* **224**：591-605, 1984
88) Rossini PM, et al：Short-term brain "plasticity" in humans：transient finger representation changes in sensory cortex somatotopy following ischemic anesthesia. *Brain Res* **642**：169-177, 1994
89) MacIver K, et al：Phantom limb pain, cortical reorganization and the therapeutic effect of mental imagery. *Brain* **131**：2181-2191, 2008
90) Stenekes MW, et al：Effects of motor imagery on hand function during immobilization after flexor tendon repair. *Arch Phys Med Rehabil* **90**：553-559, 2009
91) Lacourse MG, et al：Cerebral and cerebellar sensorimotor plasticity following motor imagery-based mental practice of a sequential movement. *J Rehabil Res Dev* **41**：505-524, 2004
92) Decety J：The neurophysiological basis of motor imagery. *Behav Brain Res* **77**：45-52, 1996
93) Jeannerod M：Mental imagery in the motor context. *Neuropsychologia* **33**：1419-1432, 1995
94) Donoghue JP, et al：Dynamic organization of primary motor cortex output to target muscles in adult rats, II：rapid reorganization following motor nerve lesions. *Exp Brain Res* **79**：492-503, 1990
95) Fink GR, et al：The neural consequences of conflict between intention and the senses. *Brain* **122**：497-512, 1999

96) McCabe CS, et al：Simulating sensory-motor incongruence in healthy volunteers：implications for a cortical model of pain. *Rheumatology*（*Oxford*） **44**：509-516, 2005
97) McCabe C：Mirror visual feedback therapy. A practical approach. *J Hand Ther* **24**：170-178, 2011
98) Ramachandran VS, et al：Synaesthesia in phantom limbs induced with mirrors. *Proc Biol Sci* **263**：377-386, 1996
99) Ramachandran VS, et al：The use of visual feedback, in particular mirror visual feedback, in restoring brain function. *Brain* **132**：1693-1710, 2009
100) Chan BL, et al：Mirror therapy for phantom limb pain. *N Engl J Med* **357**：2206-2207, 2007
101) Rothgangel AS, et al：The clinical aspects of mirror therapy in rehabilitation：a systematic review of the literature. *Int J Rehabil Res* **34**：1-13, 2011
102) Cacchio A, et al：Mirror therapy for chronic complex regional pain syndrome type 1 and stroke. *N Engl J Med* **361**：634-636, 2009
103) Mercier C, et al：Training with virtual visual feedback to alleviate phantom limb pain. *Neurorehabil Neural Repair* **23**：587-594, 2009
104) Sumitani M, et al：Mirror visual feedback alleviates deafferentation pain, depending on qualitative aspects of the pain：a preliminary report. *Rheumatology*（*Oxford*） **47**：1038-1043, 2008
105) 住谷昌彦, 他：幻肢と幻肢痛とは？：幻肢の随意運動の獲得と幻肢痛の寛解. 日臨麻会誌 **28**：917-924, 2008
106) 住谷昌彦, 他：幻肢痛の脳内メカニズム. 日本ペインクリニック会誌 **17**：1-10, 2010
107) 住谷昌彦, 他：幻肢痛の脳内メカニズム. 実験医 **26**：2149-2152, 2008
108) 住谷昌彦, 他：幻肢痛の鏡療法：幻肢痛の性質と中枢性機序. ペインクリニック **29**：1117-1123, 2008
109) Ramachandran VS, et al：Size reduction using Mirror Visual Feedback（MVF）reduces phantom pain. *Neurocase* **15**：357-360, 2009
110) Moseley GL, et al：Visual distortion of a limb modulates the pain and swelling evoked by movement. *Curr Biol* **18**：R1047-1048, 2008
111) McCabe CS, et al：A controlled pilot study of the utility of mirror visual feedback in the treatment of complex regional pain syndrome（type 1）. *Rheumatology*（*Oxford*） **42**：97-101, 2003
112) Moseley GL：Graded motor imagery is effective for long-standing complex regional pain-syndrome：a randomized controlled trial. *Pain* **108**：192-198, 2004
113) Moseley GL：Graded motor imagery for pathologic pain：a randomized controlled trial. *Neurology* **67**：2129-2134, 2006
114) 高取克彦, 他：脳卒中後 CRPS type 1 に対する運動イメージプログラム（MIP）の試み. 理学療法科学 **23**：61-65, 2008
115) Moseley GL：Using visual illusion to reduce at-level neuropathic pain in paraplegia. *Pain*

130：294-298, 2007
116) Soler MD, et al：Effectiveness of transcranial direct current stimulation and visual illusion on neuropathic pain in spinal cord injury. *Brain* **133**：2565-2577, 2010
117) 松尾　篤, 他：歩行動作の錯覚経験中の脳活動の変—fNIRS研究．第46回日本理学療法学術大会, 2011
118) 信迫悟志, 他：視線方向認知課題が頸部関節可動域と痛みに与える効果．理学療法学 **38**：65-73, 2011
119) Nobusako S, et al：Effectiveness of the gaze direction recognition task for chronic neck pain and cervical range of motion：a randomized controlled pilot study. *Rehabil Res Pract* （in press）
120) 松原貴子, 他．ペインリハビリテーション．三輪書店, 2011
121) Moseley GL, et al：Bodily illusions in health and disease：physiological and clinical perspectives and the concept of a cortical 'body matrix'. Neurosci *Biobehav Rev* **36**：34-46, 2012

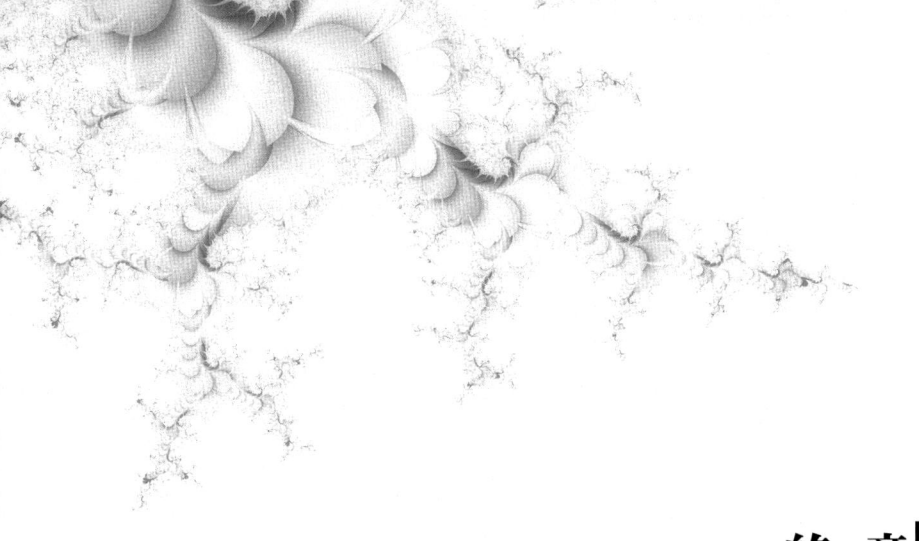

終 章

イメージの応用に向けて

　イメージを利用したリハビリテーション治療は中枢神経障害を中心に行われ，現在ではその神経科学的エビデンスがある程度明確になっている．また，リハビリテーション対象疾患に対する臨床効果のエビデンスに関しても報告されている．それらを鳥瞰してみると，臨床効果はみられるもの，みられないものと研究デザインによって差があり，その効果の標準偏差は大きいが，概して高いエビデンスに位置づけられていることも間違いではない．

　Sharma と Cohen は脳卒中片麻痺の機能回復に与える要因として3つの手続きをあげている[1]．その手続きとは，①運動先行・予測型活動，②運動実行，③体性感覚フィードバックである．このうち①の運動先行・予測型活動とは，運動前野といった一次運動野の興奮に先立ち，運動プログラム形成に関わる領域を活動させることで，一次運動野との神経ネットワークの構築を促進しようとする手続きである．最近の報告では，脳卒中片麻痺の運動機能回復に関与する脳領域として，運動前野は特に重要であることが報告されており[2]，随意運動に先立ち運動準備に特に関与することが知られている．運動先行・予測型の脳活動を引き起こす手段として運動イメージと運動観察があげられているが，運動イメージ想起時において一次運動野尾側部（ブロードマン 4p）の活動が大きく，かつ変化に富む症例では運動機能回復がより起こることが明らかにされており[3]，イメージ想起によるメンタルプラクティスの臨床介入が運動機能回復に効果的に影響することが示されている．

　一方，脳卒中片麻痺の機能回復においてメンタルプラクティス単独で効果を上げることは難しく，運動練習との組み合わせで有効性が増すことが指摘されている[4]．この理由として，運動イメージは自己の主観的な知覚体験に基づいて生起されることから，運動練習によって体性感覚フィードバック機構を作動させて，その身体経験を脳内に蓄積していくプロセスが必要であることが考えられる．すなわち，体性感覚フィードバックとハイブリッドに治療を進めていくことが求められるであろう．なぜなら，運動学習は運動予測と運動の結果から得た求心性感覚情報との比較によって誤差が検出され，その誤差を脳内で修正していくことで起こる．運動予測は運動発現前に行うシミュレーションのことであり，この潜在的なシミュレーションを顕在化させるプロセスが運動イ

メージの想起である．したがって，運動機能回復には運動イメージと体性感覚フィードバックの両者が必要であり，これらを活かしながら，エクササイズの提供を行っていく必要があろう．

　運動イメージは自己の正常な身体保持感を基盤にして想起される．運動プログラム形成に関わる運動前野に対して，直接的に電気刺激を加えると，意図のない運動が惹起される[5]．すなわち，目にみえる形で運動は生まれるが，それは自分自身が意図したものではないという主観的な経験の惹起である．適切な運動主体感は運動前野の興奮のみで生まれるのではなく，運動前野と下頭頂小葉を中心とした頭頂葉との双方向の機能連結によって起こる．運動イメージ想起に基づくメンタルプラクティスの臨床導入において，身体イメージ障害の確認は欠かせない．臨床においては，先に示した身体保持感形成のための視覚と体性感覚の異種感覚統合を優先すべき場合もおおいにあるだろう．また，異種感覚統合と運動イメージの両者を用いて頭頂葉と運動前野の機能連結を促進していくことも必要かもしれない．なぜなら，運動イメージ想起の手続きによって生まれる遠心性コピーによっても頭頂葉を興奮させることができるからであり，異種感覚統合と運動イメージは互いに関係し合う．すなわち，知覚とイメージは互いに機能を補償し合う関係である．

　運動イメージをより鮮明化させるためには，前頭前野の機能も必要になる．背外側前頭前野は実行的注意に関与する領域であり，ワーキングメモリー機能をもつ．ワーキングメモリーとは課題を遂行するために必要な情報を一時的に保持したり，保持されている情報に操作を加えたりする脳システムのことである．運動イメージの想起には主観的な知覚経験を記憶によって引き出すことが必要になる．さらにイメージの操作を行うためには，そのイメージ情報を生成したうえで，一時的にワーキングメモリーに保持しておかなければならない．背外側前頭前野と下頭頂小葉も双方向に機能連結しており，この神経ネットワークは空間のワーキングメモリー課題に強く働き，特に手の運動のイメージ想起に働くといわれている．

　ワーキングメモリー機能に関与しているのが動機づけである．したがって，臨床において運動イメージ導入を成功に導くためには，対象者の意欲は必須の条件になる．この理由として，ワーキングメモリー機能を維持していくためには，中脳腹側被蓋野におけるドーパミン神経細胞の興奮が不可欠であることが

示唆されているからである．とりたてて課題が難しすぎる場合，そしてやさしすぎる場合の両方において，ドーパミン神経細胞の働きが低下し，それに基づいて背外側前頭前野の活動が減少することが示されており，運動イメージ想起において課題の設定には十分に配慮することが必要である．この難易度を大きく左右する要因は注意と知覚であり，何にあるいはどこに注意を向ければよいか定かでない課題や，何のあるいはどこの知覚に基づいてイメージを想起すればよいか定かでない課題は適切でない．注意や知覚を限局化すれば，より鮮明な運動イメージの想起を促すことが脳活動の面からも示されている．例えば，注意を働かせる関節運動を限局したり，イメージに用いる感覚モダリティを限局するなど，臨床上の工夫が必要であろう．また，目的的な課題を選択することも重要である．例えば，腹側運動前野のニューロンは，個々の動きではなく運動行為（目標指向運動）をコード化する特徴をもっている．食べ物を食べるためのニューロンと，食べ物をつかむためのニューロンは等価的である一方で，そのニューロンはただ単に口を開閉するだけであったり，ただ単に腕を伸ばすだけでは働かない．より目的的な道具と相互作用するイメージを形成させるように環境設定に配慮することも臨床効果を左右する因子になるかもしれない．

　スキル化された運動は言語の影響を大きく受ける．同じ物体の把持・操作であっても，その物体に運動を誘導するような形容詞や動詞が明記されていると，運動パラメータの数値に変化が起きることが示されている[6]．例えば，「高い」や「上げる」と明記されていると，持ち上げる垂直距離が大きくなったり，「ぎゅっ」と明記されていると把持力が大きくなったりする．このように言語が運動制御に影響を与えることが示されていると同時に，運動イメージをより鮮明化することも報告されている．例えば，単純に歩行のイメージを求めるよりも，歩行の際に踵が床に接触するイメージを要求した場合，さらには砂浜に踵が沈み込むイメージを要求した場合において，運動イメージに関連する脳領域がより活性化することがわかっている[7]．先の目標志向的な運動に働くニューロンに代表されるように，人間の運動制御は物理的に脳内に再現されているわけでなく，このように象徴的に再現されている．さらにその個人個人の意識の来歴によっても左右される．運動のスキル化にとって，イメージと言語を関連させることは臨床において有効なツールになるだろう．

前章の記述のとおり，慢性疼痛患者に対して痛み軽減を目的とした運動イメージ想起の導入が功を奏したという報告がある一方で，脊髄損傷後に痛みを呈した患者に対して，運動イメージを求めると痛みが増悪したといった報告もある[8]．とりたてて，痛みに関連する島皮質などの活性化がみられており，運動イメージ導入が症状を余計に悪化させる可能性がある．これは脊髄損傷であるからといった理由よりも，メンタル・アロディニアが生じている可能性が高い．すなわち，本来ならば痛みを感じない感覚刺激であっても，痛みと捉える場合においては，患肢に対する運動イメージの要求は行わないほうが適切であろう．この際，痛みが生じない身体（例えば，健側肢）の体性感覚フィードバックに基づいた運動イメージ想起を求めることがよいかもしれない．体性感覚の脳内再現は両側性に行われているとする神経学的根拠があることから，健側肢を用いて適切な運動イメージの想起を求める臨床介入は科学的には間違っていないといえよう．

　一方，イメージ操作は感情の影響をおおいに受ける．情動の引き金になる扁桃体と前帯状回や前頭前野は密接な機能連絡を行う．快・不快の弁別といった生物学的な情動といったものから，ねたみ・尊厳といった社会学的な感情といったものまで，人間は実に多種多様な主観的な感情を引き起こす．この感情の生起は一人称的なものであることから，イメージ想起の臨床導入において，その個人がもつ性格や社会的立場を含めた環境などを熟慮し，ステレオタイプな運動イメージ想起の臨床介入でなく，その個人のポジティブな感情を引き起こすようなオーダメードな介入が必要であろう．運動イメージの臨床効果にばらつきがみられるのも，この個人がもつ主観的な心の影響が大きいと推測することができる．そして，与える課題の影響もさることながら，こうした複雑な感情がイメージ想起に影響するのであれば，対象者とリハビリテーション専門家の信頼関係の形成が効果を大きく左右するといっても過言ではない．

文　献
1) Sharma N, et al：Recovery of motor function after stroke. *Dev Psychobiol* **54**：254-262, 2012
2) Kantak SS, et al：Rewiring the brain：potential role of the premotor cortex in motor control, learning, and recovery of function following brain injury. *Neurorehabil Neural Repair* **26**：282-292, 2011
3) Sharma N, et al：Motor imagery after subcortical stroke：a functional magnetic resonance

imaging study. *Stroke* **40**：1315-1324, 2009
4) Nilsen DM, et al：Use of mental practice to improve upper-limb recovery after stroke：a systematic review. *Am J Occup Ther* **64**：695-708, 2010
5) Desmurget M, et al：Movement intention after parietal cortex Stimulation in Humans. *Science* **324**：811-813, 2009
6) Gentilucci M：Object motor representation and language. *Exp Brain Res* **153**：260-265, 2003
7) 藤本昌央, 他：レトリック言語が歩行運動イメージに及ぼす影響—fNIRSによる検討. 理学療法科学 **35**：493-498, 2009
8) Gustin SM, et al：Movement imagery increases pain in people with neuropathic pain following complete thoracic spinal cord injury. *Pain* **137**：237-244, 2008

索　引

A

AIM　24
alien-limb syndrome　157
anterior intraparietal area（AIP）　58, 138
autotopagnosia（AT）　11

B

Baron-Cohen　24
bimodal neuron　20, 40
biological motion　68
Blakemore　60
Blanke　67
body image　10, 13
body representation　10, 34
body schema　10, 13, 82
body semantics　14
body structural description（BSD）　13
Buccino　111
Buxbaum　14

C

Calautti　137
canonical neuron　142
caudal intraparietal area（CIP）　58
complex regional pain syndrome（CRPS）　198, 234
controllability　184
controllability of motor imagery test（CMI-T）　196

D

Decety　102

DeRenzi　12

E

Edelman　66
Ehrsson　54
electroencephalogram（EEG）　183
emergent body reference system　85
extrinsic egocentric coordinates　85

F

F5　68, 138
Fadiga　76
Farah　102
first-person process　8
Fogassi　150
functional magnetic resonance imaging（fMRI）　16, 43, 126, 183, 213
functional near-infrared spectroscopy（fNIRS）　183

G

go/課題　171
Grafton　144
Graziano　22

H

Haggard　88
Head　12
Holmes　12

I

Iacoboni　73
inferior parietal lobe（IPL）　35
intrinsic egocentric coordinates　85

Iriki 45

J

Japanese movement imagery questionnaire-revised (JMIQ-R) 186
Jeannerod 102
Jenkins 16

K

Kawashima 43
kinesthetic motor imagery 102
Kosslyn 184
KVIQ 115, 187, 188, 231
KVIQ-10 189
KVIQ-20 189

L

Lotze 134

M

Malouin 115, 185
Meltzoff 23
mental chronometry 184
mental rotation 193
Merleau-Ponty 90
Metzler 191
middle superior temporal area (MST野) 38
minimal self 4
mirror neuron 18, 142
motor evoked potential (MEP) 77, 126, 183
motor imagery 124
motor imagery program (MIP) 243
motor representation 85
movement imagery questionnaire (MIQ) 115, 186
movement imagery questionnaire-revised (MIQ-R) 186
movement imagery questionnaire-revised second version (MIQ-RS) 191
MT野 20
Murata 61
Myowa 18

N

Naito 48
narrative self 4
Nishitani 73
no-go課題 171

O

out of body experience (OBE) 67

P

parieto-temporal junction 67
Parsons 130
Penfield 15
Perfetti 200
PETTLEPモデル 111, 116
PF 40
Piaget 2
PMv 58
positron emission tomography (PET) 43, 124, 182
postural schema 12

R

Ramachandran 198, 213
Rizzolatti 24, 67
Rochat 149
Roland 137
rubber hand illusion 4

S

Schilder 12

semantic and lexical representation　85
sense of agency　4
sense of ownership　4
sense of self-agency　50
sense of self-ownership　50
Shepard　191
Singer　80
Sirigu　85
stop 課題　171
superior parietal lobe（SPL）　36
superior temporal sulcal cortical area（STS）　36

T

temporo-parietal area（Tpt）　41
the kinesthetic and visual imagery questionnaire　115, 186, 188, 231
the kinesthetic and visual imagery questionnaire-10　189
the kinesthetic and visual imagery questionnaire-20　188
third-person process　8
TPJ　67
transcranial magnetic stimulation（TMS）　77, 107, 130, 183
trimodal neuron　42

V

ventral intraparietal area（VIP）　21, 41
ventral premotor area　58
visual analogue scale（VAS）　190
visual motor imagery　102
visual-spatial representation　84
vividness　184
vividness of motor imagery questionnaire（VMIQ）　115, 186

W

Wolpert　86
Woolsey　15

あ

アナーキーな手徴候　5
アロディニア　5
意識化される身体表象　34
異種感覚情報変換　43
痛み　80
痛みの認知的側面　247
一次意識　66
一次運動野　224
一人称的運動イメージ　102, 104, 107, 109, 130, 208
一人称プロセス　8
意図　73
意図の推測　110
意味性表象　82
意味づけられた身体表象　34
イメージ　102
イメージの鮮明性　184
イメージの見方　184
隠喩　3
運動意図　111
運動イメージ　110, 124, 130, 182, 183
運動イメージ鮮明度　231
運動イメージ治療　208
運動イメージ能力　211
運動イメージプログラム　243
運動感覚のシミュレート　103
運動観察　110, 130, 156
運動観察治療　211
運動関連領野　157
運動記憶　224
運動器疾患　230
運動空間　111
運動錯覚　48
運動実行　130, 229
運動シミュレーション　247
運動主体感　4, 51, 60, 64
運動制御　234
運動前野　87, 165, 224
運動の意図　87
運動表象　85
運動無視　7
運動目標　111
運動誘発電位　77, 126, 183
エピソードバッファー　114
遠心性コピー　57, 58, 64
押す人症候群　7
音韻ループ　114
オンラインの身体表象　34, 85

か

外的イメージ　130
外的自己中心　86
鏡　211
鏡徴候　7
角回　41, 67
拡張する身体表象　34
下前頭回　48
可塑性　221
下頭頂小葉　35, 38, 40, 48, 58
感覚障害　211
感覚体側逆転　5
感覚モダリティ　208
関節組み合わせニューロン　40
関節皮膚組み合わせニューロン　40
観念運動失行　86
観念失行　6
期待される運動感覚　103
気づき　88
機能局在　234
機能的近赤外線分光法　183
機能的磁気共鳴画像　16, 43, 126, 183, 213
逆モデル　59
キャノニカルニューロン　8, 142, 146
求心路遮断　6
強制的な意図　90
共有する身体表象　34
起立運動　218
筋感覚的運動イメージ　102, 184
筋紡錘　48
クロスモーダル統合　66
クロスモーダル・トランスファー　43

経頭蓋磁気刺激　77, 107, 130, 183
頸部痛　247
系列運動　162
ゲルストマン症候群　6
嫌悪　79
幻肢　7, 221
幻肢痛　237, 242
高次意識　66
コタール症候群　6

■■■■■■■■■■■■　さ　■■■■■■■■■■■■

再組織化　234
在宅リハビリテーション　218
作為体験　66
させられ体験　66
錯覚　208
サッケード運動　162
三人称的運動イメージ　102, 104, 107, 109, 130, 208
三人称プロセス　8
ジェスチャー　78, 147, 220
視覚　208
視覚的運動イメージ　102, 184
視覚フィードバック　53
視空間性表象　85
時空間的マッチング　53, 63
視空間メモ　114
自己効力感　117
自己受容感覚　19, 241
自己身体統合障害　6
自己身体部位失認　11
自己像幻視　5
自己相貌失認　6
自己ペース　160
事象関連電位　224
システマティックレビュー　217
姿勢図式　12
自他弁別　36
失行　219
失語症患者　155
自動詞的運動　155
醜形恐怖症　6

手指失認　6
順モデル　59
上側頭溝領域　36, 38
上頭頂小葉　36
小脳　229
触覚失認　7
触覚消去　7
神経因性疼痛　226
神経性過食症　6
神経性拒食症　5
身体意識　36
身体イメージ　10, 11, 12, 13, 19, 82
身体形態失認　6
身体消退　6
身体所有感　50, 53, 63
身体図式　10, 11, 12, 13, 19, 82, 232
身体図式の発達　27
身体特異性失語　6
身体パラプレニー　7
身体表象　10, 11, 27, 34
身体部位失認　6, 86
身体保持感　4
身体無視　7
心的時間測定　184, 222
振動刺激　48
髄鞘化　27
随伴発射　58
スキーマ　12
生物的運動　70
脊髄損傷　220
切断者　137
前頭前野　114
前頭-頭頂ネットワーク　22, 48
前補足運動野　157
相貌失認　7
側頭-頭頂接合部　5, 67
側頭-頭頂野　41

■■■■■■■■■■■■　た　■■■■■■■■■■■■

体外離脱体験　67
第三肢　7
帯状皮質運動野　169

体性感覚　208
体性感覚性身体表象　86
体性感覚フィードバック　53
大脳基底核　235
体部位構造記述　13
他者身体部位失認　6
他動詞的運動　155
他人の手症候群　157
中央実行形　114
聴覚　208
痛覚過敏症　6
痛覚失認　6
転換性障害　6
統御可能性　184
統御可能性テスト　196
統合失調症　66
到達運動　58, 166
頭頂間溝外側壁尾側部領域　58
頭頂間溝前外側領域　58, 138
頭頂間溝腹側領域　41
頭頂-後頭接合部　20
頭頂葉　87
疼痛　226, 242
島皮質　87
トップダウン過程　110
トリモダール・ニューロン　42

な

内側上側頭皮質　38
内的イメージ　130
内的自己中心　85
難治性疼痛　213, 237
認知過程　102
脳イメージング　223
脳卒中リハビリテーション　213
能動的異種情報間写像理論　24
脳波　183, 224
乗り物酔い　7

は

パーキンソン病　138

把握・操作運動ニューロン　58, 61
把握ニューロン　140
バーチャル歩行　226
背側運動前野　48, 58, 166
背側経路　35
背側-背側経路　35
バイモダール・ニューロン　20, 40, 45, 53, 54
パントマイム　144, 219
皮質脊髄路　211
皮膚受容感覚　241
ヒポコンドリー　6
病態失認　5
フィードバック　227
フィッツの法則　185
フォワードモデル　110
複合性局所疼痛症候群　5, 198, 234
腹側運動前野　22, 38, 54, 58, 138, 167
腹側経路　35
腹側-背側経路　35
不思議の国のアリス症候群　5
ブレイン・コンピュータ・インターフェース　222
ブレイン・マシン・インターフェース　222
ブローカ野　68, 155
ブロードマン6野　157
ポインティング課題　185
ポインティング障害　12
歩行イメージ　218
ポジトロン断層法　43, 124, 182
補足運動野　90, 157, 224, 229
ボディ・マッピング　18, 24
ボディ・マップ　14
ボディマトリックス　248
ボトムアップ過程　110
ホムンクルス　15

ま

マクロ・ミクロ体性感覚失認　6
ミソプレジア　7
ミラーセラピー　198, 213

ミラーニューロン　7, 18, 24, 26, 61, 68, 142, 146
ミラーニューロンシステム　38, 78, 110, 111, 131, 153, 199, 211
無視様症候群　5
メタファー　3
メンタルクロノメトリー　222
メンタルプラクティス　208
メンタルローテーション　135, 191, 199, 210
目標志向的動作　69
モチベーション　116
模倣　86

や

幽体離脱　5

ら

ラバーハンド錯覚　4, 52, 57
ランダム化比較試験　210
離人症　6

わ

ワーキングメモリー　102, 114, 124

イメージの科学
―リハビリテーションへの応用に向けて

発　行	2012 年 5 月 30 日　第 1 版第 1 刷
	2013 年 7 月 30 日　第 1 版第 2 刷©

著　者　森岡　周・松尾　篤
　　　　もりおか しゅう　まつお あつし

発行者　青山　智

発行所　株式会社　三輪書店
　　　　〒 113-0033　東京都文京区本郷 6-17-9
　　　　☎ 03-3816-7796　FAX 03-3816-7756
　　　　http://www.miwapubl.com

装　丁　柳川貴代

印刷所　三報社印刷株式会社

本書の内容の無断複写・複製・転載は、著作権・出版権の侵害となることがありますのでご注意ください。

ISBN 978-4-89590-409-4 C 3047

JCOPY ＜(社)出版者著作権管理機構 委託出版物＞

本書の無断複写は著作権法上での例外を除き禁じられています。複写される場合は、そのつど事前に、(社)出版者著作権管理機構（電話 03-3513-6969, FAX 03-3513-6979, e-mail：info@jcopy.or.jp）の許諾を得てください。